いわゆる健康食品・サプリメントによる
健康被害症例集

監修　日本医師会

総編集　小澤　明
編集　田中平三
　　　内藤裕郎
　　　各務伸一
　　　久保　明

同文書院

【代表編集幹事】

小澤　明
　　東海大学医学部専門診療学系　皮膚科学　教授

【編集幹事】

田中平三
　　甲子園大学　学長，前国立健康・栄養研究所　理事長，
　　東京医科歯科大学　名誉教授

内藤裕郎
　　東京都医師会　副会長

各務伸一
　　愛知医科大学　名誉教授

久保　明
　　東海大学医学部抗加齢ドック　教授，日本健康指導支援機構　副理事長

【領域担当】

高野照夫〈循環器・呼吸器領域〉
　日本医科大学　名誉教授

各務伸一〈消化器領域〉
　愛知医科大学　名誉教授

西川哲男〈内分泌・代謝領域〉
　横浜労災病院　内科，副院長

富野康日己〈腎・泌尿器科領域〉
　順天堂大学医学部　腎臓内科　教授，医学部長

小澤　明〈皮膚科領域〉
　東海大学医学部専門診療学系　皮膚科学　教授

落合和徳〈産婦人科領域〉
　東京慈恵会医科大学　産婦人科　教授

飯田政弘〈耳鼻咽喉科領域〉
　東海大学医学部専門診療学系　耳鼻咽喉科学　教授

澤　充〈眼科領域〉
　日本大学医学部視覚科学系　眼科学分野　教授，同附属板橋病院　院長

長田　悟〈薬剤領域〉
　東海大学医学部付属病院薬剤部　部長

久保　明〈その他〉
　東海大学医学部抗加齢ドック　教授，日本健康指導支援機構　副理事長

目 次

監修のことば ……………………………………………………………………………………… 1
　唐沢祥人
　日本医師会　会長

はじめに …………………………………………………………………………………………… 2
　小澤　明
　代表編集幹事

本書の使い方，危険度レベル判定基準 ………………………………………………………… 3
　小澤　明
　代表編集幹事

総論

日本医師会　健康食品による健康被害事例に関する取組み ………………………………… 6
　内田健夫
　日本医師会「国民生活安全対策委員会」担当理事

健康食品の安全性について ……………………………………………………………………… 13
　田中平三
　甲子園大学　学長，前国立健康・栄養研究所　理事長，東京医科歯科大学　名誉教授

「海外におけるいわゆる健康食品による健康被害」…………………………………………… 19
　登田美桜，畝山智香子，山本　都，森川　馨
　国立医薬品食品衛生研究所　安全情報部

メディアからみた，いわゆる健康食品による健康被害の問題 ……………………………… 25
　南　砂
　読売新聞東京本社　編集委員

循環器・呼吸器領域　　　　　　　　　　　　　　　　　　　　　領域担当：高野照夫

わが国における健康食品，サプリメントによる副作用，被害の状況，問題点 …………… 28
―循環器障害領域と呼吸器障害領域を中心に―
　平山悦之[1]，高野照夫[2]
　1）日本医科大学　内科，2）同　名誉教授

健康食品によるwarfarinの作用減弱 …………………………………………………………… 32
　中川圭子，平井忠和，井上　博
　富山大学医学部　第二内科

イチョウ葉エキスの長期服用によりうっ血性心不全が増悪したと考えられる高齢者の1例 … 34
　井上利彦[1]，大山知代[1]，徳田道昭[1]，寒川穣治[2]
　1）さぬき市民病院　内科　2）寒川クリニック（さぬき市）

アマメシバによる閉塞性細気管支炎 ……………………………………………………………………………… 36
大中原研一, 東元一晃, 有村公良
鹿児島大学病院　呼吸器内科

マヌカハニーによる薬剤性肺障害 ……………………………………………………………………………… 38
末次彩子, 前山隆茂, 中西洋一
九州大学大学院医学研究院附属胸部疾患研究施設

「アマメシバ」摂取による閉塞性細気管支炎 …………………………………………………………………… 40
今泉和良, 橋本　泉, 長谷川好規
名古屋大学大学院医学系研究科　呼吸器内科学

消化器領域　　　　　　　　　　　　　　　　　　　　　　　　　　　　　領域担当：各務伸一

健康食品による健康被害—消化器 ……………………………………………………………………………… 46
各務伸一[1], 石川哲也[2]
1) 愛知医科大学　名誉教授, 2) 同医学部内科学講座　消化器内科

ウコンによる肝障害 ……………………………………………………………………………………………… 48
綾田　穣[1], 石川哲也[2], 各務伸一[3]
1), 2) 愛知医科大学医学部内科学講座　消化器内科, 3) 同　名誉教授
（現：1) 増子記念病院（名古屋市）　肝・消化器内科, 2) 名古屋共立病院　がん免疫細胞療法センター）

アガリクスによる肝障害 ………………………………………………………………………………………… 50
久持顕子
久留米大学医学部内科学講座　消化器内科部門（現：久持医院, 中津市）

クロレラ・黒酢による肝障害 …………………………………………………………………………………… 54
久持顕子
久留米大学医学部内科学講座　消化器内科部門（現：久持医院, 中津市）

青汁によると考えられた肝障害 ………………………………………………………………………………… 56
岩佐元雄, 三藤留美, 竹井謙之
三重大学医学部病態制御医学講座　消化器内科学

カバノアナタケ茶飲用による劇症肝炎 ………………………………………………………………………… 58
姜　貞憲[1], 伊藤沙和[2], 桜井康雄[1], 辻　邦彦[1], 本田尚典[2], 横山　健[2], 片山勝之[2], 梅田いく弥[3], 前田征洋[3], 真口宏介[1]
1) 手稲渓仁会病院　消化器病センター, 2) 同　麻酔科, 3) 新日鐵室蘭総合病院　消化器・血液腫瘍科

甲状腺ホルモン補充療法におけるスクワレンの影響 ………………………………………………………… 62
伴　良雄
昭和大学医学部　内分泌内科（現：伴内科クリニック（東京都目黒区））

プロポリスによる肝障害 ………………………………………………………………………………………… 64
田尻和人, 三原　弘, 杉山敏郎
富山大学医学薬学研究部　第三内科

中国産ダイエット用健康食品「茶素減肥」による急性肝障害の1例 ……… 66
塙　直子，滝川　一
帝京大学医学部　内科学講座

痩せ薬「スーパースレンダー45」による肝障害 ……… 68
高橋秀明[1]，四柳　宏[2]，鈴木通博[1]，伊東文生[1]
1）聖マリアンナ医科大学　消化器・肝臓内科，2）東京大学　感染症内科

大豆健康食品による肝障害 ……… 72
乾　由明，西川正博
兵庫県立西宮病院　内科

エスタックイブと柴胡桂枝湯ならびににがり青汁による肝障害を認めたチトクロームP450遺伝子多型の一例 ……… 76
犬塚貞孝[1]，角野通弘[1]，上野隆登[2]，熊本正史[3]，佐田通夫[3]
1）医療法人犬塚病院，2）久留米大学先端癌治療研究センター　肝癌部門，3）久留米大学医学部消化器　内科部門

内分泌・代謝領域　　　　領域担当：西川哲男

内分泌代謝領域　いわゆる健康食品，サプリメントによる副作用，被害 ……… 80
西川哲男
横浜労災病院　内科

α-リポ酸が原因と考えられるインスリン自己免疫症候群（IAS）の2例に関する臨床的解析 ……… 82
宮田由紀[1]，松下美加[2]，菅野一男[3]，平田結喜緒[4]
1）草加市立病院　内分泌代謝内科，2）首都圏郵政健康管理センター，3）武蔵野赤十字病院　内分泌代謝科，4）東京医科歯科大学大学院分子内分泌内科学　内分泌・代謝内科

民間療法の漢方薬による腎障害，膀胱癌 ……… 86
石村栄治[1]，西沢良記[2]
1）大阪市立大学大学院医学研究科　腎臓病態内科学　2）同　代謝内分泌病態内科学

ビタミンD含有サプリメントによる高カルシウム血症，腎不全 ……… 88
福本誠二，竹内靖博*，藤田敏郎
東京大学医学部附属病院腎臓内分泌内科（*現虎の門病院　内分泌センター）

α-リポ酸による低血糖（インスリン自己免疫症候群） ……… 90
山田哲也[1,3]，片桐秀樹[2,3]，岡　芳知[1,3]
1）東北大学大学院医学系研究科　分子代謝病態学分野，2）同附属創生応用医学研究センター　再生治療開発分野，3）東北大学病院　糖尿病代謝科

ステロイド含有健康食品により副腎皮質の抑制を認めた咽頭癌外照射後の甲状腺機能低下症の1例 ……… 92
早川伸樹，鈴木敦詞，織田直久，伊藤光泰
藤田保健衛生大学医学部　内分泌代謝内科

腎・泌尿器科領域　　　　　　　　　　　　　　　　　　　　　領域担当：富野康日己

健康食品・サプリメントによる腎障害 ……………………………………………………………… 96
　富野康日己
　順天堂大学医学部　腎臓内科

サプリメントの多量常用により血液透析患者に発症した慢性マンガン中毒の1例 ……… 100
　大竹剛靖，小林修三
　湘南鎌倉総合病院　腎臓内科

皮膚科領域　　　　　　　　　　　　　　　　　　　　　　　　領域担当：小澤　明

皮膚科総説 …………………………………………………………………………………………… 104
　小澤　明
　東海大学医学部専門診療学系　皮膚科学

ドクダミによる光線過敏症 …………………………………………………………………………… 106
　馬渕智生[1]，高橋仁子[2]，小澤　明[1]
　1) 東海大学医学部専門診療学系　皮膚科学，2) 高橋皮膚科クリニック（大阪市）

ハーブブレンド剤摂取による汎発性モルフェア様強皮症 ………………………………………… 108
　浅野祐介，水川良子，塩原哲夫
　杏林大学医学部　皮膚科学教室

ベータカロチンによる柑皮症 ………………………………………………………………………… 110
　佐藤隆亮，赤坂俊英
　岩手医科大学　皮膚科学講座

ライフパック®（ファーマネクス社）による扁平苔癬型薬疹 …………………………………… 112
　谷岡未樹，宮地良樹
　京都大学大学院　皮膚科学講座

シークワーサージュースによる湿疹型薬疹 ………………………………………………………… 114
　谷岡未樹，生駒晃彦，西脇冬子，荒木絵里，松村由美，是枝　哲，宮地良樹
　京都大学大学院　皮膚科学講座

スピルリナ製品によるDIHS ………………………………………………………………………… 116
　西尾大介，戸倉新樹
　産業医科大学　皮膚科学教室

ウコンによる多形紅斑型薬疹 ………………………………………………………………………… 118
　若旅功二，横倉英人，山田朋子，村田　哲，大槻マミ太郎
　自治医科大学医学部　皮膚科学教室

ギムネマ茶による扁平苔癬型薬疹 …………………………………………………………………… 120
　町野　博[1]，宇野満英[2]，倉本　誠[2]
　1) 町野皮フ科（松山市），2) 愛媛大学理学部　研究支援センター

黒酢による多型紅班型中毒疹·· 122
　町野　博[1]，宇野満英[2]，倉本　誠[2]
　　1）町野皮フ科（松山市），2）愛媛大学理学部　研究支援センター

パッチテストで再燃したプラセンタエキスによる接触皮膚炎··· 124
　井川　健，山崎　綾，中村　悟，沢田泰之，音山和宣，横関博雄，西岡　清
　　東京医科歯科大学大学院　皮膚科学分野

プラセンタエキスを含む健康食品の経口摂取により増悪をみた成人型アトピー性皮膚炎の一例························ 126
　井川　健，鷲見浩史，湊原一哉，横関博雄，西岡　清
　　東京医科歯科大学大学院　皮膚科学分野

クロレラによる苔癬型薬疹の1例 ··· 128
　大谷朋之，出口雅敏，相場節也
　　東北大学大学院医学系研究科神経・感覚器病態学　皮膚科学

プロポリスによる接触皮膚炎の2例 ·· 130
　牧野輝彦，清水忠道
　　富山大学大学院医学薬学研究部　皮膚科学

プロポリスによる接触皮膚炎症候群·· 134
　久保田由美子
　　福岡大学医学部　皮膚科

アガリクスによる口唇炎·· 136
　末廣晃宏[1]，加藤則人[2]，岸本三郎[2]
　　1）大津市民病院　皮膚科，2）京都府立医科大学　皮膚病態制御学

産婦人科領域　　　　　　　　　　　　　　　　　　　　　　　　　　　　　領域担当：落合和徳

産婦人科障害領域··· 140
　落合和徳
　　東京慈恵会医科大学　産婦人科

ウロココラーゲンによる皮下出血·· 141
　落合和徳
　　東京慈恵会医科大学　産婦人科

耳鼻咽喉科領域　　　　　　　　　　　　　　　　　　　　　　　　　　　　領域担当：飯田政弘

耳鼻咽喉科領域におけるサプリメントならびに健康食品による有害事象··· 144
　飯田政弘
　　東海大学医学部専門診療学系　耳鼻咽喉科学

眼科領域　　　　　　　　　　　　　　　　　　　　　　　　　　　　　　　　領域担当：澤　充

眼科領域のサプリメントと副作用………………………………………………………………………… 148
　松本容子，澤　充
　日本大学医学部視覚科学系　眼科分野

薬剤領域　　　　　　　　　　　　　　　　　　　　　　　　　　　　　　　　領域担当：長田　悟

「いわゆる健康食品・サプリメントによる副作用被害」の「薬剤との相互作用領域」における状況,問題点などに関しての総説 …… 152
　武田紀子，長田　悟
　東海大学医学部付属病院　薬剤部

ワルファリンとプロポリス………………………………………………………………………………… 160
　武田紀子，長田　悟
　東海大学医学部付属病院　薬剤部

中国産健康食品「圣首牌荞芪胶囊」とグリメピリド…………………………………………………… 162
　武田紀子，長田　悟
　東海大学医学部付属病院　薬剤部

その他　　　　　　　　　　　　　　　　　　　　　　　　　　　　　　　　　領域担当：久保　明

バナジウム摂取により増悪した脱髄性末梢神経障害…………………………………………………… 168
　川合寛道，小川暢弘，前田憲吾
　滋賀医科大学内科学講座　神経内科

健康茶が原因と思われた低Na血症の2例……………………………………………………………… 170
　鈴木孝昭[1]，中澤暁雄[2]，長谷川泰弘[3]
　1）聖マリアンナ医科大学横浜市西部病院　神経内科，2）同　救命救急センター，3）聖マリアンナ医科大学
　神経内科

索引 ……………………………………………………………………………………………………… 175

健康食品別索引……………………………………………………………………………………… 175

症状別索引…………………………………………………………………………………………… 180

キーワード別索引…………………………………………………………………………………… 182

参考リンク集 …………………………………………………………………………………………… 183

【監修のことば】

　わが国では，近年の健康に対する国民の関心の高まりなどを受け，諸外国からの輸入品も含めて，さまざまな"健康食品"が販売され，需要は拡大の一途をたどっています。その一方で，"健康食品"による健康被害の増加や多様化が懸念され，行政による迅速かつ的確な対応が求められているところです。しかし，行政が健康被害の「疑い」の段階から指導を行うことは難しいのも事実です。

　そこで日本医師会では，「国民生活安全対策委員会」が提言した「食品安全に関する情報システム」のモデル事業を，2006年度より行っております。本事業は，食品安全に関する情報収集の対象を，主として「いわゆる健康食品」に関するものとし，地域のかかりつけの医師がその情報収集の基盤となっております。

　本情報システムは，いわゆる「健康食品」による健康被害の拡大を早急に抑止し，国民の健康な生活を守るため，日本医師会が健康被害発生の「疑い」の段階から対応する「早期警戒システム」として構築しようとするものです。

　このたび刊行された『いわゆる健康食品・サプリメントによる健康被害症例集』は，いわゆる「健康食品」による被害に関する，わが国における臨床報告症例について集大成したものであり，まさしく本情報システム構築の趣旨に合致しているものといえます。全国の医師会，かかりつけの医師の先生におかれては，本書を有効に活用していただきたいと思います。

　本書は，健康被害対象者の年齢，性別，主訴，現病歴，家族歴，臨床症状，検査所見，診断方法と対応・治療について詳細に記載した，きわめて画期的な内容となっています。また，①症状，健康食品名のいずれからも検索できるようにした，②危険度のレベルを示した，③参考文献を充実させた，などを特徴とするわが国で初めて公開される注目の症例集です。日本医師会でもこの集大成を参考に今後とも情報収集に努めて行く意向です。

　末筆となりましたが，本書の刊行に際し，情報提供いただいた関係各位に深謝し，「監修のことば」といたします。

日本医師会長

唐沢　祥人

2008年9月吉日

は じ め に

　医師の責務として，「医療および保健指導をつかさどることによって公衆衛生の向上および増進に寄与し，もつて国民の健康な生活を確保する」と医師法に定められている。にもかかわらず，昨今のわが国における国民生活は実に多種多様な問題があり，安全で健康な生活が確保されているとは言い難い環境になっている。環境問題，テロ事件，食のトラブル，土壌汚染，放射能汚染，医薬品障害，健康食品・サプリメント被害，エステ被害，などなど枚挙にいとまのない問題が存在する。しかし，それらの問題に対して，適切，迅速な医学的対応，そして国民の生活を守るすべを診療現場のすべての医師が備えることは不可能である。

　そこで，日本医師会において2002年，「国民生活安全対策委員会」が構成され，2003年度から常設委員会となり，医師として診療現場で国民生活の安全を確保するためのシステム作りが始まった。すなわち，診療現場を起点として，国民生活を脅かすものに対する情報の収集と報告，それに対する迅速な情報提供，指導を日本医師会により組織的に運用する検討が始まった。それにより，臨床現場での診療，指導，疑問などについても，より迅速で，適切な対応が可能になると期待される。そのモデルとして，まず「健康食品・サプリメント」の問題を取り上げ，システム構築を試み，モデル事業として参画した各医師会での運用を通じて，その問題点を一つ一つ解決し，その精度，有用性を高め，いよいよ本事業として全国での運用を準備している。

　そこで，「健康食品・サプリメント」の健康被害といっても，その情報の起点となる診療現場ではなかなかその症状を把握するのは容易ではないと考えられ，今までのわが国における症例集を提示することが必要，不可欠であるのではないかとの観点から，本書の編集企画が提案された。しかし，実際には，その症例を収集すること自体が容易ではなく，原稿が集まるまでに2年を要してしまい，各執筆者には多大のご迷惑をおかけしたことを，ここにお詫び申し上げたい。

　すなわち，本書では，臨床分野ごとに，現時点におけるわが国の「健康食品・サプリメント」の健康被害状況の解説，症例集提示とともに，「健康食品・サプリメント」に関する概説，薬剤との相互関係，日本医師会の取り組み，報道から見た問題点，海外における状況なども加えた。もちろん，今後も種々の「健康食品・サプリメント」の健康被害の報告が起こりえるはずであり，それらに関しても集積，解析して，追記，改訂することが必要である。

　本書が，国民生活の安全な生活を守り，またそうあるよう指導するために，診療現場，医療行政で少しでも役立つことを祈っている。

　本書の編集において，種々のご協力をいただいた青木克仁氏（日本医師会地域医療第1課），宇野文博氏（同文書院社長）には心から感謝したい。また，本書の発刊に際して，日本医師会の監修をいただけたことは，ひとえに内田健夫先生（日本医師会常任理事）のご尽力によるものであり，ここに深謝したい。

2008年9月28日

編集幹事を代表して
小澤　明
（2003〜2007年度日本医師会「国民生活安全対策委員会」委員長）

本書の使い方

【コンセプト】

　臨床医を対象として,「健康食品・サプリメント」による健康被害や副作用に関して,わが国の臨床報告症例を,統一した形式によりまとめてある。

1. わが国における症例を原則とした。
2. 各症例報告は原則として見開き2ページにまとめた。
3. 危険度レベルを表示した（後述参照）。
4. さらに詳細に調べるための参考文献をつけた。
5. 「安全性と健康障害」のコメントを付記した（後述参照）。
6. 索引検索は,症状,健康食品のいずれからもできる。
7. 数年後ごとに,新しい症例を追加,改訂を予定する。
8. CD-ROM,あるいはインターネットによる利用を可能にする。
9. 巻末に以下を加えた。
    (1)関連ウエブサイトの一覧表を掲載した。
    (2)新規症例の登録用紙（日本医師会「国民生活安全対策委員会,2006年,モデル事業における症例報告用紙」）（後述参照）

【危険度レベル判定基準】

　本書では,当該の「いわゆる健康食品・サプリメント」の危険度レベルを示すことにより,臨床現場での注意喚起も含め,より有用な症例集とすることを試みた。しかし,その判定に関しては,必ずしも容易ではなく,本症例集では,日本医師会「国民生活安全委員会」答申（2008年3月）に準じて,その判定を試みた。同委員会での危険度レベル判定の最大の意図は,その「いわゆる健康食品・サプリメント」に対して,どのような対応（医師会員,行政,国民などに対して）をとるかを判断する事である。したがって,本症例集においては,その対応内容から,日常診療における判断の一助になれば幸いである。

1）判定基準【1】の考え方

　第1次及び第2次判定に関する判断基準は,現行では,情報の「真正性」,「重要性」及び「緊急性」の三点に分類し,それぞれ5段階での点数配分を行っている。
　その内,「真正性」（症状等と食品との関連性のエビデンス）及び「重要性」（重篤度）の分類は,情報提供をする医師会員の医学的判断・裁量に委ね,必要に応じて第2次判定において変更している。

2）判定基準【2】

　モデル事業を通じて,判定基準【1】の結果から,「真正性」,「重要性」,「緊急性」の各点数を総合的に判定基準【2】により検討し,その危険度レベルを決定する。

判定基準【1】

真正性（既報告を含む）	緊急性（重篤度）	重要性（情報数）
5：医学的検証済み	5：死亡	5：11以上
4：医学的に推定	4：重大な症状	4：8～10
3：医学的に疑い	3：全身的症状	3：6～7
2：不明	2：局所的症状	2：4～5
1：関連なし	1：その他	1：1～3

判定基準【2】

判定	真正性(医学的判定)	緊急性(重篤度)	重要性(情報数)
レベル5：警告・禁止	判定基準1：4,5	判定基準1：すべて	判定基準1：すべて
レベル4：注意喚起	判定基準1：3,4	判定基準1：3～5	判定基準1：すべて
レベル3：要監視	判定基準1：3	判定基準1：1,2	判定基準1：すべて
レベル2：要観察	判定基準1：1,2	判定基準1：すべて	判定基準1：2～5
レベル1：保存	判定基準1：1,2	判定基準1：すべて	判定基準1：1

日本医師会　国民生活安全対策委員会　平成20年3月　答申より抜粋

※本書における危険度レベルは，上記の判定基準にしたがって記載してある。しかし，その「健康被害や副作用」の追加報告の集積により，その危険度レベルは変更される可能性があり，それらの最新情報には注意いただきたい。

※上記の危険度レベルの判定により，日本医師会「国民生活安全対策委員会」では，下記の対応をすることが決められている。

　レベル5（警告・禁止）：積極的な情報収集（追加的な情報提供の要請，他の類似事例の把握等），会員及び各都道府県医師会・郡市区医師会への迅速な警告，厚生労働省担当部局への通知
　レベル4（注意喚起）：積極的な情報収集，会員及び各都道府県医師会・郡市区医師会への注意喚起，厚生労働省担当部局への通知
　レベル3（要　監　視）：積極的な情報収集，厚生労働省担当部局への通知
　レベル2（要　観　察）：情報の動向の観察（疑いを完全否定できない）
　レベル1（保　　　存）：情報としての保存，蓄積

【安全性と健康障害】

各症例報告の最後に，当該「健康食品・サプリメント」に関する「安全性と健康障害（副作用，有害反応)」として，健康食品のすべて─ナチュラルメディシン・データベース─［第二版］2008年版のデータに基づき，田中平三先生に解説を付記していただいた。

【新規症例の登録用紙】

診療現場において，「健康食品・サプリメント」に関する臨床症状を呈した，あるいはその疑いがある症例を診療された際には，新しい情報として日本医師会宛にご報告ください。その集積が，国民生活の安全を守りために，何より必要かつ重要となりますので。

〈代表編集幹事　小澤　明〉

いわゆる健康食品・サプリメントによる健康被害症例集

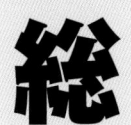

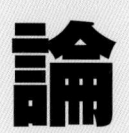

総　論

日本医師会
健康食品による健康被害事例に関する取組み
(健康食品安全情報システム) 事業

日本医師会常任理事　石川広己

日本医師会は，2011年より，「健康食品安全情報システム」事業を開始している。

本事業は，医師や医師会による国民生活安全対策を検討する会長諮問機関として，2002年度より設置した「国民生活安全対策委員会」の提言（2006年）に基づいて，およそ4年にわたり実施してきた「食品安全に関する情報システム」モデル事業の結果を踏まえたものである。

1．国民生活安全対策委員会

2002年度当時，狂牛病やいわゆる健康食品など国民生活の安全を脅かす問題が相次いで発生し，また情報が氾濫する中，国民が情報に振り回され，いたずらに不安を抱いていた。そのため，正しい情報を提供することによって国民を健康被害から守ることが日本医師会の責任であるとの観点から，国民生活安全対策について，地域医師会代表や専門家に検討してもらうことを趣旨として，同委員会を設置した。歴代の委員長・副委員長及び各期の会長諮問は図表1の通りである。

なお，委員長を務めていただいた内藤裕郎先生におかれては，2011年5月29日に逝去されたことは痛惜に堪えない。先生のご冥福を祈るとともに，そのご功績を讃えるものである。

図表1

	委員長・副委員長	会長諮問
2002年度	委員長：西浦幸男（福井県医師会長）	「国民の安全な生活に資する医師会活動のあり方」
2003年度	委員長：小澤　明（東海大学医学部専門診療学系皮膚科学領域教授・同付属病院副院長） 副委員長：寺岡　暉（広島県医師会副会長）	「国民生活安全情報の収集，提供及び評価に関するシステムの具体化について」
2004・2005年度	委員長：小澤　明（東海大学医学部専門診療学系皮膚科学教授） 副委員長：内藤裕郎（東京都医師会理事）	「食品安全に関する情報システムの構築について」
2006・2007年度	委員長：小澤　明（東海大学医学部専門診療学系皮膚科学教授） 副委員長：内藤裕郎（東京都医師会副会長）	1．食品安全に関する情報システムの実施及び検証について 2．国民生活安全に関する現状と対策について
2008・2009年度	委員長：小山菊雄（福島県医師会長） 副委員長：内藤裕郎（東京都医師会副会長）	1．国民の安全な生活に資する対策のあり方について 2．食品安全に関する情報システムの実施及び検証について
2010・2011年度	委員長：内藤裕郎（東京都医師会副会長） 副委員長：小澤　明（東海大学医学部専門診療学系皮膚科学教授）	「国民の健康で安全な生活」の確保に向け，医師会として何をすべきか，何ができるか。 ～国民が生活する上で生命・健康に脅威となる重大な事象の検証及びその対策～

※肩書きはいずれも当時のもの

本委員会の検討対象は，「国民の安全な生活を脅かす様々な問題に対し，診療現場の医師がきちんと対応することができる医師会のシステムを構築する」という趣旨の下，診療現場から浮かび上がってくる重大な問題事象に対応し，かかりつけの医師の機能を推進することにある。

これまでの本委員会の検討対象は，健康食品安全対策が中心であり，「健康食品安全情報システム」事業の前身となった「食品安全に関する情報システム」モデル事業の創設を提言するとともに，その運営，検証を行い，改善に向けた報告書を取りまとめてきた。

他方，「国民の健康な生活」にとって脅威となる事象は，健康食品に限られず，広範囲かつ多様である。さらに今後，国際的な規模で，科学技術の進歩，情報通信の発展，ヒト・モノの往来が進むものと思われるが，それは，国民の健康な

生活や医学医療にとって利益となる一方で，新たな脅威を生む恐れがある。

　日本医師会は，地域住民にとってかかりつけの医師を中心として構成され，さらに，特定の診療科・専門分野や病院・診療所に偏らず，かつ全国的な医師の職能集団である。したがって，国民生活の脅威事象に対し，地域医療の立場から対応することができる。本委員会は，そのような視点で，議論に臨んでいる。

2．「食品安全に関する情報システム」モデル事業

　「食品安全に関する情報システム」モデル事業は，国民生活安全対策委員会による報告書（2006年）の提言を受け，日本医師会の事業として，17都道県医師会，約3万5千人の医師会員の参加を得て，2006年10月から2010年3月まで実施したものである。その内容は，モデル事業参加の医師会員が，臨床の現場において，健康食品による健康被害を覚知したときに，所定の情報提供票に記入して，都道府県医師会を通して情報提供してもらうもので，実際の情報提供件数は50件，96製品であった。そのうちエビデンスが「医学的に疑い」以上で，かつ，重篤度も「全身的症状」以上と，比較的重要性の高い事例は，全体の約3割であった。**（図表2）**

　モデル事業では，同委員会において，提供された情報を検討し，判定を行った後，日本医師会より都道府県医師会や会員に注意喚起等を行ったり，厚生労働省等に通知することにしていた。ただし，エビデンスの蓄積不足，風評被害等の法的リスクの存在，当該食品に多くの成分を含有している場合は原因成分の特定が困難，健康被害の主たる要因が健康食品そのものではなく患者の過剰摂取である可能性も多いなどの課題があるため，実現には至らなかった（モデル事業結果については，脚注の消費者委員会資料を参照）。

　モデル事業結果を踏まえ，同委員会では，2010年3月，特定の製品・業者を非難・排除するのではなく，健康被害をもたらす成分や健康食品との付き合い方について，国民や医師への啓発を行い，被害の発生防止を行うことが重要とする報告書を取りまとめ，日本医師会長に答申した[1]。日本医師会では，答申を基に，後述の通り平成23年より「健康食品安全情報システム」事業を開始した。

　また，モデル事業は，厚生労働科学研究「健康食品における安全性確保を目的とした基準等作成のための行政的研究」（主任研究者：田中平三先生）において，「『かかりつけの医師による食品安全に関する情報システム』のモデル事業に関する

---

[1]　国民生活安全対策委員会報告書（2010年3月）http://dl.med.or.jp/dl-med/teireikaiken/20100317_4.pdf

図表2

「食品安全に関する情報システム」モデル事業の結果
真正性（エビデンス）×緊急性（重篤度）

エビデンスが「医学的に疑い」以上で、かつ、重篤度も「全身的症状」以上と、比較的重要性の高い事例は、全体の約3割。

		緊急性					総計
		その他（軽症）	局所的症状	全身的症状	重大な症状	死亡	
真正性	無記入		1	1			2
	1.関連なし	1					1
	2.不明	7		2			9
	3.医学的に疑い	11	7	2	1		21
	4.医学的に推定	1	4	7	4		16
	5.医学的検証済				1		1
	総計	20	12	12	6	0	50

15件（30.0％）

検討」として，内田健夫常任理事（当時）が分担研究者となって参画した（2008年度，2009年度）。

モデル事業と政府関係機関との関係については，2011年3月4日，消費者委員会において結果概要を説明した[*2]。また，厚生労働省にも事業の実施状況を連絡し，2010年に本会，同省，国立健康・栄養研究所の三者でパンフレット「健康食品による健康被害の未然防止と拡大防止に向けて」[*3]を作成し，全会員に配布した。

3．「健康食品安全情報システム」事業

いわゆる「健康食品」による健康被害には様々な課題があり，エビデンスの蓄積，診療現場からの情報収集，地域医師会や医師に対する情報提供，国民・患者への啓発・広報活動が重要である。

他方で，かかりつけの医師には，患者からの相談や日常の診療から知り得た健康食品による健康被害に関する情報が蓄積されている。

日本医師会において，それらの情報を収集・検討し，対応策をまとめた報告書を作成し，再び診療の現場に提供して診療等に役立ててもらうというサイクルを通じて，身近で頼りになるかかりつけ医機能の推進を進めることが，「健康食品安全情報システム」事業（以下，本事業）の趣旨である。会員からの情報提供，その情報の検討・判定，対応という事業の仕組みはモデル事業をほぼ踏襲しているが，参加者は，日本医師会全員に拡大するとともに，判定を行う組織として「健康食品安全情報システム委員会」を設置した。

（1）情報の提供

「健康食品安全情報システム」事業（以下，本事業）（図表3）における本会の情報収集は，かかりつけの医師からの情報提供に依拠している。日本医師会では，全会員に対し，本事業への協力依頼状及び情報提供票を，「日本医師会雑誌」(2011年4月1日)に同封して配付した。

本事業の対象とする情報は，いわゆる「健康食品」（サプリメントを含む）による健康被害に関するものである。

具体的な情報収集活動は，日常の診療（問診票や診療録）を通して一次的に行い，以下の健康被害やその疑いを覚知したときに所定の情報提供票（図表4）に記入して提供することになる。

①患者の症状が，摂取した健康食品と何らかの関連の可能性がある，または関連が否定できないと思われる場合
②患者の服用している医薬品と摂取した健康食品との間に相互作用の可能性がある，または相互作用が否定できないと思われる場合
③宣伝文句を過信した患者が，摂取した健康食品に依存してしまい，治療や医薬の服用を中断するなどの具体的な弊害が生じている場合

[*2] 第49回消費者委員会日本医師会提出資料「日本医師会の健康食品安全対策について〜「食品安全に関する情報システム」事業〜」
http://www.cao.go.jp/consumer/iinkai/2011/049/doc/049_110304_shiryou1.pdf
[*3] http://dl.med.or.jp/dl-med/doctor/kensyoku_pamph.pdf

図表3

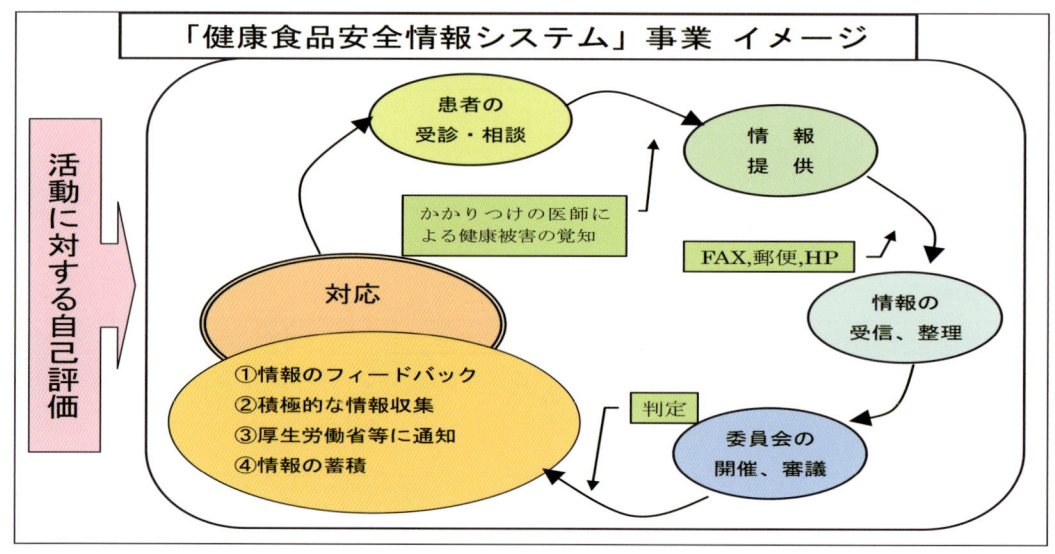

（2）情報の整理・蓄積，選択

かかりつけの医師から提供された情報の整理・蓄積に当たっては，まず日本医師会において整理する（**図表5**）とともに，日本医師会内に設置している「健康食品安全情報システム委員会」委員及び都道府県医師会との間で情報を共有することを原則としている。

その上で，「健康食品安全情報システム委員会」において，真正性，緊急性，重要性の観点から，提供情報に対する判定を行うことにしている（**図表6，図表7**）。委員会は，年数回開催する予定であるが，緊急性の高い場合は電子メールでの会議を開催することにしている。

（3）情報のフィードバック，注意喚起等の対応

「健康食品安全情報システム委員会」での判定を受け，日本医師会では，情報のフィードバックや注意喚起等の具体的な対応を検討する。

また，必要に応じて，国民に対する周知・啓発活動を行う予定である。

（4）活動の自己評価

本事業の充実を図り，かかりつけの医師や国民の協力を得るため，その活動に関する自己評価を行うことにしている。

（5）協力医師会

モデル事業に参加していた都道府県医師会は，次のような取り組みをするなど，これまで尽力いただいてきた。そこで，「協力医師会」として位置づけ，本事業の質の維持・向上に寄与してもらうことを依頼している。

①定点観測による情報収集の徹底
②セミナーや会報等による啓発・周知活動
③関係学会・医会，団体（薬剤師会，栄養士会等）との連携
④事業に対する評価の実施，改善意見の提出

図表4

日本医師会地域医療第1課 行 FAX 03-3946-2140　　日医受付番号 ＿＿＿＿＿＿

健康食品安全情報システム 情報提供票　　平成　年　月　日

食品が原因の食中毒であることが明らかな場合には、食品衛生法に基づき、所管の保健所に食中毒の届出を行って下さい。

※ 患者さんの氏名等を特定できる情報は記入しないようお願いします。

1．必須記入項目（必ず記入してください）

（1）患者さんの性別・年齢・身長・体重等

性別	年齢	身長	体重	妊娠
男　女	歳	約　cm.	約　kg.	有　無

（2）患者さんの症状など（該当する□に✔を入れてください）
（書ききれない場合は別の紙を使用して下さい）

①発現日	年　月　日
②基礎疾患・既往症	□なし　□不明 □あり（　）
③服用している医薬品	
④今回の症状・異常所見・診断名等	
⑤－1．症状等と摂取健康食品との関連性	□健康食品の過剰摂取 □アレルギー（　） □有害成分含有（　） □医薬品との相互作用（効果の減弱、症状の増悪など） （　） □健康食品への依存による治療・投薬の中断 □その他（　）
⑤－2．症状等と健康食品との関連性のエビデンス	□医学的検証済み　□医学的に推定　□医学的に疑い □不明　□関連なし
⑥重篤度（まず、実際に死亡等の状況が発生しているか、あるいはそのおそれがあるかをお答えください）	□実際に下記の状況発生　□下記の状況発生のおそれ □死亡　□重大な症状　□全身的症状　□局所的症状 □その他（軽症の場合のみ選択し、重症の場合は上記を選択） （　）
⑦治療の経過、転帰	□回復　□軽快　□未回復　□死亡 □後遺症（　）

1/2

日本医師会地域医療第1課 行 FAX 03-3946-2140　　日医受付番号 ＿＿＿＿＿＿

（3）患者さんの摂取健康食品
（わかる範囲で記入。該当健康食品が複数ある場合は別の用紙でもかまいません）

①健康食品名（一般名）・メーカー名	できれば健康食品の説明書きや箱などもお送りください。
②主な成分・量	
③健康食品の摂取目的・動機	□ダイエット・美容　□健康の保持・増進　□疾病の予防 □治療（　）□その他（　）
④健康食品の入手方法	□店頭購入　□（ネット）通販　□訪販　□個人輸入　□不明・その他（　）
⑤摂取状況	摂取期間：　年　月～　年　月、一日摂取量：

2．任意記入項目（差し支えがなければ記入してください）

（1）その患者さんは、自分をかかりつけ医にしている　□はい　□いいえ

（2）患者さんがその健康食品を摂取していることを知ったきっかけ
□患者が自発的に相談したので　□問診で　□患者の症状で
□その他（　）

（3）患者さんは、その健康食品を摂取していることを伏せていた　□はい　□いいえ

（4）医師・医学博士や「医師」に類似した肩書きの持ち主が、その健康食品の販売者や推奨者になっている
□はい　□いいえ

（5）その他、または本情報システムへの質問・意見・要望等

貴院の名称・医師名	ご連絡先	患者さんの受診診療科
	TEL	

ご協力ありがとうございました。**患者さんの健康食品の摂取前後の検査データ等もお送りいただければ幸いです。**お送りいただいた情報提供票は、日本医師会よりご所属の都道府県医師会に転送いたしますが、本事業の目的以外には使用いたしません。また今後、本会より、問い合わせをさせていただく場合があります。

※ 本会ＨＰメンバーズルーム（http://www.med.or.jp/japanese/members/）（日本医師会員のID、パスワードが必要です）から情報提供をすることも可能です。

2/2

図表5

整理基準

情報の整理は,「緊急審議情報」及び「通常審議情報」とする。

①**緊急審議情報**:
 (1)「真正性」,「緊急性」,「重要性」の合計が12以上である情報。

②**通常審議情報**:上記以外の情報。

真正性（既報告を含む）	緊急性（重篤度）	重要性（情報数）
5：医学的検証済み	5：死　　亡	5：11以上
4：医学的に推定	4：重大な症状	4：8～10
3：医学的に疑い	3：全身的症状	3：6～7
2：不　　明	2：局所的症状	2：4～5
1：関連なし	1：そ の 他	1：1～3

注）「緊急性（重篤度）」には、そのおそれがある場合を含む。

図表6

判　定

1．健康食品安全情報システム委員会の開催
　（1）通常審議情報　定例の委員会による審議
　（2）緊急審議情報　電子メール会議方式による審議

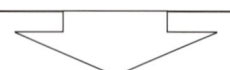

2．判定
　判定基準に基づき，判定（真正性・重要性・緊急性）

レベル5．警告・禁止　レベル4．注意喚起 レベル3．要監視 ①積極的な情報の収集【レベル5．レベル4．レベル3．】 （詳細な情報提供の要請，類似情報の収集，専門家の助言　等） ②厚労省への通知，調査等要請【レベル5．レベル4．レベル3．】 ③警告・注意喚起の伝達（レベル1．レベル2．）	レベル2．要観察 レベル1．保存 ①情報の動向の観察【レベル2．】 （他の情報の精査，類似情報再検証） ※事例や状況により，左記の①②も実施

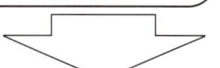

3．その後得た情報や知見に基づき，判定を変更

図表7

判　　定	真正性（医学的判定）	緊急性（重篤度）	重要性（情報数）
レベル5：警告・禁止	判定基準1：4,5	判定基準1：すべて	判定基準1：すべて
レベル4：注意喚起	判定基準1：3,4	判定基準1：3～5	判定基準1：すべて
レベル3：要　監　視	判定基準1：3	判定基準1：1,2	判定基準1：すべて
レベル2：要　観　察	判定基準1：1,2	判定基準1：すべて	判定基準1：2～5
レベル1：保　　　存	判定基準1：1,2	判定基準1：すべて	判定基準1：1

判断基準

健康食品の安全性について

田中平三

甲子園大学　学長，前国立健康・栄養研究所　理事長，東京医科歯科大学　名誉教授

1. 健康食品とは

　健康食品は，科学的にも，法律的にも定義されていない。しかし，健康食品とは，通常の食品よりも「健康によい」と称して，あるいは「健康の維持・増進に資する」として，販売・利用されている食品であると，一般的には考えられている。人間は，生命・健康を維持するために，臓器・組織・細胞が正常な機能を営むために，エネルギー産生のために，そして成長のために，食べ物を摂取し，利用し，排泄している。この過程を栄養と言う。食べ物，すなわち通常の食品は，このような栄養のために摂取されている。これよりも"健康によい"ものがあるのかという意見もよく聞かれる。

　欧米諸国では，サプリメント（supplement）と呼んでいる。形状が錠剤，カプセル，エキスといったもので，通常の食品の形態をしたものはサプリメントの範疇には入れていない。わが国では，特定保健用食品でさえも，95％以上は通常の食品の形態，すなわち清涼飲料，コーヒー飲料，発酵乳，味噌汁，スープ等である。

2. 健康食品の成分

　わが国で，機能性食品（functional food）という言葉が生まれ，その研究が盛んに行われてきている。栄養素ではあるが，栄養素機能以外の機能（機能性食品研究者等は，3次機能と呼んでいる）を持つものがある。たとえば，抗疲労作用を持っているとされている分枝アミノ酸，ACE阻害作用を持つペプチド，抗酸化機能を持つビタミンC，E等である。さらに，非栄養素成分である。必須ではないが，免疫系，内分泌系，神経系，循環器系等の調節に関与していて，健康の増進や生活習慣病の予防等に寄与しているような成分である。健康食品とは，このような栄養素あるいは非栄養素成分を含んでいる食品，あるいはこのような成分を濃縮，抽出，精製したもので，その有効性を示唆して販売・利用されている食品である（**表1**）。

表1．関与成分からみた健康食品

栄養素（常成分）	1）主として栄養素機能を示すもの（栄養機能食品） 2）栄養素機能以外の機能をもつもの
非栄養素（常成分）	1）食物繊維，難消化性炭水化物など（プレバイオティクス） 2）植物性化学物質（フィトケミカル，バイオジェニクス） 　イソプレノイド（テルペノイド），タンニン，ステロイド，フラボノイド（イソフラボン），カロテノイド，有機硫黄化合物，有機酸，葉緑素など
特殊成分（生薬等由来）	アロエ，ウコン，セントジョーンズワート，ドクダミ茶，南天，クコ茶など
多種成分	桑の葉，アセロラ，ノコギリヤシ，アガリクス，プロポリス，ローヤルゼリー，ニガリなど
発酵微生物等	プロバイオティクス（乳酸菌，ビフィズス菌，納豆菌など），ビール酵母，玄米酢など

3. 保健機能食品制度の意義

　近年，健康食品市場は1兆円をはるかに越えているといわれているが，販売の多くは，テレビ，インターネット（個人輸入も含む）等を通じて行われているため，正確には把握できていない現状である。製品はもちろん原材料・素材・関与成分（健康食品では，有効成分という用語を用いていない）も専門家でさえも分からないものが氾濫している。

　誇大広告，極端な例では，「末期がんが治った」，「脳卒中の麻痺が治った」，「認知機能が大幅に改善した」等々（実際に，そのような効能が認められるのであれば，健康食品ではなく，医薬品である）が少なからず認められている。体験談，テレビ番組，新聞広告，健康雑誌，いわゆるバイブル本，さらに残念なことに，○○教授談，学会発表等々，科学的根拠が無いか不十分であるにもかかわらず，健康食品の効用が論じられている。有効性を言うには，in vitro 実験，動物実験の実施は当然のことであり，人間を対象とした無作為化比較試験（randomized controlled trial, RCT）が最低限1編は実施され，審査委員システムのある学術雑誌（インパクトファクターのついている学術雑誌が望ましい）に掲載されていなければならない。安全性についても同様である（後述）。

この本でも示されているように，健康食品による健康被害は，頻繁に報告されている。

人々は，健康で長寿を全うしたい，生活習慣病（がん，脳卒中，心臓病と，これらの危険因子）に罹患したくないという思いを健康食品に求めている。また，日本の女性は，ダイエット志向が強く，食事摂取量の減少とエネルギー消費量の増加ではなく，健康食品に期待している。

このようなことから，一般の人々が健康食品を選択する場合に，不正確な，あるいは非科学的な情報により攪乱されることを防止するために，国が科学的根拠に基づく情報提供を積極的に行う必要が生まれてきた。そこで，厚生労働省は，個別審査により有効性と安全性が確認されている健康食品として，特定保健用食品を許可し，一定の規格基準（1日あたりの摂取目安量等）を満たすビタミン（12種）とミネラル（5種）を栄養機能食品として販売することを認めた。これらふたつの健康食品を保健機能食品と言い，定められた健康機能強調表示（米国では構造／機能強調表示と呼んでいる。お腹の調子を整える食品，血糖値が気になる方に適する食品，その他。下痢・便秘，糖尿病という表示は許可されていない）あるいは栄養素機能強調表示（例：ビタミンAは，夜間の視力の維持を助ける栄養素です。夜盲症という病名は使用できない）をすることが許されている。ただし，国は，特定保健用食品と栄養機能食品の摂取を積極的に勧めているのではない。

4. Natural Medicines Comprehensive Database

Natural Medicines Comprehensive Database（以下，ナチュラル メディシンと称す）は，健康食品，主として原材料・素材・関与成分（ingredient）の有効性，安全性，副作用，作用機序，医薬品・食品との相互作用，その他を，科学的根拠に基づいて記述している。秘伝（anecdote），民間伝承（tradition），民俗学的な話（folklore）を採用していないし，また，業者の非公開出版物，業者が研究費を出していて出版されていない論文，販売促進資料，非科学的なインターネットサイトの内容等も採用していない。

科学的論文のレビューは，医師，薬剤師等の専門職業人で，製造業者や製品と利害関係のない人により行われており，編集者は，業者の株を保有することも許されていない。系統的レビュー，メタ-アナリシスを基本にしながらも，毎日，新しい文献をレビューし，内容を更新しているのも特徴的である。レビュー対象とされている学術雑誌は100以上に達しているが，日本語や中国語の論文はレビューされていないのが，欠点と言えば欠点と言えよう。この本の症例報告の多くは，日本語の雑誌に掲載されているので，レビューされていないと思われる。

文献の判断基準は，表2のとおりで，科学的根拠（evidence）のレベルと質（quality）のレベルとから行われている。科学的根拠のレベルでは，RCTとメタ-アナリシス（meta-analysis）を重視し，質ではバイアス（bias）の低いことを重視している。

有効性（effectiveness）の評価（rating）は，表3の通りであるが，同じ原材料であっても，使用方法（経口摂取，皮膚塗布等）によって異なるので，使用方法別にも有効性が掲載されている。

表2．文献の評価基準

科学的根拠のレベル	A	質の高い無作為化比較試験（RCT）2編以上。 質の高いメタ-アナリシス（定量性系統的レビュー）。
	B	非無作為化臨床試験。非定量性系統的レビュー。 質の低いRCT。コホート研究。症例・対照研究。 その他の疫学的研究。
	C	専門家の意見。
	D	秘伝，民間伝承，民俗学的な話。in vitro 実験。 動物実験
研究の質のレベル	A	評価基準に合致している。低バイアス。
	B	一部，評価基準に合っている。低～中等度のバイアス
	C	評価基準に合っていない。中等度～高バイアス

表3．健康食品（原材料・素材・関与成分）の有効性の評価（ナチュラル メディシン）

有効である (effective)	次の条件を全て満たしていること。 1) 米国FDA，カナダ厚生省（Health Canada），または，これらと同等の厳密な政府審査機関による科学的検証を通過していること。 2) 2編以上の，「有効である」とするRCT，または数百〜数千人の患者を対象としたメタ-アナリシス［科学的根拠のレベルがA（表2）であること］。 3) 研究の質のレベルが，A（表2）であること。 4) ある適用 (indication) に対して「有効である」という関連の一致性が認められており，「有効でない」とする，妥当性の高い科学的根拠 (valid evidence) がないこと。
おそらく有効と思われる (likely effective)	次の条件を全て満たしていること。 1) 科学的根拠のレベル＝A 2) 研究の質のレベル＝A 3) ある適用に対して「有効である」という関連の一致性が認められており，「有効でない」とする，重要かつ妥当性の高い科学的根拠 (significant valid evidence) がないこと。
有効性が示唆されている (possibly effective)	次の条件を全て満たしていること。 1) 1編以上の，「有効である」とするRCT，またはメタ-アナリシス（科学的根拠のレベル＝AまたはB），または2編以上の人間集団を対象とした疫学研究（科学的根拠のレベル＝B）。 2) 研究の質のレベル＝AまたはB 3) ある適用に対して「有効である」とする研究が多く認められており，「有効でない」とする，本質的かつ妥当性の高い科学的根拠 (substantial valid evidence) がないこと。「有効でない」とする研究が，いくつかあるが，これらは，「有効である」とする研究を上回る (outweigh) ものではないこと。
有効でないことが示唆されている (possibly ineffective)	次の条件を全て満たしていること。 1) 1編以上の，「有効でない」とするRCT，またはメタ-アナリシス（科学的根拠のレベル＝AまたはB），または2編以上の人間集団を対象とした疫学研究（科学的根拠のレベル＝B） 2) 研究の質のレベル＝AまたはB 3) 「有効でない」とする研究が多く認められており，「有効である」とする，本質的かつ妥当性の高い科学的根拠はない。「有効である」とする研究が，いくつかあるが，これらは，「有効でない」とする研究を上回るものではないこと。
おそらく有効でないと思われる (likely ineffective)	次の条件を全て満たしていること。 1) 2編以上の，「有効でない」とするRCT，または数百〜数千人の患者を対象としたメタ-アナリシス（科学的根拠のレベル＝A）。 2) 研究の質のレベル＝A 3) 「有効でない」という関連の一致性が認められており，「有効である」とする，重要かつ妥当性の高い科学的根拠がないこと。
有効でない (ineffective)	次の条件を全て満たしていること。 1) 2編以上の，「有効でない」とするRCT，または数百〜数千人の患者を対象としたメタ-アナリシス（科学的根拠のレベル＝A）。 2) 研究の質のレベル＝A 3) 「有効でない」という関連の一致性が認められており，「有効である」とする，妥当性の高い科学的根拠がないこと。

わが国の特定保健用食品は，「おそらく有効と思われる (likely effective)」あるいは「有効性が示唆されている (possibly effective)」に，多くは後者に判定区分される。

5. 健康食品の安全性について

　健康食品による健康障害（副作用，有害反応。adverse reaction）は，食品に関連する要因，使用者に関連する要因，社会的要因に分けられる。食品関連要因としては，原材料・素材・関与成分自身の"有害性"，関与成分と医薬品・食品等との相互作用，製造過程での有害物・不純物の混入・汚染，使用者関連要因としては，高齢者・乳幼児・妊婦・アレルギー体質・病者，利用方法（大量摂取，長期間摂取，目的外摂取等），そして社会的要因としては，医薬品・有害物等の故意的混入，不当な表示・偽装（食の倫理）等である。

　健康食品は食品であるので，大量摂取をしない限り，本質的には健康障害をもたらさない。ナチュラル メディシンは，健康食品の安全性（safety）を評価（rating）している（表4）ので，本書の症例報告では，コメント「安全性と健康障害（副作用，有害作用）」としてこれを参照して，筆者が記述した。症例報告は，当然，本邦で，時には，世界で初めての患者であることも少なくないので，しかも多くの症例報告は日本語で書かれているので，ナチュラル メディシンに掲載されていないこともある。このことを念頭において，本書のコメントを読んでいただきたい。

　人間を対象として，健康障害に関する実験を実施することはできない。この本の症例報告のように，偶然，健康障害を起

こした事故例の積み重ねが，安全性を推測するための貴重なデータとなっている。したがって，本症例報告は，健康食品による健康障害の予防と治療にとって，非常に有益な情報を提供するものとなっている。人体実験を行うことができないので，健康食品の安全性は，動物実験，in vitro 実験の結果から人間に外挿されていることが多い。

　栄養素であれ，非栄養素であれ，過剰摂取は健康障害をもたらす。したがって，1日当たりの摂取量，あるいは摂取目安量は守られなければならない。栄養素の場合は，食事摂取基準（dietary reference intakes, DRIs。旧の栄養所要量）で定められている上限量（tolerable upper intake level, UL）を超えてはならない。

表4．健康食品（原材料・素材・関与成分）の安全性の評価（ナチュラル メディシン）

おそらく安全であると思われる (likely safe)	次の条件を全て満たしていること。 1) 安全性に関するデータ（「安全である」とするデータ）が，2編以上のRCT，または数百人の患者を対象としたメタ-アナリシスまたは大規模市販後調査から得られていること（科学的根拠のレベル＝A）。または米国FDA，カナダ厚生省，または，これらと同等の厳密な政府審査機関による科学的検証を通過していること。 2) 研究の質のレベル＝A 3) 多くの研究が，安全性と，健康障害（副作用，有害反応）のないことを適切に測定かつ報告しており，一致して重要かつ重篤な健康障害（significant serious adverse effect）のないことを示していること。そして，このことと反対となる，妥当性の高い科学的根拠（valid evidence）がないこと。
安全であることが示唆されている (possibly safe)	次の条件を全て満たしていること。 1) 安全性に関するデータ（「安全である」とするデータ）が，1編以上のRCT，メタ-アナリシス（科学的根拠のレベル＝AまたはB），一連の症例報告，2編以上の人間集団を対象とした研究または疫学研究（科学的根拠のレベル＝B），限定的な市販後調査（limited post-marketing surveillance）から得られていること。 2) 研究の質のレベル＝AまたはB 3) 多くの研究が，安全性と，健康障害のないことを適切に測定かつ報告しており，重要かつ重篤な健康障害のないことを示していること。そして，このことと反対となる，本質的な科学的根拠（substantial evidence）がないこと。「安全でない」，あるいは「健康障害が認められた」とする研究が，いくつかあるが，「安全である」とする，妥当性の高い科学的根拠の方が，これらの研究を上回っていること（outweigh）。
安全でないことが示唆されている (possibly unsafe)	次の条件を全て満たしていること。 1) 「安全でない」とするデータが，1編以上のRCT，メタ-アナリシス（科学的根拠のレベル＝AまたはB），2編以上の人間集団を対象とした研究または疫学研究（科学的根拠のレベル＝B），あるいは限定的な市販後調査から得られていること。複数の症例報告があって，当該製品と重篤な健康障害との間に潜在的に因果関係のあることを示していること。 2) 研究の質のレベル＝AまたはB 3) 多くの研究が，「安全でない」ことと，健康障害を適切に測定かつ報告しており，重要かつ重篤な健康障害を示していること。そして，このことと反対となる，本質的な根拠がないこと。「安全である」，あるいは「健康障害が認められなかった」とする研究がいくつかあるが，潜在的に安全性を懸念する，妥当性の高い科学的根拠の方が，これらの研究を上回っていること。
おそらく安全でないと思われる (likely unsafe)	次の条件を全て満たしていること。 1) 「安全でない」とするデータが，2編以上のRCT，数百～数千人の患者を対象としたメタ-アナリシスまたは大規模市販後調査から得られていること（科学的根拠のレベル＝A）。 2) 研究の質のレベル＝A 3) 多くの研究が，「安全でない」ことと，健康障害を適切に測定かつ報告しており，一致して重要かつ重篤な健康障害を示していること。そして，このことと反対となる，妥当性の高い科学的根拠がないこと。
安全でない (unsafe)	次の条件を全て満たしていること。 1) 「安全でない」とするデータが，2編以上のRCT，数百～数千人の患者を対象としたメタ-アナリシスまたは大規模市販後調査から得られていること（科学的根拠のレベル＝A）。 2) 研究の質のレベル＝A 3) 多くの研究が，「安全でない」ことと，健康障害を適切に測定かつ報告しており，一致して重要かつ重篤な健康障害を示していること。そして，このことと反対となる，妥当性の高い科学的根拠がないこと。

　「おそらく安全でないと思われる（likely unsafe）」と「安全でない（unsafe）」とは，データを総合的に検討して判定区分されるようである。

6. リスク アナリシス

　健康食品の安全性対策の科学的枠組みを，リスク アナリシス（risk analysis）と言う。リスク アナリシスは，リスク アセスメント（risk assessment），リスク マネジメント（risk management），リスク コミュニケーション（risk communication）の三要素から成り立っている（**図1**）。三要素を説明する前に，ハザード（hazard）とリスク（risk）という用語を解説しておく。ハザードとは，健康食品に含まれるか，健康食品そのものの性質に関係する，健康に有害性，すなわち健康障害を引き起こす化学的，生物的，または物理的な因子のことである。健康食品の原材料そのものが健康障害をもたらした（p.31：アマメシバと閉塞性細気管支炎，p.87：アリストロキア酸と膀胱癌）とすると，その原材料（アマメシバやアリストロキア酸）が，製造過程で細菌O157に汚染され，食中毒が発生したとするとO157が，製造過程で医薬品プレドニゾロンが故意に混入され，クッシング症候群が起こったとすると，プレドニゾロンが，それぞれハザードである。リスクとは，健康食品に関連するハザードによって，健康障害の起こる確率及びその影響の重篤度から計算し得る関数を言う。

　リスク アセスメントとは，健康食品由来のハザードに曝露することにより起こることが知られているか，または起こる可能性のある健康障害について科学的に評価することである。ハザード同定，ハザードの特性評価，曝露評価，リスクの特性評価を経て，リスクを定性的，定量的に提示し，またはアセスメントに付随する不確実性を明示する。健康食品のリスク アセスメントは内閣府食品安全委員会が実施している。

　リスク マネジメントとは，リスク アセスメントの結果に基づいて，リスクの受容，極小化，削減のために対策の選択肢を検討し，適切な選択肢を実行する過程である。農林水産省は，フードチェーン（生産，製造，保管，流通・販売）での管理を，厚生労働省は，人体の健康管理を担っている。

　リスク コミュニケーションとは，リスク アセスメントをする者・組織，リスク マネジメントをする者・組織及び他の関係者・組織（消費者，業者等）の間で，双方向的にリスクに関する情報や意見を公開し，交換する過程である。

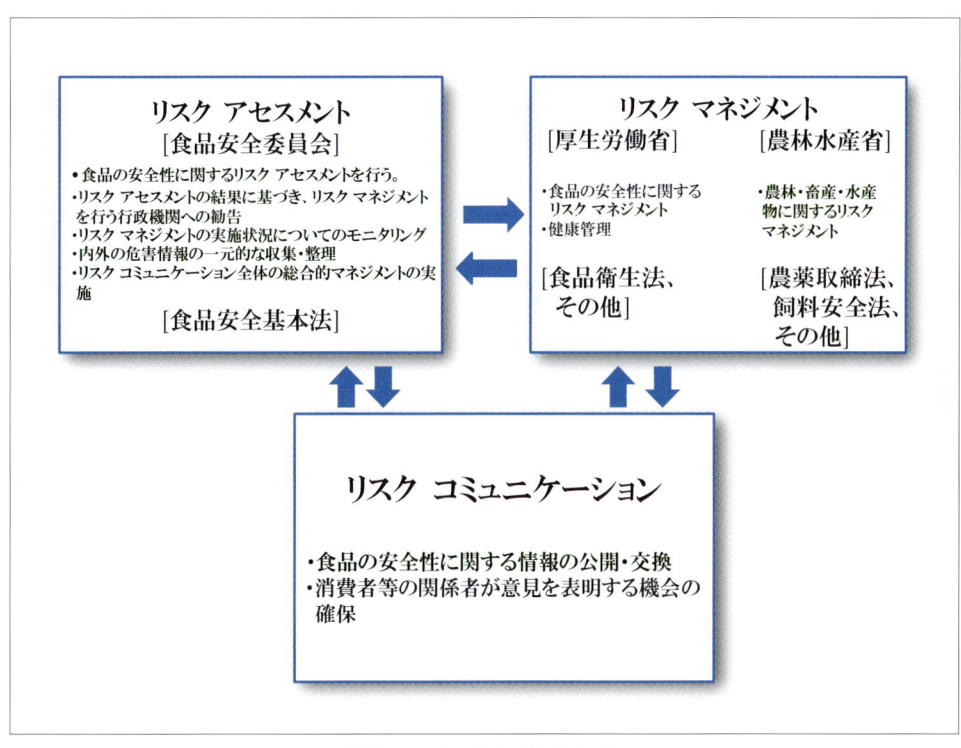

図1．リスク アナリシス

7. 食品安全委員会による健康食品のリスク アセスメントと GMP

健康食品のリスク アセスメントは，内閣府食品安全委員会が担当している。in vitro 及び動物を用いた in vivo 試験等やヒト試験については，定法にしたがって実施することを要求しているが，これらに加えて，食経験と GMP（good manufacturing practice．適正製造規範／優良製造所基準／製造管理及び品質管理規則）も重視されている。

十分な食経験がないか，又は乏しいと判断された場合（例えば，量的に多く含まれている場合など）や，当該食品中の関与成分以外の成分が通常の食品成分でない場合，また，製造・加工及び摂取方法等が著しく異なるような場合には，あるいは錠剤，カプセル，エキスの形状をした健康食品の安全性については十分評価する必要があるとしている。

その他として，GMP について言及している。当該健康食品又は関与成分の製造・加工方法等についても確認し，評価対象物質の特定（推定），濃縮，抽出等による当該食品又は関与成分の組成等の変化や，製造・加工過程中での危害要因の混入等の可能性等について検討するとしている。GMP とは，医薬品や医療用具，食品等の安全性を含む品質保証の手段として，工場等の製造設備（ハード）及びその品質管理・製造管理（ソフト）について，事業者が遵守しなければならないことを明確にしたものである。製造所の建屋・敷地，機械設備・施設，原材料の保管・流通，製造・加工工程，品質管理，工程管理，包装，最終製品の品質検査・保管，従業員の衛生管理等が対象となる。これらが標準化され，基準を満たしていることが求められる。

8. おわりに

健康食品・サプリメントの市場は拡大の一途をたどっている。また，一般の人々は，健康で長寿を全うしたいという願望が強く，このことを健康食品・サプリメントに依存しようとしている人々は少なくない。しかし，有効性については，科学的根拠に乏しいものが非常に多い。科学的根拠については，ナチュラル メディシンの有効性の判断基準を遵守していくべきであろう。体験談，いわゆるバイブル本，マスコミの大げさな報道，時には大学教授の談話等には，疑いの念をもって対処すべきである。安全性については，原材料・素材・関与成分そのものよりも，製品・品質管理に問題点が多いようである。GMP と食の倫理を業者に遵守させるべきであろう。さらに，業者には，市販後調査の自主的実施が期待されている。健康食品・サプリメントの有効性と安全性に関する正しい知識を普及啓発させていくシステムを構築していくべきである。

「海外におけるいわゆる健康食品による健康被害」

登田美桜，畝山智香子，山本 都，森川 馨
国立医薬品食品衛生研究所　安全情報部

　健康の保持・増進を目的とした医薬品の代替として，また祭事用として伝統的にハーブなどが世界各地で利用されてきた。近年では，ある特定地域における伝統的な摂取形態だけでなく，各種ハーブ等を抽出・濃縮処理した製品が各国で広く利用されている。これらの製品は一般に，欧州各国では herbal medicine（ハーブ治療薬），米国では dietary supplement（ダイエタリーサプリメント）と呼ばれる。中国の漢方やインドアユールベーダと共に traditional medicine（伝統薬）と呼ばれる場合もある。なお本文では，紛らわしいため「いわゆる健康食品」と呼ぶことにする。このいわゆる健康食品に対して医薬品のような安全性基準を設けている国は少なく，多くの国がわが国と同様に食品として取り扱っている。そのため売買が容易であり，近年の流行とともに製品の種類や数も増加し，市場が拡大している。2003 年欧州におけるハーブ治療薬の市場規模は約 50 億ドルであり，そのうちドイツが 20.6 億ドル，フランスが 11.3 億ドル，イタリアが 5.4 億ドルを占めている[1]。米国のダイエタリーサプリメント市場は 1990 年代に上昇し，2001 年にはハーブやその他の植物起源治療薬に約 42 億ドルが費やされたと報告されている[2]。しかしながら，市場の拡大とともにこれらいわゆる健康食品によるヒトの健康被害が報告され，健康上のリスクについて議論されるようになってきている。被害例には重篤となり死亡する事例も報告されており，いわゆる健康食品による被害状況の把握および安全性確保のための対策が世界中で求められている。本報告では，これまで健康被害が報告されたもの，又は健康被害を生じる可能性があると報告されたいわゆる健康食品（主に原料植物）を紹介する。

　いわゆる健康食品による健康被害には，次に示すいくつかの場合が挙げられる。原料となる植物が毒性を有する場合，医薬品やヒトの健康に有害である化学物質が製品に未表示で混入されている場合，高濃度の重金属や汚染物質が混入している場合，原料に目的とする植物の代わりに酷似の有毒植物が間違って使用された場合などである。

　最初に，原料となる植物等に毒性がある場合として，健康被害が報告されているもの及び可能性があるものについて，英国医薬品庁（Medicines Control Agency／現在の英国医薬品・医療製品規制庁；Medicines and Healthcare products Regulatory Agency；MHRA）[3]，米国食品医薬品局（Food and Drug Administration；FDA）[4]等の情報を表 1 にまとめた。近年，各国の政府担当機関から摂取に関する注意等が出されているものについては簡単な説明を加えたので参考にされたい。

表 1　健康被害が報告されている又はその可能性が考えられる「いわゆる健康食品」の原料例

和　名	英　名	学　名	有害作用	原因と疑われる物質等
アリストロキア	Aristolochia	*Aristolochia* spp.	腎毒性，発ガン性	アリストロキア酸
アプリコット（杏仁）	Apricot	*Prunus armeniaca*	種子によるシアン中毒	青酸配糖体
アルファルファ	Alfalfa	*Medicago sativa*	全身性エリテマトーデス	カナバニン，有毒アミノ酸
アンジェリカ	Angelica	*Angelica archangelica*	光毒性皮膚炎	フラノクマリン
イエロードック	Yellow dock	*Rumex crispus*	下痢，胃腸刺激性	アントラキノン類
イチョウ	Ginkgo	*Ginkgo biloba*	胃の不快感，頭痛，血液凝固障害	
エフェドラ	Ephedra, Ma huang	*Ephedra sinica*	交感神経興奮（心機能等），痙攣，精神錯乱	エフェドリン
カスカラ	Cascara	*Rhamnus purshiana*	下痢，胃腸刺激	アントラキノン類
カバ	Kava	*Piper methysticum*	肝毒性	カバラクトン
カラモス	Calamus	*Acorus calamus*	発ガン性，腎毒性，痙攣	β-アサロン
甘草	Liquorice	*Glycyrrhiza globra*	高アンドロステロン症	
ゴールデンシール	Golden seal	*Hydrastis canadensis*	胃の不快感	ベルベリン

和　　名	英　　名	学　　名	有害作用	原因と疑われる物質等
コラナッツ	Cola	*Cola acuminata*	不眠，不安，振戦	カフェイン
コンフリー	Comfrey	*Symphytum* spp.	遺伝毒性，発ガン性，肝毒性	ピロリジジンアルカロイド
サッサフラス	Sassafras	*Sassafras albidum*	発ガン性，遺伝毒性	サフロール（精油中）
シナモン	Cinnamon	*Cinnamomum zeylanicum*	刺激性，肝毒性	桂皮アルデヒド（精油中），クマリン
ジャーマンダー	Germander	*Teucrium chamaedrys*	肝毒性	ジテルペン類
スイートジョーパイ	Gravel root	*Eupatorium purpureum*	遺伝毒性，発ガン性，肝毒性	ピロリジジンアルカロイド
スカルキャップ	Scullcap	*Scutellaria laterifloria*	肝毒性	ヤドリギ混合品で発症例
スティリンジア	Queen's delight	*Stillingia sylvatica*	胃腸刺激性	ジテルペン類
セイヨウトチノキ	Horse-chestnut	*Aesculus hippocasutanum*	腎毒性	エスシン
セネガ	Senega	*Polygala senega*	胃腸刺激性	サポニン
セントジョーンズワート	St.John's Wort	*Hypericum perforatum*	光毒性	ヒペリシン
センナ	Senna	*Cassia angustifolia*	下剤，胃腸刺激性	アントラキノン類
ダミアナ	Damiana	*Turnera diffusa*	痙攣	キノン類，青酸配糖体
タンジー，ヨモギギク	Tansy	*Tanacetum vulgare*	重度の胃炎，痙攣	ツヨン（精油中）
チャパラル	Chaparral	*Larrea divaricata*	皮膚炎，肝毒性	リグナン
朝鮮ニンジン	Ginseng	*Panax ginseng*	乳房痛，膣出血，不眠	サポニン
ツボクサ	Hydrangea	*Centella asiatica*	皮膚炎，胃腸刺激性，肝毒性	
ツルドクダミ		*Polygonum multiflorum*	肝毒性	
ノラニンジン	Wild carrot	*Daucus carota*	光毒性，皮膚炎	フラノクマリン類
パイルワート	Pilewort	*Ranunculus ficaria*	刺激性	プロトアネモニン
ビターオレンジ	Bitter orange	*Citrus aurantium*	交感神経興奮（心機能等），光毒性，痙攣	シネフリン（エフェドリン様アルカロイド）
フキタンポポ	Coltsfoot	*Tussilago farfara*	遺伝毒性，発ガン性，肝毒性	ピロリジジンアルカロイド
フジバカマ	Boneset	*Eupatorium perfoliatum*	皮膚炎，細胞毒性	セスキテルペンラクトン
ブラックコホシュ	Black cohosh	*Cimicifuga racemosa*	肝毒性，胃腸刺激性，頭痛	
フラングラ	Frangula	*Rhamnus frangula*	下剤，胃腸刺激性	アントラキノン類
ブルーコホシュ	Blue cohosh	*Caulophylim thalictroides*	胃腸刺激性，周産期脳卒中	
ブルーフラッグ	Blue Flag	*Iris versicolor*	吐き気，嘔吐，胃腸・目刺激性	フルフラール（精油中）

和　名	英　名	学　名	有害作用	原因と疑われる物質等
ペニーロイヤル	Pennyroyal	*Mentha pulegium*	刺激, 腎毒性, 肝毒性	プレゴン（精油中）
ボッグビーン	Bogbean	*Menyanthes trifoliata*	下剤, 嘔吐	
ボリジ, ルリジサ	Borage	*Borago officinalis*	遺伝毒性, 発ガン性, 肝毒性	ピロリジジンアルカロイド
ボルド	Boldo	*Peumus boldus*	毒性, 刺激性	精油
マテ	Maté	*Ilex paraguariensis*	不眠, 不安, 振戦	カフェイン
ヤドリギ	Mistletoe	*Viscum album*	肝炎, 血圧低下作用	ジャーマンダー混合品で発症例
ヤマモモ	Bayberry	*Myrica rubra*	ラット発ガン性	
ヨヒンベ	Yohimbe	*Pausinystalia yohimbe*	興奮過多, 不安感, 不眠	ヨヒンビン
ライフルート	Liferoot	*Senecio aureus*	遺伝毒性, 発ガン性, 肝毒性	ピロリジジンアルカロイド
ルバーブ	Rhubarb	*Rheum rhabarbarum*	下剤, 胃腸刺激性	アントラキノン類
レッドクローバー	Red clover	*Trifolium pratense*	エストロゲン作用	イソフラボン類
ロベリア	Lobelia	*Lobelia inflata*	吐き気, 嘔吐, 下痢	ロベリン（アルカロイド）

カバ（Kava）：カバ（*Piper methysticum*）はコショウ科の植物であり，自生地であるポリネシアではkava-kava，ハワイではawaと呼ばれることもある。これら自生地域では古来より薬用，祭事用として使用されてきた。近年では，不安，緊張及び不眠等の緩和を目的に葉や根等の抽出物を原料とした製品が欧米で広く使用され，1998年には米国で最も販売量が多いハーブであった[5]。しかし1990年代末にドイツにおいて39歳と42歳の女性でカバが原因と疑われる肝障害が報告されて以来[6]，カバ含有製品による健康被害が各国で報告され，現在では販売を禁止している国も多い。英国MHRAの報告（2006年7月）によれば，カバ含有製品と関連する可能性のある110症例の肝障害事例が報告されており，そのうち11人は不可逆的肝障害により肝移植を受け，9人が死亡している[5]。

アリストロキア酸（Aristolochic acid）：アリストロキア酸はウマノスズクサ科のアリストロキア属（*Aristolochia*）に含まれる成分であり，これまで腎障害及び発癌等の有害影響が知られている。*Asarum*属及び*Bragantia*属にもアリストロキア酸を含む種類がある。1990年前半にベルギーでダイエット用のサプリメントを摂取した100人以上の女性において不可逆的な腎障害の発生が報告された。中には腎盂，尿管或いは膀胱などに移行上皮癌を生じた女性もいた。その原因は製品に含有されたアリストロキア酸であった。以後，欧州各国，中国，韓国，米国及びカナダ等でアリストロキア酸を含む製品（生薬を含む）の販売禁止等の処置がとられたが，その後もインターネットで通信販売されているとの報告もあり数回にわたり注意喚起が行われている。この他，1950年代からバルカン半島の農家で流行していたバルカン腎症（腎不全，尿路癌など）の原因は長い間謎とされてきたが，最近になってアリストロキア酸を含むウマノスズクサが小麦に混在したためであると判明している[7]。生薬にはアリストロキア酸を含有するものも多く，間接的に使用される危険性もある。またアリストロキア酸を含む植物は命名法が複雑なため間違って使用されることも多く，実際に先のベルギーの事例も本来使用されるはずのツヅラフジ科の*Stephania tetrandra*の代わりに*Aristolochia fangchi*が間違って使用されたことが原因であった。カナダ保健省（Health Canada）から，アリストロキア酸が含まれる可能性のある成分の表示として，*Akebia*, *Aplotaxis*, *Aucklandia*, *Clematis*, *Cocculus*, *Diploclisia*, *Inula*, *Menispermum*, *Stephania*, *Sinomenium*, *Saussurea*及び*Vladimiria*が紹介されている[8]。

ビターアプリコットカーネル（杏仁）：1970～1980年代に英国市場でガン治療用として販売されていたビターアプリコットカーネル抽出物のアミグダリン（別名ビタミンB_{17}またはレトリル）は，これまで有効性が証明されたことはなく，一方重大な毒性があったことから1984年にアミグダリンを含むサプリメントの販売は規制されている。しかし病気を治すなどの効用表示がされていないカーネルの場合には食品とみなされ，販売の規制もない。そのためビターアプリコットカーネ

ルの過剰摂取によるシアン化合物中毒の発生が欧州を中心に報告されている。原因は、ビターアプリコットなどの果実の種にシアン化合物が含まれているためである。現在インターネット等でビターアプリコットカーネルの製品がガンの治療効果を謳った宣伝とともに販売されており、英国食品基準庁（Food Standards Agency；FSA）（2006年4月）[9]、ニュージーランド食品安全局（Food Safety Authority；NZFSA）（2006年5月）[10]、ドイツ連邦リスクアセスメント研究所（Bundesinstitut fur Risikobewertung；BfR）（2007年6月）[11] などから摂取に対する注意喚起が出されている。

ツルドクダミ：ツルドクダミ（*Polygonum multiflorum*）の塊根は He Shou Wu（何首烏、カシュウ）と呼ばれ、漢方の強壮剤及び老化防止薬として伝統的に用いられてきた。その使用目的は主に白髪防止や育毛用である。また根や葉の抽出物等が粉末やタブレットなどの形態で近年販売されている。しかしツルドクダミが関連すると考えられる肝炎や黄疸等の肝障害が報告されており、注意が必要である。例えば、女性用の育毛サプリメントとして販売されていたツルドクダミ含有製品を利用した白人女性が、摂取開始から8週間目に急性肝炎と診断されている[12]。78歳のイタリア人男性は、慢性前立腺炎の治療目的にツルドクダミ含有タブレットを摂取して1ヶ月後、黄疸、吐き気、腹痛、暗色尿等の症状を呈している[13]。これら有害影響の原因物質としてはツルドクダミの主成分であるアントラキノン類が疑われている。英国MHRA（2006年4月）ではツルドクダミが関連すると考えられる肝機能異常、黄疸、肝炎等の有害事象7例を紹介し、ツルドクダミの摂取に対して注意を呼びかけている[14]。

ブラックコホシュ（Black cohosh）：ブラックコホシュ（*Cimicifuga racemosa*）は北米に生育しているキンポウゲ科の植物である。最近では、更年期障害の症状緩和を目的に茎・根の粉末や抽出物が錠剤、カプセル及びチンキ等の形態で使用されている。ただし有効性及び長期摂取による安全性などは明らかにされておらず、ブラックコホシュが原因と疑われる重篤な肝障害も報告されている。例えば、英国MHRAは、ブラックコホシュ使用との関連が疑われる肝障害について1998年以来20症例の報告を受けており2005年に注意を呼びかけた[15]。また豪州保健省薬品・医薬品局（Therapeutic Goods Administration；TGA）は、2006年4月の時点でブラックコホシュによる肝毒性は世界中で49件（豪州国内の11件を含む）の症例が報告されているとしている[16]。肝障害の報告を受けて豪州TGAは、2006年2月にブラックコホシュを含む医薬品には警告表示を行うよう要求している。肝障害以外の有害影響として、筋障害、抗癌剤との相互作用等について懸念している研究者もいる[17,18]。

ビターオレンジ（Bitter orange）：ビターオレンジ（*Citrus aurantium*）はミカン科の植物で、現在エフェドリン（又はエフェドラ）の代替品として減量目的のサプリメントに使用されている。エフェドリンは漢方の麻黄（エフェドラ、*Ephedra sinica*）由来のアルカロイドで、交感神経興奮作用がある。食品として扱われていたエフェドリンアルカロイド含有製品は、特に米国において減量や運動能力増強などを目的に広く利用されていた。しかし心臓発作、脳卒中及び死亡などの重篤な健康被害が多数報告されたため、2004年4月に米国FDAは、エフェドリンアルカロイド含有製品の販売を禁止した。ビターオレンジの主成分シネフリンはエフェドリン類似のアルカロイドであるため、ヒトに対しエフェドリンと同様に心血管系有害作用をもつ可能性が疑われている。ビターオレンジ含有製品の中には、その有害作用を増強させると考えられているカフェインを同時に多量に含む製品もある。実際、ビターオレンジまたはシネフリンが関与していると考えられる心血管系有害事象が報告されている。例えばカナダ保健省は、1998年1月1日～2004年2月28日の間にカナダ国内だけでもビターオレンジの関与が疑われる16件の心血管系有害事象の報告を、さらに2004年3月1日～2006年10月31日には21件（そのうち15件は重篤例を含む心血管系障害）の有害事象の報告を受けており、2007年4月注意を呼びかける通知を出している[19]。その他、ビターオレンジ含有製品を摂取後、虚血性大腸炎を発症した女性に関する症例も報告されている[20]。

チャパラル（Chaparral）：チャパラル（*Larrea divaricata*）はアルゼンチンの北西部やペルーの一部が原産のハマビシ科の植物である。別名 creosote bush, greasewood, hediondilla, jarilla, larreastat とも呼ばれ、古来より米国原住民により関節炎、癌、結核、下痢、性病、風邪、気管支炎などの治療に使用されてきた。現在は抗酸化作用、風邪治療、気管支炎治療、癌治療及びリウマチ治療等を目的に、お茶、抽出物のタブレットやカプセルの形態で使用されている。しかし1990年頃からチャパラルが原因と疑われる接触皮膚炎及び肝障害が報告されており、米国などで注意が呼びかけられている。有害作用の原因物質の1つとして、チャパラルの主成分である nordihydroguaiaretic acid（NDGA）が関与している可能性が指摘されている。NDGAはアラキドン酸代謝に影響する強力なリポキシゲナーゼ阻害剤であり、齧歯類で腎障害、齧歯類の雌において生殖毒性が確認されている。1992～1994年に米国FDAへ報告された18症例のまとめでは、このうち13症例で肝毒性が確認されており、それらの症状はチャパラル摂取後5～52週目に黄疸が発症し、摂取停止後1～17週目に回復傾向を示したとのことである。肝障害の特徴は、主に毒性或いは薬剤誘導性の胆汁うっ滞性肝炎である。中には肝硬変、劇症肝炎を発症し肝移植が必要になった例も報告されている[21]。

次にいわゆる健康食品に未表示で高濃度の重金属，脱法ドラッグ，医薬品やヒトの健康に有害な化学物質（例：N-ニトロソフェンフルラミン）などが混入されている事例を挙げる。この種の事例で多いのは，ダイエット目的と性機能増強目的の製品である。例えば，米国でジニトロフェノールを含む通信販売ダイエット用製品を摂取した10代女性の死亡が確認されている[22]。ジニトロフェノールは殺虫剤として使用され，過去には食用色素や衣類用染色剤として使用されていたこともある。1930年代にはダイエットを目的として処方されていたこともあったが，白内障や死亡などの副作用がでたためダイエット目的での使用は中止された。脱法ドラッグ混入の事例では，1-ベンジルピペラジン（BZP）が含まれたいわゆる健康食品を摂取し，約60人が嘔吐，動悸及び不眠などの症状を呈した事例が報告されている。その患者の中には命に関わるほど症状が重篤化した人もいた。この事例で原因となった製品は錠剤やカプセルの形状であったが，BZPを含むいわゆる健康食品にはドリンク型の製品も出回っており，ニュージーランドでは注意が喚起されている。また2006年に香港政府が発表した医薬品混入の事例では，香港の40才の男性が中国本土で痛風治療の目的で購入したハーブ錠剤を摂取したところ急性肝炎で入院した。問題とされた錠剤を検査した結果，フェナセチン，アミノピリン，イブプロフェン，ジクロフェナック及びインドメタシンが検出された[23]。いずれも鎮痛薬であるが，フェナセチン及びアミノピリンは溶血性貧血と顆粒球減少症の副作用があるため，香港では20年前に使用が禁止されている。この他，オランダで69歳女性が皮膚炎治療を目的としたインドネシア産ハーブ製品を長期摂取したところ，副腎皮質疾患であるクッシング症候群を呈した。この製品にはアセトアミノフェン，イブプロフェン及びデキサメタゾンが未表示で含まれていた[24]。2006年米国ではダイエット用に販売されていた製品に抗不安薬の塩酸クロルジアゼポキシドや抗うつ薬の塩酸フルオキセチンなど複数の医薬品が含まれているとして警告が出されている[25]。また性機能増強作用をもつシルデナフィルやその類似化合物，合成ステロイドであるメチル-1-テストステロンやメチルジエノロン，肥満症治療薬として海外で使用されているシブトラミン，覚醒作用をもつアンフェタミン様興奮剤，並びに鎮静作用をもつエスタゾラムなどが含まれる製品の販売に対して各国で注意が喚起されている。いわゆる健康食品の消費者の中には糖尿病や高血圧等の慢性疾患患者や癌患者もおり，未表示の医薬品を非意図的に摂取することにより症状が悪化した例も報告されている。

　以上，いわゆる健康食品による海外の健康被害の例について紹介した。世界的に，いわゆる健康食品の種類は著しく多様であり，今回紹介した以外にも様々な健康被害が報告されている。表1に健康被害が報告されている又はその可能性が考えられるいわゆる健康食品を示したが，これらの健康被害はケースバイケースのため特に何に気をつけるべきであるかということは断言できない。肝毒性，腎毒性及び発癌性が報告されているものについては，摂取をやめても症状が回復せず重篤化する事例も報告されている。最近は，従来の摂取形態ではなく当該植物を抽出し濃縮した製品も多く出回り，しかもタブレットやカプセルなど摂取し易い形状をしているものは過剰摂取につながる可能性が高い。また有効性に関しては科学的な根拠が不足していることが多いのが実状であり，有効性が誇大に宣伝されている場合がある。先にも記したように，これらの製品は，見た目は医薬品のような形状で売られているが，医薬品のような複雑な安全性審査や承認の必要もなく売買が非常に容易であり，多くの国で食品として取り扱われている。いわゆる健康食品の安全性が議論される一方で，インターネットの普及により海外製品の個人購入も可能となり，種類はますます多様化し，販売・購入の実態を把握しにくい現実がある。また製品側の問題だけでなく，「天然物なら体にいい」或いは「摂取量が多いほど効果が高くなる」などの消費者側の誤認も健康被害が生じる一因であると考えられる。

　海外で発信される情報については言葉の壁もあり入手や理解が困難な場合もある。しかし，多くの海外製品が日本国内でも出回っている現在，さらなる健康被害の発生を防ぐためには，国内外を問わず，各製品のリスク・ベネフィットに関して信頼性の高い情報が正確に且つ的確に消費者や販売者へ伝えられることが極めて重要であると考えている。

参考文献
1) Herbal Medicine in Europe - Relaxing Regulatory Standards. De Smet PA., *N Engl J Med.*, **352** (12), 1176-1178, 2005.
2) Recent trends in use of herbal and other natural products. Kelly JP, Kaufman DW, Kelley K, Rosenberg L, Anderson TE, Mitchell AA., *Arch Intern Med.*, **165** (3), 281-286, 2005.
3) UK MHRA, Safety of herbal medicinal products., July 2002, MCA
   http://www.mhra.gov.uk/home/groups/es-herbal/documents/websiteresources/con009293.pdf （Last access; June 2007）.
4) U.S. FDA, Dietary Supplements.
   http://www.cfsan.fda.gov/~dms/supplmnt.html （Last access; June 2007）.
5) Report of the CSM's expert working group on the safety of Kava., July 2002
   http://www.mhra.gov.uk/home/idcplg?IdcService=GET_FILE&dDocName=CON2024229&RevisionSelectionMethod=LatestReleased （Last access; June 2007）.
6) Necrotizing hepatitis after taking herbal remedies. Strahl S, Ehret V, Dahm HH, Maier KP., *Dtsch Med Wochenschr.*, **123** (47), 1410-1414, 1998.
7) Aristolochic acid and the etiology of endemic (Balkan) nephropathy. Grollman AP, Shibutani S, Moriya M, Miller F, Wu L, Moll U, Suzuki N, Fernandes A, Rosenquist T, Medverec Z, Jakovina K, Brdar B, Slade N, Turesky RJ, Goodenough AK, Rieger R, Vukelic M, Jelakovic B., *Proc Natl Acad Sci U S A.*, **104** (29), 12129-12134, 2007.
8) Health Canada, Health Canada reminds consumers not to use products containing aristolochic acid. (March 3, 2005)

http://www.hc-sc.gc.ca/english/protection/warnings/2005/2005_08.html (Last access; June 2007).
9) UK FSA, Agency alerts consumers about possible risk from eating bitter apricot kernels., 11 April 2006
http://www.foodstandards.gov.uk/news/pressreleases/2006/apr/apricot (Last access; June 2007).
10) New Zealand Food Safety Authority, NZFSA concerned about consumption of apricot kernels., 1 May 2006
http://www.nzfsa.govt.nz/publications/media-releases/2006-05-01.htm (Last access; June 2007).
11) BfR, Bitter apricot kernels can lead to poisoning., 7 June 2007
http://www.bfr.bund.de/cms5w/sixcms/detail.php/9432 (Last access; June 2007).
12) Acute hepatitis due to shen-min: a herbal product derived from Polygonum multiflorum. Cardenas A, Restrepo JC, Sierra F, Correa G., *J Clin Gastroenterol.*, **40** (7), 629-632, 2006.
13) New case of acute hepatitis following the consumption of Shou Wu Pian, a Chinese herbal product derived from Polygonum multiflorum. Mazzanti G, Battinelli L, Daniele C, Mastroianni CM, Lichtner M, Coletta S, Costantini S., *Ann Intern Med.*, **140** (7), W30, 2004.
14) UK MHRA, Polygonum multiflorum and liver reactions., April 2006
http://www.mhra.gov.uk/home/idcplg?IdcService=SS_GET_PAGE&useSecondary=true&ssDocName=CON2023590&ssTargetNodeId=663 (Last access; June 2007).
15) UK MHRA, Black cohosh (Cimicifuga racemosa) –risk of liver problems., 19 July 2006
http://www.mhra.gov.uk/home/idcplg?IdcService=SS_GET_PAGE&useSecondary=true&ssDocName=CON2024131&ssTargetNodeId=663 (Last access; June 2007).
16) TGA, Hepatotoxicity with black cohosh. Australian Adverse Drug Reactions Bulletin, **25** (2), April 2006.
17) Muscle damage induced by black cohosh (Cimicifuga racemosa). Minciullo PL, Saija A, Patafi M, Marotta G, Ferlazzo B, Gangemi S., *Phytomedicine,* **13** (1-2), 115-118, 2006.
18) Alteration of the effects of cancer therapy agents on breast cancer cells by the herbal medicine black cohosh. Rockwell S, Liu Y, Higgins SA., *Breast Cancer Res Treat.*, **90** (3), 233-239, 2005.
19) Health Canada, Canadian Adverse Reaction Newsletter, 17 (2), April 2007
http://www.hc-sc.gc.ca/dhp-mps/medeff/bulletin/carn-bcei_v17n2_e.html (Last access; June 2007).
20) Ischemic colitis associated with use of a bitter orange-containing dietary weight-loss supplement. Sultan S, Spector J, Mitchell RM., *Mayo Clin Proc.*, **81** (12), 1630-1631, 2006.
21) Chaparral-associated hepatotoxicity. Sheikh NM, Philen RM, Love LA., *Arch Intern Med.*, **157** (8), 913-919, 1997.
22) Pediatric fatality following ingestion of dinitrophenol: postmortem identification of a "dietary supplement".Hsiao AL, Santucci KA, Seo-Mayer P, Mariappan MR, Hodsdon ME, Banasiak KJ, Baum CR., *Clin Toxicol (Phila).*, **43** (4), 281-285, 2005.
23) Hong Kong's Information Services Department, Alert issued on herbal pills., August 3, 2006
http://www.news.gov.hk/en/category/healthandcommunity/060803/txt/060803en05005.htm (Last access; June 2007).
24) A woman with Cushing's syndrome after use of an Indonesian herb: a case report. Oldenburg-Ligtenberg PC, van der Westerlaken MM., *Neth J Med.*, **65** (4), 150-152, 2007.
25) U.S. FDA, FDA Warns Consumers about Brazilian Diet Pills Found to Contain Active Drug Ingredients., January 13, 2006
http://www.fda.gov/bbs/topics/news/2006/NEW01298.html (Last access; June 2007).

メディアからみた，いわゆる健康食品による健康被害の問題

南　砂
読売新聞東京本社　編集委員

「健康食品による健康被害」と聞いて，にわかに事態を理解できる人はを多くはないだろう。大方の人は「健康食品」を「健康のためになる食品」と理解しており，それがよもや健康を害することのあるものであるとは考えていない。しかし現実には，「健康食品」が健康を害する可能性は，通常の食品より遥かに高い。「健康食品」には本来，何らかの機能があり，それが身体に作用を及ぼすからである。人によって，または体内における条件によって，その作用はプラスに働くこともマイナスに働くこともあり，万人にとって「健康に資する」食品というものはそもそも存在しないのである。冷静に考えれば，「健康食品」という名称自体が実に違和感のある言葉である。本論に入る前に，問題の背景を追ってみる。

少し前のことになるが厚生労働省の「健康食品に係る制度のあり方に関する検討会」（2003年4月～04年6月）に参加させて頂いた。国として，「健康食品」を巡る初めての本格的な議論であったのではないかと思う。このとき，「健康食品」ということばを巡って，議論は当初から分かれたのを記憶している。当時すでに日本社会ではこの言葉は定着している感を否めず，「健康食品」と謳った商品が大きな市場を占めている事実もあった。会議のたびに議場を埋め尽くす傍聴者がいて，その多くは「健康食品」の業界関係者であると聞いた。業界人にとって「健康食品」が，未知数の市場であることが伺えた。「健康食品」という名称が消費者に与える，「摂取すれば健康になる」といったイメージは問題であるという意見がある一方，すでに浸透している名称を変更することは消費者に混乱をもたらす，として暗にこの名称を容認する意見もあり，改めて言葉の定義や概念に踏み込むには至らなかった。

経済成長が極まったころから，日本では国民の健康・長寿志向が高まり，それに応えるように健康を巡る情報が増え，市場には健康を謳った食品，その科学的根拠を巡る情報の氾濫などが目立った。いわゆる「健康食品」を利用する人は確実に増え，それに伴う健康被害も報告されるようになってきた。一方には現代人の，「食」をはじめとする生活の乱れや「食」に関する基本的な知識の乏しさも看過できない。国民に，食生活についての基本的な知識の普及・啓発を図り，その上で「健康食品」と謳う食品についての十分な情報と適正な表示を徹底することなどが必要である，というのが当時の検討会の共通認識だった。特に，錠剤，カプセル状の食品については過剰摂取による健康被害を招かないよう，いっそうの安全確保が必要である，として議論が重ねられた。

折しも検討会開始の前年，中国製ダイエット用食品による健康被害事例が多数発生した。これがきっかけで，食品衛生法が改正され，錠剤，カプセル状といった特殊な方法で摂取する食品等の暫定的販売禁止規定を創設するなど，安全性確保の措置がとられたところだった。この事件で明らかになったのは，本来，国内では薬事法の規制で販売できないはずの医薬品成分を含む食品が，規制の対象外である「個人輸入」で消費者の手に渡ることが少なくないという実態である。また，輸入代行業者によって輸入される例や，インターネットや通信販売で入手する例も少なくなく，「健康食品」と謳った食品には安全性が疑わしいものが少なくないという事実も浮上した。被害は全国に拡大，死者まで出た。

さらに，視聴者の健康志向が高じていることを十分認識した上で，健康に関する情報を発信するメディアが，その責任を問われるケースも起きてきた。2006年には，テレビの健康情報番組で紹介された白インゲン豆ダイエットを試した視聴者に健康被害が広がり，放送会社が警告処分となった。翌2007年には，人気の情報番組で，健康によいとされるある食品について，科学的根拠が示されたが，後日そのデータが完全なねつ造であることが判明。メディアの責任とモラルが厳しく問われ，「警告処分」になった。多くの人にとって記憶に新しいケースであろう。日本医師会の国民生活安全対策委員会で委員を務めさせて頂いた2003年度から07年度までの間も，こうした，「食」に関わる不祥事，社会問題は引きも切らず起きていたと言っても過言ではない。同委員会が2005年度から行ったモデル事業の中では，地域医療を担う医師が日常の診療の場で認めた「健康食品のもたらす健康被害」の事例を目の当たりにし，改めて「健康に資するはずの食品が健康を害する可能性」について考えさせられた。2年間でモデル事業に参加する医師からの情報提供数33件，という数字は多くはないかも知れないが，背景に，かなりの確率で健康被害は起こっているという見方も出来るだろう。健康被害には生命に関わる重篤なものもある。また，薬物治療を受けている患者が健康食品を摂取した場合，投与されている薬剤と健康食品の相互作用，相乗効果などの結果として健康障害を起こす例も少なくない。事態は単純ではない。薬物を投与している医師にとっては，患者が健康食品を摂取している可能性を常に視野に入れておく必要がある。とともに，医療現場で健康被害を検知できれば，いち早く対応出来る上，食についての啓発を医療現場から図っていくことも出来るので，医師会がこの事業に取り組む意義は大きい。

さまざまの世論調査をみても，「健康食品と呼ばれるものに関心がある」，「何らかの健康食品を利用している」，と答える人の割合は多い。モデル事業では，幾種類もの健康食品を同時に摂取し，そのために多額の出費をしている人が認められたがこれは決して限られたケースとは思えない。健康志向の際限ない高まりは私どもの発する健康情報への反響などを見ても明らかだ。その一方で，自らの健康に生じた障害には思いのほか意識が低かったり，驚くほど安易に「危険な」食品を口にしているのである。

　以下，対策を考える上で問題を3段階に分けてみたい。まずは，食と健康に関する根本的な知識の重要性は避けて通ることが出来ない。生命を維持するために「食」は欠かせないものだが，栄養といえども過剰に摂取すれば健康を害することがある。ひとたび口から入ったものは薬も食品も，体内で，個別にも複合的にもさまざまの作用を及ぼす可能性がある，といった基本的なことがらだが，日本では，生命科学（ヘルスサイエンス）と言う観点での健康教育が決定的に遅れている。教育の基本は「生きる力を育む」と繰り返していわれるが，人体を脅かす病気や健康のことをきちんと理解せずして「生きる力」がなぜ育めるのか。国は「食育」としてにわかに力を入れ始めたが，実は全体の一部に過ぎない。また，ともすれば，学校教育だけが批判されるが，家庭，社会も含めて国民の健康教育に一から取り組む必要がある。

　その上で「健康食品」について，現行の制度と実情を国民が正しく理解することが不可欠だ。「健康食品」という言葉に対して抱くイメージは人それぞれであまりに多様である。健康のために良い食品という程度の意味で，例えば海藻や無農薬野菜などを思い浮かべる人から，厚労省によるお墨付きである「特定保健用食品」（トクホ）を思い浮かべる人，錠剤カプセル型の栄養補助食品，サプリメントを思い浮かべる人まで，同床異夢のような状況にある。繰り返しになるが，健康食品と言う言葉自体が大変曖昧な位置づけである上，「健康食品」に係る制度のことがほとんど理解されていない一方で，輸入に関わる規制が緩和され，望めば手に出来るものの可能性は拡大する一方だ。根本的なヘルスサイエンスの知識を欠く者が無防備に様々のものを摂取すれば健康障害が起こることは必然である。「食」は生命生活の基本だから，という観点から最近は「食の安全」と言うことがしきりに言われるが，「安全」がそう簡単でないことはさきごろの中国餃子の一件が如実に語っている。現状では，個々人の意識を高める以外に健康被害を防ぐ方策はない。その自覚が必要だ。

　次に「健康食品」の制度であるが，国内で健康食品に効果を謳うことが認められているのは厚労省が個別に許可する「特定保健用食品」（トクホ）と，ビタミン，ミネラルなど人間の生命活動に不可欠な栄養素のみを対象にした「栄養機能食品」だけだが，これ以外に健康食品と呼ばれる膨大なものがある実情は，国民にとっては複雑で難解過ぎる。わかりやすい制度の設計が求められるとともに，制度について広く周知を図る努力も欠かせない。

　最後に，そして非常に重要なことは「情報」の問題である。広告も含め，個々の食品についての情報と表示に大きな問題がある。情報を発信しているメディアに身を置く者として，肝に銘じなければならないことも多々ある。その立場では言いづらいことではあるが，情報が量質ともに際限なく拡大している時代にあっては，情報を発信する側の意識と同様，受け手の意識と正しい情報を読み取る力，いわゆるリテラシーにも問われるところが大きい。特に，正しいヘルスサイエンスの知識に立脚した危機管理意識が，健康食品に限らず感染症，ネット社会の問題など，あらゆる局面で求められている。

いわゆる健康食品・サプリメントによる健康被害症例集

循環器・呼吸器領域

領域担当　高野照夫
（日本医科大学　名誉教授）

わが国における健康食品，サプリメントによる副作用，被害の状況，問題点
ー循環器障害領域と呼吸器障害領域を中心にー

平山悦之[1]，高野照夫[2]
1）日本医科大学　内科　2）同　名誉教授

循環器領域での副作用，被害状況，問題点

　サプリメントは日本語で栄養補助食品と訳されているがその明確な定義はなく，曖昧である。一般的には医薬品と食事の中間に立つもので，外見は医薬品と同様の剤型あるいはカプセルに包まれているが，厚労省が定める医薬品ではなく食品に分類されている。したがって誰でも自由に入手できる。サプリメントの成分にはビタミン，ミネラル，食品から動植物の抽出物に至るまで様々なものがある。一方，健康増進に何らかの効果が期待できる食品を健康食品と称し，健康食品とサプリメントは広義には同じ意味で使われるが，狭義には錠剤やカプセルになっている健康食品をサプリメントという。
その効能について科学的に証明された健康食品，サプリメントは厚労省が「特定保健用食品マーク」の表示を許可している。また厚生労働省の外郭団体である財団法人日本健康・栄養食品協会が安全性，衛生面，成分表示などの規格基準を満たしたサプリメントについては「JHFAマーク（Japan health food authorizationの略）」の表示許可を与えている。したがってこれらマークが入っていない大部分の健康食品，サプリメントは有効性と安全性が科学的に検証されていない。当然，このマークの入っていないものは健康や疾患に対する有効性を表示することはできない。しかし，健康食品，サプリメントは食品に分類されているため有効性が確認されていなくても市販することは可能である。そのためテレビやインターネットでの宣伝，口コミ情報あるいは知り合いの体験談によって多くの人が，有用性を十分検討しないまま，安易に健康食品，サプリメントを使用しているのが現状であろう。健康食品，サプリメントを購入するきっかけは

（1）若く美しくありたいという健康願望あるいはアンチエイジング目的
（2）手軽に必要な栄養素を摂取する目的
（3）使用している医薬品への不満あるいはより高い効果を求めて使用する，など様々である。

　成人の約60％が健康食品，サプリメントを利用し1ヶ月にかかるその費用は4700円とも言われており，今まさにサプリメントブームである。そしてその市場規模は年間1兆円ともいわれ，経済産業省の試算によると2010年にはさらに3.2兆円にまで膨れ上がると予想されている。2001年の医薬品出荷金額が約6兆5000億円であったことと比較しても，いかに健康食品が国民にとって身近なものになっているかがわかる。
　このような社会背景のもと日常の臨床現場においても患者やその家族から健康食品，サプリメントに関する質問が増えてきたと実感する医師も多いのではないか。そして病気に苦しむ患者やその家族の藁をもすがる思いを前にすると，効かないまでも使用することで安心するなら，それでもいいでしょうと返事することも少なくないと推測する。
　しかしここで注意しなくてはならないのは市場規模の拡大に伴い健康食品，サプリメントによる健康被害は病人だけでなく健常人においても増加していることである。（独）国立健康，栄養研究所は平成16年からサプリメントの被害関連情報を広くホームページ（http://hfnet.nih.go.jp/main.php）で公開している。この中で現在，サプリメントに関連した健康被害が210件報告されている。その内訳は多岐にわたるが血圧，不整脈，心不全など循環器領域に関するものが115件ある。また国民生活センターの発表によると健康食品による健康被害の件数は年間400件前後で推移していたものの2002年に，一気に1200件に急増した。その背景には中国などアジア諸国からインターネットを通じた個人輸入が急増したためとされている。

　これら健康食品，サプリメントによる健康被害の原因は以下のように分類できる[1]。
　1）医薬品の混入
　　　健康食品，サプリメントは医薬品ではなく，食品に分類されるため医薬品成分を含有してはならない。しかし製造業者が有効性を求めるあまり医薬品を混入させて健康被害を引き起こす。例えばダイエット食品の中に利尿薬，糖尿病治療薬，甲状腺治療薬を含む肥満抑制薬などが混入されていたケースがある。
　2）安全性に関する問題
　　　医薬品であれば開発の段階で有効性と安全性について時間と労力，費用をかけて科学的データを蓄積し，審査を経て

初めて厚労省より市販が認可される。健康食品，サプリメントは有効性と安全性に関して，試験管内のデータ，動物実験レベルのもの，あるいは個人的な体験談に基づいているものが多く，不十分である。また添加されている一部の成分に有効性と安全性に関する根拠があっても他の成分も含めた商品全体としては安全で有効かは不明なものが多い。

3）不適切な使用量

通常の食材に少量含まれているものでも，この特定の成分のみを抽出，合成して錠剤として大量に摂取すると健康被害が起こることがある。健康被害が起こらないまでも生理学的に意味もなく長期間使用することをすすめるサプリメントがある。例えばビタミンＣは美肌効果あるいは風邪の予防に有効と宣伝されている。しかしビタミンＣの摂取量と血中濃度を比較すると摂取量が増えれば血液中のビタミンＣ濃度は増加するが，ビタミンＣの摂取量が200mg/日でその血中濃度はピークとなる。これはビタミンＣの摂取量が増えると腸管からの吸収率が低下し，尿中排泄量が増加するためである[2]。したがってバランスよく食事をしている健常人が，さらにビタミンＣを含むサプリメントを毎日数グラムも服用するメリットはほとんどないといえる。

4）品質の問題

サプリメントに含まれ，有効性の根拠となる特定の成分に問題が無くても，含有する他の成分が原因で健康被害が起こることがある。これはサプリメントの原料となる物質の品質管理あるいはその製造過程で有害物質が混入するためにおきる。米国で起きたトリプトファンによる健康被害ではトリプトファンそのものの純度は99％と極めて高かったが1％含まれていた不純物により好酸球増多筋痛症候群という重大な健康被害が起きた。

5）医薬品との相互作用

健康食品，サプリメントと医薬品との相互作用について大部分は不明である。近年問題になった事例としてハーブの一つであるセイヨウオドギリソウ（セントジョーンズワート）がある。これには抗うつ作用があり滋養強壮効果に有効なサプリメントとして販売されている。しかしセイヨウオトギリソウには肝臓の薬物代謝酵素チトクローム P450，特にそのサブタイプである CYP3A4 および CYP1A2 を誘導する作用があり，様々な薬剤の効果を減弱する。循環器領域ではジゴキシン，ワーファリン，ジソピラミド，アミオダロンなどの薬剤の効果を減弱し病状悪化につながる。

6）アレルギー反応

サプリメントが原因でアレルギー反応が起きるケースもある。サプリメントは医薬品より安全でアレルギー反応や副作用は起こらないと安易に考えている大衆心理が背景にあると思われる。

以上のように様々な原因で健康食品，サプリメントによる健康被害が起きている。そこで今後，健康食品，サプリメントがその本来の目的である栄養補助食品として，真に国民の健康増進に寄与するために，またこれを扱うマーケットが健全に発展するために必要なこととして以下の点を強調したい。

1．消費者への啓発

健康に過ごすために必要な栄養素は毎日のバランスの良い食事の中に含まれている。したがって健康にすごすためには健康食品やサプリメントに頼るのではなく，まずバランスの良い規則正しい食生活を見直すことである。そしてサプリメントはあくまで日常の食事の補助的手段に過ぎず，当然，医薬品の代替品にもなりえないことを多くの人に理解させなくてはならない。そのうえでなお健康食品，サプリメントを使用するならば，何を目的として使用するのか，そして本当に必要なものかどうか，さらに有用性に関して十分検討するよう指導すべきである。

またサプリメントといえども健康被害が起こりうることを知らしめなくてはならない。粗悪な健康食品，サプリメントも多いので安易にインターネットを通じて個人輸入などしないよう注意も促したい。もし使用するならばその健康食品，サプリメントについて確かな発信源から確かな情報を入手し，使用すべきか検討すべきである。すでに独立行政法人国立健康，栄養研究所のホームページ（http://hfnet.nih.go.jp/main.php）の中の「健康食品安全情報ネット」には健康食品の安全性と有効性に関する表示がなされており，的確な情報を簡単に入手することができるので積極的な活用を勧めたい。

また健康食品，サプリメントを使用するならば，できる限り特定保健用食品マークあるいは JHFA マークのついたものを使用すべきであり，その際もかかりつけ医あるいは専門知識を有するスタッフに相談するべきである。

2．科学的検証

健康食品，サプリメントについてその医学的有効性を明らかにするため多施設共同で大規模な前向き試験を行うべきである。海外ではすでに行われているが，日本でも積極的に行うべきである。またたとえ海外で安全，有用とされたものでもそれを安易に輸入するのではなく，日本人に適した使用量，使用方法を検討すべきである。また多くの健康食品，サプリメントは医薬品との相互作用が不明なため，これも明らかにしなくてはならない。小児，妊婦，高齢者，腎機能障害者などに対する安全性，特に長期間の摂取に伴う安全性，有効性については十分検討しなくてはならない。

3．健康被害情報の迅速な把握，分析，公開の必要性

　臨床現場で活躍している医師，看護師，薬剤師がこれまで以上に健康食品，サプリメントの健康被害に関心を持ち，患者あるいはその家族からの健康被害に関する情報が得やすい環境を整える必要がある。そして健康被害が確認されたらスピーディーに広く国民に伝わるような体制を整える必要がある。

4．専門家の養成

　日本臨床栄養協会，日本健康栄養食品学会などが中心になってサプリメントに関する専門知識を有するサプリメントアドバイザーの養成と認定機関が誕生している。このような専門家をさらに多く養成し，多くの専門機関を作らなくてはならない。そして健康食品，サプリメントについて国民が気軽に相談できる窓口を多く作る必要がある。また専門家でなくても医療従事者は健康食品やサプリメントに関する知識を蓄え，より的確な情報を患者や家族に提供できるようにしなくてはならない。

5．違法表示への罰則強化

　科学的裏づけがないのに有効性，安全性に関する広告，宣伝を行っている健康食品，サプリメントを販売，製造する業者に関して罰則を強化する必要がある。またこれは日本だけでなく海外諸国とも連携して行う必要がある。

呼吸器領域での副作用，被害状況，問題点

　健康食品，サプリメントは医薬品と違い安全で美容や健康増進，ダイエットに有効と信じられ，実に多くの人が手軽に利用している。しかし健康食品，サプリメントにも医薬品と同様，さまざまな副作用，健康被害が起こりうる。健康食品が原因でおきた呼吸器疾患として記憶に新しいのはアマメシバによる閉塞性細気管支炎である。その他にもキトサンによる急性好酸球性肺炎，コエンザイムQ10による好酸球性肺炎，アガリクスによる間質性肺炎などが報告されているが，ここでは特にアマメシバによる閉塞性細気管支炎を取り上げたい。そしてこの病気が日本で初めて報告されてから，厚生労働省によるアマメシバの販売停止措置に至るまでの経過を述べ，問題点を明らかにしたい。

アマメシバ関連閉塞性細気管支炎

　アマメシバは東南アジア原産のトウダイグサ科の低木植物でマレーシアでは加熱調理され食用にされている。このアマメシバにはカロチン，ビタミンB_1，ビタミンB_2，ビタミンC，カルシウム，鉄などが豊富に含まれ栄養価も高いことからダイエットに有効な健康食品として注目されるようになった。そしてアマメシバは1994年に台湾へ，1996年には日本にも持ち込まれ，これを粉末，錠剤に加工しサプリメントとして広く市販されるようになった。ところが1996年，台湾で初めてアマメシバによる閉塞性細気管支炎が発生し，その後2001年までの5年間に台湾で実に200人以上もの若い女性がこの重篤な呼吸器疾患を発症した。日本においては2003年，鹿児島大学から初めてアマメシバ関連閉塞性細気管支炎の症例が緊急報告された[3]。

　閉塞性細気管支炎は極めて稀な疾患で，移植術後の合併症として起こることが知られている。病変の主座は終末細気管支と呼吸細気管支にあり，その内腔は肉芽組織や線維組織で充満し，内腔は著しく狭窄あるいは閉塞する。そのため気管支拡張剤で反応しない閉塞性障害を来す。慢性気管支炎や気管支喘息のように中枢側の太い気管支の病変には乏しく，また肺気腫のような肺胞領域の変化も軽微である。細気管支が閉塞するため咳嗽，喘鳴，呼吸困難を引き起こし，きわめて難治性である。胸部単純X線写真では異常がなく，胸部CTでも吸気には正常で，呼気で撮影すると地図状の透過性低下（mosaic perfusion）がみられ，肺換気シンチグラムで集積の不均一性が認められることから診断可能とされる。

　アマメシバはマレーシアでは古くから食用にされているが，その摂食量は当然少ない。しかしダイエット食品として粉末や錠剤あるいはジュースとしてこれを大量に連日摂取すると摂食後3〜5か月で発病する。アマメシバの摂食量が多いほど閉塞性細気管支炎の発症頻度が高いことから，摂取量は発病要因の一つと考えられる。また発症は日本と台湾に限られ，全例女性であることから何らかの人種差，免疫機序も発病に関わっていると考えられるが，発症機序はいまだ不明である。

　治療は気管支拡張剤，ステロイド，免疫抑制剤などが中心であるが有効な治療法はない。東元らがアマメシバ関連閉塞性細気管支炎に関する全国調査を行った結果8例の発症が確認され，さらにその2年経過で呼吸不全により1例死亡，1例が生体肺移植術を受けたほか，2例は在宅酸素療法を受けるなど，多くが日常生活に重大な障害をきたしている[4]。また肺移植を行っても，一時的に症状は改善するものの長期的には再び閉塞性細気管支炎を発症し，再移植を検討しなくてはならない症例もあるという。

　このアマメシバによる健康被害という事例から得られる教訓は以下の通りである。
1）健康食品，サプリメントも重篤な健康被害を起こし得る。
　2006年日本呼吸器学会が作成した「薬剤性肺障害の評価，治療についてのガイドライン」に記載されているように，

肺障害を来すものは医薬品に限らず民間療法として用いられる食品も原因となりうる。したがって医師として重要なことは現病歴を聴取する際は健康食品，サプリメントの使用も含め詳細に聞き取ることが大切である。実際にアマメシバ関連閉塞性細気管支炎を日本で初めて報告した鹿児島大学の主治医らも当初，診断に難渋したという。しかし患者が入院後も服用し続ける健康食品アマメシバが気にかかり文献検索を行ったところ，1996年Lancet誌[5]にアマメシバによる健康被害が台湾から報告されていることを知り診断確定に至ったという。このように安全な食品という感覚で摂取している健康食品，サプリメントも実際には重篤な呼吸器障害を引き起こしうることを常に念頭に置いて，診療を行うことが大切である。

2）迅速な対応が健康被害の拡大を食い止める。

台湾で発生したアマメシバによる健康被害と同様の被害が日本でも拡大することを懸念した鹿児島大学のグループは2003年8月，厚生労働省へ事例報告し，さらに同年9月6日の日本醫事新報にその症例を緊急報告した。この報告を受けて厚生労働省はアマメシバと閉塞性細気管支炎との関連が当時まだ十分確定していなかったものの，同年9月，改正食品衛生法第4条の2に基づき，アマメシバを含む健康食品，サプリメントの全面的な販売禁止惜置に踏み切った。この改正食品衛生法とは「濃縮などで通常の摂取方法と異なる方法で飲食されるもの」について健康被害が出たと考えられる場合，それを「販売禁止することができる」という法律で，アマメシバがその適応第一号となった。原因としていまだ特定できていない段階での厚生労働省の決定は異例の速さであり，当然，アマメシバを取り扱う様々な業者から強い反発がまき起こった。しかし，結果的には厚生労働省が臨床現場からの報告を重視し，販売停止という迅速な判断を下したことが，台湾でおきた惨禍を日本においては最小限に食い止めることにつながったわけである。

このように健康被害についての情報は医療サイドから行政へ速やかに伝達すると共に，行政もまたその情報をマスコミを通じて広く国民に公開し，必要であれば販売禁止措置など迅速に対応することが重要である。健康食品，サプリメントが国民にとってますます身近なものになっており，その健康被害を食い止めるためには，医療従事者と行政との密接な連絡と情報公開，的確な判断がこれまで以上に求められている。

参考文献
1）池上幸江：市販サプリメントの功罪について．診断と治療 93（10）159-162，2005．
2）Levine M, Wang Y, Padayatty SJ, et al: A new recommended dietary allowance of vitamin C for healthy young women. *Proc Natl Acad Sci USA* 98:9842-9846,2001.
3）大中原研一，堂地ゆかり，町田健太朗，東元一晃，川畑政治，有村公良，納　光弘：「アマメシバ」摂取によると思われる閉塞性細気管支炎の本邦での発生，台湾での惨事を繰り返さないための緊急報告．日本醫事新報 4141:27-30,2003.
4）東元一晃，大中原研一，松山　航，有村公良，納　光弘：健康食品（アマメシバ）による閉塞性細気管支炎，成人病と生活習慣病 37（3）:341-347.
5）Lai RS, Chiang AA, Wu MT, et al: Outbreak of bronchiolitis obliterans associated with consumption of Sauropus androgynus in Taiwan. *Lancet* 348:83-85, 1996.

安全性と健康障害（副作用，有害反応）

アマメシバ Sauropus androgynus または Sauropus albicans は，ナチュラルメディシンには掲載されていない。（独）国立健康・栄養研究所の「健康食品の安全性・有効性情報」サイトには，中国から留学していた研究員が，台湾行政院衛生署の報告を翻訳したものが掲載されている。マレーシアやインドネシアでは，野菜として炒めたり，スープに入れて食べられている（116〜200g/週）。アマメシバの葉1kgには，たんぱく質70g，脂肪10.4g，カルシウム7.4g，鉄0.21g，β-カロチン0.01g，ビタミンC1.0gが含まれているとする文献がある。また，パパベリンを含有しているという報告があるが，日本で問題となった製品にはパパベリンは検出されなかった。

台湾には，1982年頃，「守宮木」という名の野菜として輸入され，その後，「減肥菜」という名称で爆発的に栽培，摂取された。1994〜1995年に，アマメシバの摂取との関連性が疑われる肺機能障害の症例が278人（うち死亡者9人，肺移植を受けた者8人）報告された。

台湾における最初の中毒症状（55歳・女性）は，1994年8月に報告された。40数日間アマメシバを摂取し，不眠，食欲不振と呼吸困難を訴えて受診したが，アマメシバとの因果関係は確認されなかった。1995年6〜8月に，アマメシバによる健康障害の疑われる症例が多数報告されたので，台湾衛生署は，44例について患者調査を実施した。44例のうち3例は，気管支喘息の既往歴があったため，残り41例を調査した。アマメシバの平均摂取量は131g/日，平均摂取日数は35日，平均累積摂取量は4,100gであった。肺機能検査を受けた12名は，全員閉塞性肺疾患の所見を示し，一部の患者は，Perfusion and Ventilation Scanで両側肺の下部と左中肺部に閉塞性肺疾患を示し，高解像度胸部CTで，気管壁の肥厚と拡張の変化を示した。肺組織病理切片検査で，器質化肺炎を伴う閉塞性細気管支炎と診断された。その他，既往歴，特殊酵素の活性，風邪ウイルス抗体とアマメシバの交叉反応，そして，アマメシバの食べる部位，摂取量，アマメシバ内のウイルス，残留農薬等を調査し，アマメシバと閉塞性細気管支炎との間に因果関係があると推測された。

（田中平三）

健康食品による warfarin の作用減弱

中川圭子, 平井忠和, 井上 博

富山大学医学部 第二内科

キーワード	1) 症状：下肢の冷感, 疼痛, チアノーゼ 2) 健康食品：クマザサ, 海草 3) その他：warfarin, 心房細動, 動脈塞栓症
危険度 レベル	判断基準Ⅰ：真正性　5（医学的に検証済み） 　　　　　　緊急性（重篤度）　4（重大な症状） 　　　　　　重要性（情報数）　1（1～3） 判断基準Ⅱ：レベル4（注意喚起）
コメント	心房細動を合併した僧帽弁狭窄症やハイリスクの心房細動例では左房に血栓を形成しやすく，血栓予防にwarfarin が用いられる。warfarin の効果は薬剤だけでなく色々な食品でも修飾され，warfarin を指示通り服用していても，ビタミンKを多く含む健康食品の摂取で warfarin の作用が弱まり，脳塞栓症や末梢動脈塞栓症をきたしうる。

症例報告

症　例	55歳, 女性
主　訴	右下肢の冷感, 疼痛
既往歴	混合性結合組織病
現病歴	1983年に僧帽弁狭窄症と診断され，平成5年に経皮経静脈的僧帽弁交連裂開術を施行された。1998年9月から心房細動となり，warfarin 4mg と digoxin 0.125mg の投与を開始された。トロンボテスト値は，1998年11月までは25％前後で安定していた。同年11月下旬から感冒に罹患し感冒薬を服用し，また食事摂取も不十分となった。12月26日に突然右下肢の冷感，疼痛を訴えて受診した。
身体所見	身長155cm, 体重53kg, 脈拍60/分　不整, 血圧 120/80mmHg（上肢では左右差なし），頸静脈怒張（－），肺野ラ音（－），心音：Ⅰ音亢進，Ⅱ音呼吸性分裂，僧帽弁開放音（＋），心尖部に拡張期ランブル（Ⅱ／Ⅵ）および全収縮期雑音（Ⅱ／Ⅵ），腹部血管雑音（－），右下腿にチアノーゼあり，右膝窩動脈および足背動脈は触知不能。
検査所見	血算：白血球 2860/μl, 赤血球 388万/μl, ヘモグロビン 12.1g/dL, ヘマトクリット 38.0％, 血小板 24.2万/μl 　生化学：TP 6.9g/dl, Alb 3.7g/dl, LDH 189IU/l, GOT 25IU/l, GPT 16IU/l, AlP 257IU/L, CRP 0.1mg/dl, T-bil 0.4mg/dl, Na 141mEq/l, K 4.0mEq/l, Cl 104mEq/l, BUN 14mg/dl, Cr 0.7 mg/dl, CPK 237IU/l, トロンボテスト 98％ 　検尿・検便：潜血（－） 　胸部レントゲン写真：心胸郭比は52.8％, 左第3, 第4弓の突出を認めるが, 肺野のうっ血はみられない。
診　断	右大腿動脈塞栓症。食事摂取が不十分で感冒薬を服用するという，warfarin の抗凝固作用が増強しうる状況下にもかかわらず，トロンボテスト値が上昇し末梢動脈塞栓症を発症した。詳細な問診によって，warfarin の服用は規則正しく続けていたが，発症の15日前から食欲増進の目的でビタミンKを含む2種類の健康食品を摂取していたことが判明し，このために warfarin の抗凝固作用が弱まったと考えられた。
対応と治療	フォガティカテーテルでの緊急血栓除去術を行い，健康食品は中止した。warfarin 3mg に加え鎮痛解熱薬 bucolome 300mg の併用効果を利用してトロンボテストの調節を行い，10～25％と再び良好なコントロールを得た。

図　臨床経過

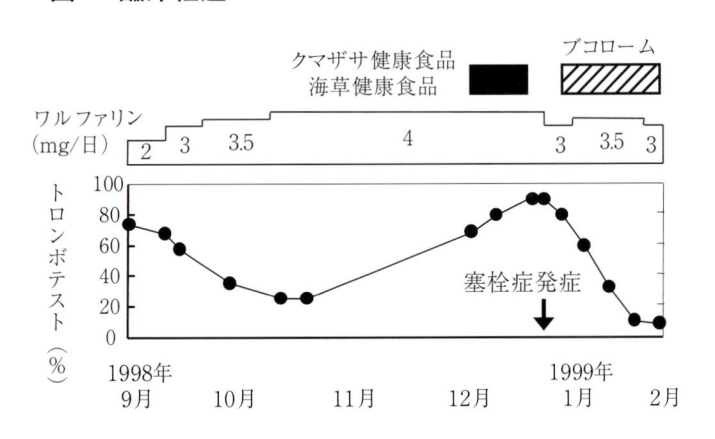

表　健康食品中のビタミンK四分画

	クマザサ健康食品	海草健康食品	別のクマザサ健康食品（対照）
PK	15.6	4.37	<0.002
MK-4	<0.010	0.014	<0.002
MK-7	0.114	0.029	<0.002
MK-8	<0.010	0.017	<0.002

単位：$\mu g/g$
PK：フィロキノン（ビタミンK1群）
MK：メナキノン（ビタミンK2群）

解説

本症例での考察

　心房細動を合併した僧帽弁狭窄症やハイリスクの心房細動例では，左房，左心耳に血栓を形成しやすく塞栓症の頻度が増すため，warfarinが投与される．塞栓症の危険が高い患者群では厳密な抗凝固のコントロールが必要となる．医師や薬剤師から，ビタミンKを多く含む食品（納豆，クロレラなど）や鎮痛解熱薬などの薬剤についての注意がなされている．しかし，納豆やクロレラの摂取がいけない理由がビタミンKの存在にあるという説明は必ずしも十分でない可能性がある．

　本例では，食事摂取が不十分で感冒薬を服用するという，warfarinによる抗凝固作用が増強しうる状況にもかかわらず，トロンボテスト値が98％まで上昇し末梢動脈の塞栓症をきたした（図）．warfarinはきちんと服用していたが，発症15日前から感冒に伴う食欲低下に対して食欲増進の目的でクマザサ抽出成分を含む健康食品および海草を含有する健康食品を毎日摂取していた．これらはいずれもビタミンKを多く含んでおりwarfarinの血栓予防効果を妨げたと考えられた．パンフレットには健康のためにビタミンKを含む種々の成分が含有されていると記載されていた．ビタミンKがwarfarinの効果を妨げるとの説明を本例が受け，これを守っていたら今回の塞栓症は防ぐことができたかもしれない．

　当該健康食品中のビタミンK含有量を自然界の代表的な分画（フィロキノンとメナキノン）について測定したところ，クマザサ成分を含む健康食品には多量のビタミンKが，海草を含む健康食品にもその1/4量のビタミンKが含まれていた（表）．クロレラは36$\mu g/g$，納豆は9.25$\mu g/g$のビタミンKを含むが，本例は納豆を毎日9g程度食べた時と同量のビタミンKを二つの健康食品から摂取したことになる．対照として測定したクマザサの抽出成分を含む別の健康食品にはビタミンKはほとんど含まれなかった（表）．なお，クマザサ自身のビタミンK含有量は少なく，本健康食品にはビタミンKが人工的に追加されていたものと考えられる．以前の報告では，warfarin服用例のトロンボテスト値は，30gの納豆の摂取では影響が出ず，100gを摂取すると上昇するとある．本例では1日当たりの量は少ないが2週間以上摂取を続けており，warfarinの効果を減じたものと考えられた．warfarin使用例には，納豆やビタミンKを多く含む野菜についての注意以外に，健康食品等にビタミンKが含まれていることがあり注意すべきとの説明が必要である．

参考文献
1）松井健一,五艘有紀子,中川圭子,平井忠和,亀山智樹,能澤孝,麻野井英次,井上博：健康食品摂取後にwarfarinの作用が弱まり大腿動脈塞栓症を発症した僧帽弁狭窄症の一例,心臓 2001; **33**: 525-8.

安全性と健康障害（副作用，有害反応）

　ビタミンK_1（phytonadione）あるいはビタミンK_2（menaquinone）が，経口的に適切に利用されている場合は，「おそらく安全であると思われる（likely safe）」．臨床試験で1〜3年間投与したが，健康障害は認められなかったという報告は多い．低プロトロンビン血症に対しては，ビタミンK_1 2.2〜25mg，ワルファリン（warfarin）による抗凝固作用が過剰に起こった場合には，ビタミンK_1 1〜5mg，骨粗鬆症に対しては，ビタミンK_1 1mgまたは10mg/日，あるいはビタミンK_2 45mg/日が投与されている．なお，外国では，ビタミンKのうちでビタミンK_1のみが利用されているが，日本では，ビタミンK_2の一種であるMK-4が，骨粗鬆症の骨減少（osteopenia）の治療に用いられている．

　問題点は，この症例報告に示されているように，健康食品・サプリメント，医薬品との相互作用である．ビタミンKは，ワルファリンの抗凝固作用と拮抗するので，ワルファリンを服薬している患者は，ビタミンKを摂取してはならない．

　ビタミンKは，尿中17-ヒドロキシコルチコステロイドを誤って増加させるし，尿蛋白，尿中ポルフィリン，尿中ウロビリノーゲン，血清オステオカルシン，新生児の血清ビリルビンを増加させることがある．尿中カルシウム排泄量，赤血球数，ヘマトクリット（ビタミンK_3, K_4），ヘモグロビン（ビタミンK_3, K_4），尿中ヒドロキシプロリン，白血球数（ビタミンK_3, K_4），血小板（ビタミンK_3, K_4），プロトロンビン時間を減少させることがある．

　ビタミンKを含有している健康食品・サプリメントであって，特に，抗凝固薬を服薬している患者の血液凝固リスクを増加させ得る健康食品・サプリメント（原材料）は，アルファルファ（alfalfa：ムラサキウマゴヤシ），キャベツ，パセリ（parsley），イラクサ（nettle），オオバコ（plantain：ブロンドサイリウム）等である．

（田中平三）

イチョウ葉エキスの長期服用によりうっ血性心不全が増悪したと考えられる高齢者の1例

井上利彦[1]，大山知代[1]，徳田道昭[1]，寒川穣治[2]
1) さぬき市民病院　内科　2) 寒川クリニック（さぬき市）

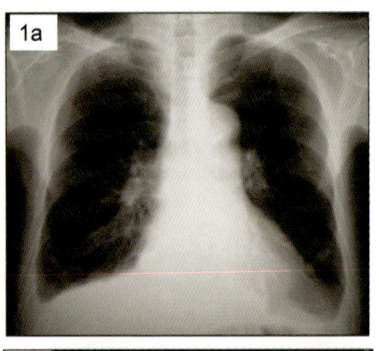

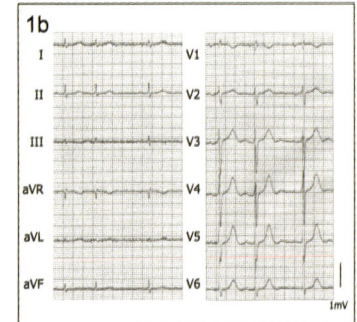

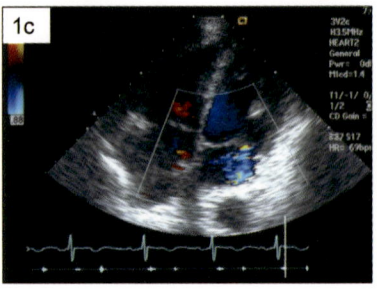

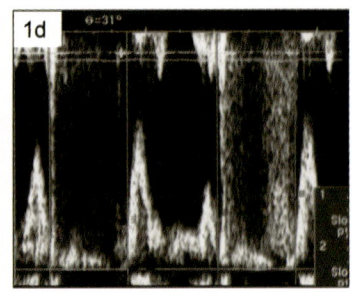

キーワード	1) 症状：全身浮腫, 倦怠感, 食欲不振 2) 健康食品：イチョウ葉エキス 3) その他：僧帽弁逆流, 拡張不全, EGb 761
危険度レベル	判断基準Ⅰ：真正性　4（医学的に推定） 　　　　　　緊急性(重篤度)　3（全身的症状） 　　　　　　重要性(情報数)　1（1～3） 判断基準Ⅱ：レベル3（注意喚起）
コメント	イチョウ葉エキスは陰性変時作用を有することから, 高齢者が長期間使用するときは, 心不全の発症と増悪に留意する必要がある。

症例報告

症　例	81歳, 男性。
主　訴	全身浮腫, 倦怠感, 食欲不振。
既往歴	輸血歴を含めて特記事項なし。
家族歴	特記事項なし。
生活歴	飲酒なし, 煙草（56歳まで）。
現病歴	2006年8月初旬から特に誘因なく, 全身浮腫, 倦怠感, 食欲不振が出現した。近医で両側胸水を指摘され, 8月11日当科に紹介入院となった。健康目的で2種類のサプリメント(2年前からイチョウ葉エキス, 2か月前からヒアルロン酸コラーゲン)を服用していた。
現　症	身長160cm, 体重56.5kg（普段より4kg増加）, BMI 22.1。血圧134/77mmHg, 脈70/min, 整。体温36.7℃。結膜に貧血, 黄疸なし。呼吸音は異常なし。心音は心尖部にLevine3/6の汎収縮期雑音を聴取。左上腕と両下腿に特に強い浮腫を認める。
検査所見	入院時検査所見（表1）：検血では, 白血球数5,800/μL（好酸球0.4％）と正常であった。生化学では, 軽度肝障害と低カリウム血症を認めた。血清学的検査では, 非特異的IgEは86IU/mlと正常であった。甲状腺機能は正常であった。BNPは472pg/mlと高値であった。腫瘍マーカーおよび画像診断にて悪性所見は認めなかった。DLSTはイチョウ葉エキスは擬陽性, ヒアルロン酸コラーゲンは陰性であった。
診　断	入院時各種画像診断（図1）：胸部X線ではCTR58％と心拡大があり, 両側に胸水を認めた。心電図は, 肢誘導の低電位, 不完全右脚ブロック, 上室性期外収縮を認めた。心エコー検査では, 左房径33mm, LVDd/Dsは45/26mmであった。左室駆出率は73％と正常であったが, 拡張能はE/A1.76, DT138ms, IRT46msと拘束型拡張不全に近い波形を示した。また中等度の僧帽弁逆流症と軽度の大動脈弁逆流症を認めた。心嚢液貯留はなかった。心臓マルチスライスCTでは, 有意な冠動脈狭窄を認めなかった。
対応と治療	本例の全身浮腫の原因として, 悪性腫瘍, 腎不全, 肝障害, 低蛋白血症, 甲状腺機能低下症などは否定され, うっ血性心不全（拡張不全）と僧帽弁逆流症が考えられた。治療としては, 2種類のサプリメントを中止にして無投薬・安静臥床のみで経過を観察したところ, 全身浮腫は消失して（体重は4kg減少）, 図2のように約1か月の短期間に心拡大と胸水は消失した。

図1：入院時各種画像。
図1a：胸部エックス線（CTR=58%, 両側に胸水あり）。
図1b：心電図, 図1c：心エコー（MR）。
図1d：パルスドップラによる僧帽弁左室流入波形。

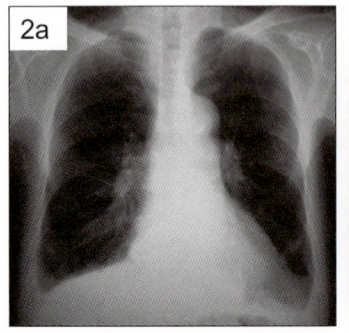

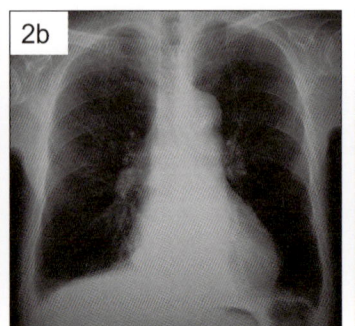

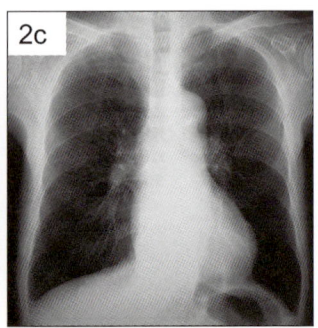

図2　胸部X線の経過（2a：8月11日, 2b：8月18日, 2c：9月13日）

解 説

本症例での考察

イチョウ葉エキス(Ginkgo biloba extract：GBE)は1950年代にドイツでエキス抽出されたことに始まり，1968年からドイツ，フランスを始めヨーロッパを中心に医薬品(脳循環代謝改善薬)として，本邦ではサプリメントとして広く使用されている。GBEの規格品(EGb 761)は，「フラボノイド類を24%以上，テルペノイド6%以上を含有し，ギンコール酸の含有量が5ppm以下」という基準があり，主成分のフラボノイド類とテルペノイドは，血小板活性化因子PAF阻害，抗酸化，血管拡張などの作用を有するため，認知症，耳鳴り・めまいなどの脳血管神経障害，末梢循環障害による間欠性跛行，冷え症などに有効であるとされている。

数多く市販されているサプリメントの中でも，GBE(EGb 761)についてはかなり学術論文があり，その有効性と安全性が明らかになっている。しかし，副作用の報告(軽度の胃腸障害，脳内出血，頭痛・めまい，アレルギー性皮膚炎など)がまれにあるものの，長期投与時の安全性に関する報告はほとんどないのが現状である。Tadaらは，高齢自然発症高血圧ラット(SHR)に0.5% GBEを長期投与したところ，GBE群はコントロール群に比し，心拍数が有意に低下し，末梢動脈血流速度も有意に低下したことより，GBEが陰性変時作用(negative chronotropic response)を有すると報告した。この陰性変時作用の機序に関しては，SatohはGBEがラット洞結節細胞のペースメーカ活性を抑制するためであると報告している。本例は，81歳と高齢で基礎疾患として僧帽弁逆流症およびうっ血性心不全(拡張不全)を有していた。2年間継続してGBEを服用していたところ，心不全の増悪を認めたが，GBE中止のみで心不全は軽快した。その病態として，GBEの長期使用により洞結節が過度に抑制されたため，心不全が増悪したのではないかと推察される。

今後，高齢者がイチョウ葉エキスを利用するときには，心不全などのまれな副作用の発現にも留意する必要があると思われる。

表1 入院時検査所見

検尿：	蛋白	(±)		血清学：	CRP	0.35	mg/dℓ
	糖	(−)			sAMY	201	IU/ℓ
	ウロビリノーゲン	(+)			非特異的IgE	86	IU/mℓ
検血：	Hb	12.5	g/dℓ				
	RBC	343×10⁴	/μℓ	内分泌学的検査	空腹時血糖値	96	mg/dℓ
	MCV	99.5	fℓ		TSH	0.95	μIU/mℓ
	WBC	5800	/μℓ		FT3	1.42	pg/mℓ
	Plt	14.3×10⁴	/μℓ		FT4	1.24	ng/dℓ
生化学：	TB	0.9	mg/dℓ		ACTH	69.2	pg/mℓ
	AST	42	IU/ℓ		cortisol	11.4	μg/dℓ
	ALT	29	IU/ℓ		BNP	472	pg/mℓ
	LDH	238	IU/ℓ				
	ALP	201	IU/ℓ	腫瘍マーカー：	CEA	2.8	ng/mℓ
	γGTP	38	IU/ℓ		CA19-9	5.2	IU/ℓ
	TP	7.1	g/dℓ				
	Alb	3.8	g/dℓ	画像診断：	頭部MR：異常所見なし		
	CK	125	IU/ℓ		頭部MRA：狭窄なし		
	BUN	19.1	mg/dℓ		胸部CT：悪性所見なし		
	Cr	0.65	mg/dℓ		腹部CT：悪性所見なし		
	Na	139	mEq/ℓ		注腸透視：憩室のみ		
	K	3.3	mEq/ℓ		胃内視鏡検査：異常所見なし		
	Cl	105	mEq/ℓ	泌尿器科：	前立腺癌なし		
	Ca	8.3	mg/dℓ				
	P	3.4	mg/dℓ	DLST：	イチョウ葉エキス	151	cpm
	Mg	2.5	mg/dℓ		ヒアルロン酸コラーゲン	99	cpm

参考文献

1) Tada Y et al.: Long-term feeding of ginkgo biloba extract impairs peripheral circulation and hepatic function in aged spontaneously hypertensive rats. *Biol Pharm Bull* **31**(1): 68-72, 2008.
2) Satoh H : Suppression of pacemaker activity by Ginkgo biloba extract and its main constituent, bilobalide in rat sino-atrial nodal cells. *Life Sci* **78**(1): 67-73, 2005.
3) Mahadevan S and Park Y : Multifaceted therapeutic benefits of Ginkgo biloba L.: chemistry, efficacy, safety, and uses. *J Food Sci* **73**(1):R14-9, 2008.
4) Luo Y: Alzheimer's disease, the nematode Caenorhabditis elegans, and ginkgo biloba leaf extract. *Life Sci* **78**(18): 2066-72, 2006.

安全性と健康障害(副作用，有害反応)

イチョウ葉エキスは，フラボノイドグリコシド(ケルセチン，ケンフェロールなど)24〜25%，テルペノイド(ギンコライドA, B, C, M, Jなど)6%を含み，ギンコール酸5ppm以下のものを規格基準品としている。「有効性が示唆されている(possibly effective)」とされているものは，軽度ないし中等度の記憶障害のある高齢者の認知機能改善，健康成人の認知機能改善，アルツハイマーあるいは脳血管性痴呆症状の若干の改善，糖尿病性網膜症，緑内障，間欠性跛行，月経前症候群，レイノー症候群，回転性めまい(vertigo)である。

イチョウ葉エキス(規格基準品)を数週間から1年間，無作為化比較試験(randomized controlled trial=RCT)で摂取したところ，健康障害は認められなかったことから，「安全であることが示唆されている(possibly safe)」とされている。しかし，日本人が旬によく食べているぎんなん(炒ったもの, roasted seeds)を10個/日以上摂取すると，呼吸困難，脈拍減弱，発作(seizure)，意識障害，ショックを起こしたという報告や，新鮮なぎんなんを摂取し，同様の症状が認められたという報告があることから，「安全でないことが示唆されている(possibly unsafe)」と評価されている。

イチョウ葉エキスは，通常の摂取量(120〜240 mg/日)であっても，胃腸蠕動異常亢進，頭痛，めまい(dizziness)，動悸，便秘，皮膚のアレルギー反応を起こしうる。摂取量が多いと，不穏状態，下痢，吐き気，嘔吐，筋緊張の欠如(lack of muscle tone)，衰弱を起こしうる。

"出血"に関する健康障害については，数多くの症例報告がある。ただし，医薬品服薬，高齢，肝硬変，最近の外科手術等の出血に関連した危険因子を保有している人が大部分で，イチョウ葉エキス使用が数週間から数ヵ月にわたっている。脳出血，虹彩から眼球前部への出血，眼球後出血(白内障手術中等)，腹腔鏡補助下手術後の出血，しわ切除・眼瞼形成術・股関節形成術(高齢者)・肝移植・外来手術(高齢者)の術中・術後の出血，鼻出血と皮下の斑状出血等である。

皮膚のアレルギー性反応については，全身性発疹性膿疱症，Stevens-Johnson症候群の症例報告がある。

医薬品との相互作用も多く認められている。alprazolam，抗凝固薬(ワルファリンなど)・血小板凝集抑制薬，抗痙攣薬，抗糖尿病薬，buspirone，CYP1A2，CYP2C19，CYP2C9，CYP2D6，CYP3A4，fluoxetine，hydrochlorothiazide，ibuprofen，omeprazole，発作閾値低下薬，trazodoneである。

(田中平三)

アマメシバによる閉塞性細気管支炎

大中原研一，東元一晃，有村公良
鹿児島大学病院　呼吸器内科

キーワード	症状：労作時呼吸困難 健康食品：アマメシバ その他：閉塞性肺機能障害，部分生体肺移植
危険度 レベル	判断基準Ⅰ：真正性　4（医学的に推定） 　　　　　　緊急性（重篤度）　4（重大な症状） 　　　　　　重要性（情報数）　2（4～5） 判断基準Ⅱ：レベル4（注意喚起）
コメント	閉塞性細気管支炎（Bronchioloitis obliterans;BO）は細気管支にほぼ限局した狭窄及び閉塞が特徴であり，近年増加傾向である。サプリメントとして販売されたアマメシバによる閉塞性細気管支炎の本邦初発例を報告する。薬剤性肺障害は原因が多岐にわたり，診断に苦慮することが多い。問診及び病歴の詳細な聴取が重要と考えられる。

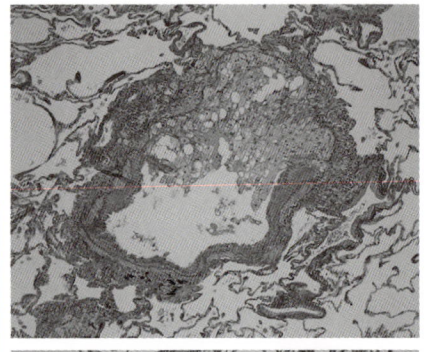

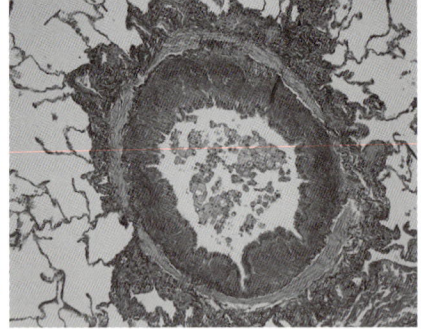

図1　当科症例の摘出肺組織
（上：増殖性BO，下：収縮性BO）

症例報告

症　例	40歳代，女性
主　訴	労作時呼吸困難
既往歴	アレルギー性鼻炎
喫煙歴	喫煙歴なし，機会飲酒，職業は理容師，健康食品「アマメシバ」を2002年12月から2003年4月まで服用（乾燥粉末にて計約1000g）
現病歴及び 現症	2003年2月頃より階段昇降時に呼吸困難が出現した。湿性咳嗽も見られ市販薬を内服するも呼吸困難は改善しなかった。近医を受診し労作後の低酸素血症を指摘された。呼吸困難は増悪し，Hugh-Jones Ⅳ度に至った。起坐呼吸も呈したため精査加療目的にて2003年4月に当科紹介入院。起座呼吸が見られ，心音・呼吸音に異常なく，ばち指・チアノーゼは認めなかった。
検査所見	一般生化学及び膠原病関連検査は異常なし。呼吸機能検査：VC1.62L,VC60.2%,FEV1.00.57L,FEV1.0-G36.30%（混合性肺機能障害），気管支拡張剤への反応はなかった。動脈血液ガス分析（Room air）：pH7.40,PO260.1mmHg,PCO2 40.4mmHg, HCO3-24.5mmol/L。胸部X線単純写真では肺野の透過性亢進あり。胸部単純CTでは両側肺下葉に小葉中心性の小粒状影を認めるのみであったが，呼気時CTにて低吸収域が地図状，モザイク状に認められた。肺血流シンチでは血流は比較的保たれていたが，肺換気シンチにて点状の集積亢進を認めた。
診　断	肺機能が不良で肺生検は不可能と判断した。気管支拡張剤に反応しない閉塞性肺機能障害を来し，慢性呼吸器疾患の既往がなく比較的急性に経過し，気道閉塞を示唆する画像所見（呼気時胸部CT及び肺換気シンチ）等から閉塞性細気管支炎と臨床診断した。
対応と治療	ステロイドおよび気管支拡張剤等で加療するも閉塞性肺機能障害の改善が見られなかった。2004年3月に部分生体肺移植を受け，摘出肺の組織学的検索にて閉塞性細気管支炎と診断確定した（図1）。その後吸入ステロイドおよび気管支拡張剤投与で閉塞性肺機能障害及び呼吸不全も見られず安定中である（報告時の1秒量1.87L）（図2）。

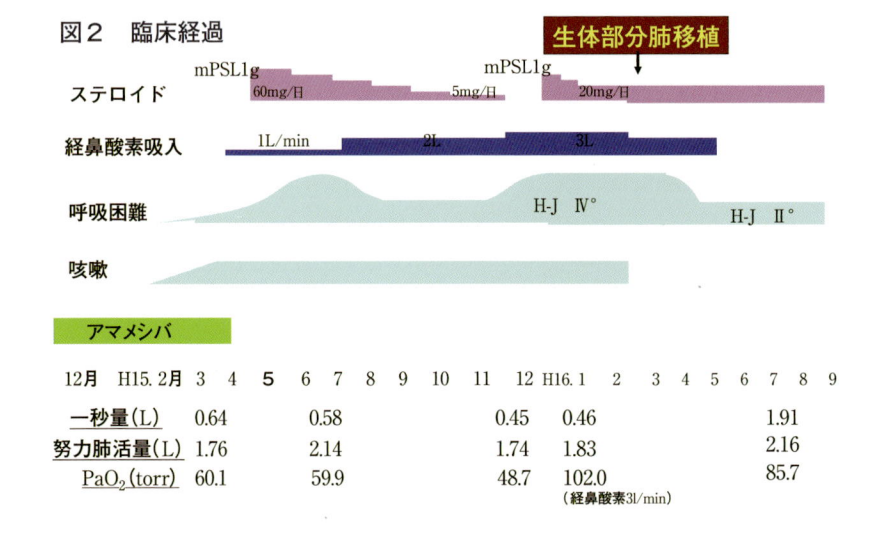

図2　臨床経過

解　説

本症例での考察

　閉塞性細気管支炎は慢性気管支炎，喘息，肺気腫とは異なり細気管支にほぼ限局した狭窄及び閉塞を特徴とする。本症例は原因が他になく，台湾での症例と臨床像が一致していることから，「アマメシバ」摂取により発症した可能性が高いと考えられる。

　「アマメシバ」(Sauropus androgynus) はトウダイグサ科の低木で，マレーシアが原産である。台湾では1989年頃より栽培されはじめたが，閉塞性細気管支炎の最初の発生は1994年である。LaiらのLancetの報告によれば，患者は全員女性で平均年齢は39才。全員健康な非喫煙者でアレルギーや環境・職業曝露はなかった。平均8.16kgの生鮮アマメシバを平均10週間服用した所で，呼吸困難・持続性咳嗽等が見られている。

　生鮮アマメシバの摂取量と発症に関しては別の報告があり，来院患者の27.5%が閉塞性換気障害を来たし，主に摂取開始後3から5ヶ月後に呼吸困難を呈したとされる。本症例は摂取量（生鮮アマメシバ換算にて約10kg），摂取期間（3ヶ月）と合わせ台湾例と良く一致している。

　組織所見は初期に細気管支内腔の粘膜・粘膜下の炎症（増殖性BO）が見られる。中期では細気管支壁への泡沫大食細胞の浸潤，細気管支周囲から内腔に及ぶ線維化が見られ，後期では繊維化の進行に伴う細気管支内腔の狭窄（収縮性BO）が見られる。

　治療はステロイド投与等が試みられているが改善に乏しい。検索の範囲では，台湾での累積患者数は計278人で，9人が死亡，8人が肺移植を受けている。移植例については閉塞性細気管支炎の再発例もあり，長期予後は必ずしも良好とは言えない。しかしながら当科例での生体肺移植はこれまでのところ経過良好であり，その有効性が期待される。

　アマメシバは年間約300トンが生産されていたが，我々の報告を受けて厚生労働省は2003年9月に粉末剤，錠剤等の剤型の加工食品の販売を禁止した。更なる被害を防ぐため全国調査を行い当科例を含む8例（表1）が報告された。その内2例は治療の甲斐なく死亡し，剖検にて組織学的にも閉塞性細気管支炎の診断が確定した。服用中止後も改善した症例はない。

　発生病態は未だ明らかでなく，我々が行ったマウスへの投与実験でも閉塞性細気管支炎の発症は確認できていない。しかし，長谷川らはヒト単球系細胞へのアマメシバ抽出液の添加培養実験にてTNF-αの産生が増加したことを報告しており，今後摘出肺組織の各種検討を含めさらなる研究及び病態の解明が期待される。

表1　本邦での「アマメシバ」関連閉塞性細気管支炎

症例	症例1 (40才代, 女性)	症例2 (50才代, 女性)	症例3 (20才代, 症例2の娘)	症例4 (70才代, 女性)	症例5 (50才代, 症例4の娘)	症例6 (60才代, 女性)	症例7 (50才代, 女性)	症例8 (50才代, 女性)
アマメシバ総摂取量(乾燥粉末(g))	1000	1440	1200	300	360	4380		900
アマメシバ摂取期間(日)	130	360	300	300	120	730	360	120
摂取開始から発症までの期間(月)	3	4	6	10	7	3		4
喫煙歴	なし	なし	4本/日×3ヶ月(9年前)	なし	なし	なし	なし	なし
一秒量(L)	0.64	0.62	1.00	0.45	0.53	0.99	0.91	0.85
一秒率(%)	36.3	40.3	54.3	40.2	23.0	38.67	43.3	34.7
転帰	部分生体肺移植施行	BOが増悪し死亡	BOが増悪し死亡	在宅酸素療法	在宅酸素療法	著変なし	著変なし	著変なし

参考文献
1) 大中原研一，堂地ゆかり，町田健太朗，東元一晃，川畑政治，有村公良，納光　弘：日本医事新報，4141: 27-30, 2003.
2) Ruay-Sheng Lai, Ambrose A Chiang, Ming-Ting Wu, Jyh-Seng Wang, Nin-Sheng Lai, Jau-Yeong Lu, Luo-Ping Ger, Victor Roggli: *Lancet*, **348**: 83-85, 1996.
3) Kenichi Oonakahara, Wataru Matsuyama, Ikkou Higashimoto, Kentarou Machida, Masaharu Kawabata, Kimiyoshi Arimura, Mitsuhiro Osame, Miho Hayashi, Takashi Ogura, Kazuyoshi Imaizumi, Yoshinori Hasegawa: *Intern Med*. 2005 Oct; **44** (10): 1103-1104.
4) Ruay-Sheng Lai, Jyh-Seng Wang, Ming Ting Wu, Hon Ki Hsu: *Lancet*, **352**: 117-118, 1998
5) 長谷川好規，今泉和良，橋本泉，橋本直純，下方　薫：びまん性肺疾患に関する調査研究班　平成17年度研究報告書，182-185, 2005.

安全性と健康障害（副作用，有害反応）

　アマメシバと閉塞性細気管支炎については，P.31で既述してあるので，これを参照されたい。

（田中平三）

マヌカハニーによる薬剤性肺障害

末次彩子，前山隆茂，中西洋一

九州大学大学院医学研究院附属胸部疾患研究施設

キーワード	1）症状：乾性咳嗽，労作時呼吸困難 2）健康食品：マヌカハニー 3）その他：気管支肺胞洗浄，リンパ球幼弱化試験（DLST），拘束性換気障害
危険 レベル	判断基準Ⅰ：真正性　　　　4（医学的に推定） 　　　　　　緊急性（重篤度）　3（全身的症状） 　　　　　　重要性（情報数）　1（1～3） 判断基準Ⅱ：レベル3（要監視）
コメント	マヌカハニーはニュージーランド，オーストラリア等にて一般的な食品であり，抗菌効果，ヘリコバクターピロリの抑制，火傷等の創傷治癒等に効果があるとの報告もあり，近年健康食品として日本において広まりつつある。しかし本症例のように薬剤性肺障害の原因となりうることがあり，摂取の際には注意が必要である。

症例報告

症　例	61歳，女性
主　訴	乾性咳嗽，労作時呼吸困難
既往歴	50歳時，56歳時，十二指腸潰瘍。61歳時，卵巣腫瘍
家族歴	母　胆管細胞癌，兄　甲状腺癌
生活歴	飲酒と喫煙歴なし。粉塵暴露歴なし。常用薬品，プロポリス，マヌカハニー，キューピーコーワゴールド。
現病歴	元来健康，健康診断は毎年受診していて特に異常を指摘されたことはなかった。数年来，プロポリスとキューピーコーワゴールドを愛用しており，マヌカハニーは数ヶ月前から内服を始めていた。2005年5月上旬より乾性咳嗽が出現し，階段の昇降時に呼吸困難感を自覚するようになった。近医で胸部X線写真上異常陰影を指摘され，7月22日当科紹介受診となった。
現　症	身長145cm，体重48kg，体温36.9℃，脈拍82/分，整，血圧130/82mmHg，意識清明，チアノーゼなし。貧血，黄疸なし。両側中～下肺野に吸気時中～後期にfine crackleを聴取した。腹部異常なし。バチ状指なし。関節症状なし。皮膚病変なし。神経学的異常所見なし。
検査所見	1）血液検査 　WBC 6220/μl (Eo 2.9%) と正常，LDH 281 U/L，KL-6 1402 U/mlと上昇。各種自己抗体，マイコプラズマ抗体，トリコスポリン抗体はいずれも陰性だった。（表1） 2）安静時動脈血液ガス分析 　PaO_2 71.9 Torrと軽度低酸素血症を認めた。（表2） 3）画像所見 　入院時胸部X線写真では両側下肺野に網状影，スリガラス影を認めた（図1）。胸部CTでは両肺下葉にスリガラス影を認め，気管支血管束周囲に優位に病変が目立ち，蜂窩肺は認めなかった。非特異性間質性肺炎（NSIP）パターンの画像と考えられた（図2）。またガリウムシンチでは両肺野下肺野優位に不均一な異常集積を認めた。 4）肺機能検査 　%VC 62.3%，%DLCO 67.5%と拘束性換気障害と拡散能障害を認めた。（表2） 5）気管支肺胞洗浄液（BALF） 　リンパ球69%と好酸球9%が上昇していた。（表2） 6）リンパ球刺激試験（DLST） 　マヌカハニー593cpmと陽性であった。（表2）
診　断	マヌカハニー摂取後から症状が出現していること，画像上NSIPパターンを示す他疾患が除外されたこと，気管支肺胞洗浄液中のリンパ球と好酸球が上昇していること，ＤＬＳＴでマヌカハニーが陽性であったことから総合的にマヌカハニーによる薬剤性肺炎と診断した。
対応と治療	マヌカハニー摂取の中止で病状が軽快したので，ステロイド投薬はせずに退院となり，外来経過観察とした。

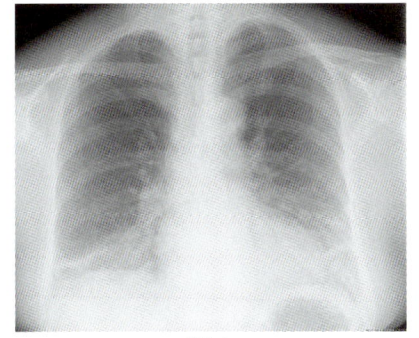

図1

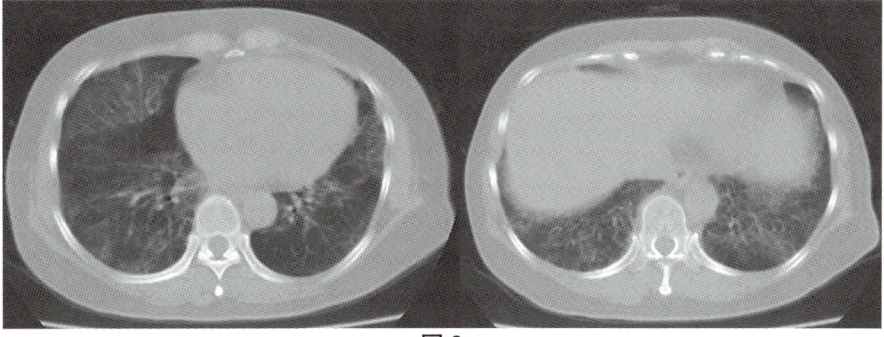

図2

表1 入院時検査所見（1）

<血算>
- WBC　6220/μl
  - Neut　68.5 %
  - Lym　20.6 %
  - Mono　7.4 %
  - Eos　2.9 %
  - Baso　0.6 %
- Hb　12.8 g/dl
- Plt　27.2×10^4 /μl

<凝固系>
- PT　12.7 sec
- PT%　93 %
- APTT　26.2 sec

<生化学>
- TP　6.8 g/dl
- Alb　4.0 g/dl
- BUN　14 mg/dl
- Cre　0.61 mg/dl
- T-Bil　0.5 mg/dl
- D-Bil　0.1 mg/dl
- AST　20 U/L
- ALT　17 U/L
- ALP　209 U/L
- γGTP　14 U/L
- Na　144 mEq/l
- K　3.5 mEq/l
- Cl　108 mEq/l
- LDH　281 mEq/l
- CRP　0.17 mg/dl

<免疫血清>
- ACE　11.0 U/l
- RF　5 以下
- RAPA　40 未満
- ANA　（±）
- ds-DNA Ab　6 IU/ml
- IgG　1238 mg/dl
- IgA　442 mg/dl
- IgM　125 mg/dl
- C3　107 mg/dl
- C4　22 mg/dl
- KL-6　1402 U/ml
- 寒冷凝集反応 16 倍
- マイコプラズマ（-）

表2 入院時検査所見（2）

< ABG(room air) >
- pH　7.422
- PaO2　71.9 torr
- PaCO2　36.0 torr
- HCO3-　23.0 mmol/l
- BE　-0.04 mmol/l

<肺機能検査>
- VC　1420 ml
- % VC　62.3 %
- FEV1.0　1050 ml
- % FEV1.0　61.4 %
- FEV1.0%　76.64 %
- % DLco　67.5 %

< DLST >
- マヌカハニー　593 cpm
- プロポリス　285 cpm
- キューピーコー　273 cpm
- ワゴールド

< BALF >
- 総細胞数　4.65×10^5/μl
- Mφ　21 %
- Ly　69 %
- Neut　1 %
- Eos　9 %
- CD4/CD8=0.32

解説

本症例での考察

診断は薬剤性肺障害の評価、治療についてのガイドラインに沿って行った。薬剤性肺障害の診断では、詳細な問診によって、医薬品のみならず栄養食品、サプリメント等も含めて聞き出すことが重要である。また疑わしい薬剤が見つかった際には、咳、呼吸困難等の症状の有無、胸部CT等の画像検査、KL-6,SP-A,Dも含めた臨床検査、BAL、肺病理組織所見と検査を進め、同時に感染症、悪性疾患、心不全、過敏性肺臓炎、アレルギー性気管支肺アスペルギルス症などの鑑別を行っていく必要がある。本症例ではマヌカハニーも含めた幾つかの栄養食品の摂取が見られたが、摂取経歴とDLSTの結果から、マヌカハニーによる薬剤性肺障害と診断した。ステロイド投与も考慮したが、薬剤中止にて軽快しており経過観察とした。

薬剤性肺障害を疑った際には、医薬品のみならず栄養食品、サプリメントの摂取歴も必ず聴取すべきである。

マヌカハニー：ニュージーランドに自生しているフトモモ科に属するティーツリーの花から採取される蜂蜜。ニュージーランド、オーストラリア等にて一般的な食品であり、抗菌効果、ヘリコバクターピロリの抑制、火傷等の創傷治癒等に効果があるとの報告がある。ハニーによる湿潤環境、感染防御、加えて酸性で低濃度の過酸化水素が組織修復、抗菌作用に大きな役割を果たしているといわれている。

Patriciaらの報告によると、C. albicans. とその他13種類の細菌を蜂蜜の培地にて培養した結果、完全な制菌作用はなかったものの、S. marcescens、C. albicans以外の菌に対する抗菌作用が認められている。抗菌作用の機序についてmonocyteからのTNF-α、IL-1β、IL-6の放出を促す為との報告がある。

参考文献

1) al Somal N.：Susceptibility of Helicobacter pylori to the antibacterial activity of manuka honey. *J R Soc Med*. 1994 Jan; **87** (1): 9-12.
2) R.A.Cooper：Manuka Honey Used to Heal a Recalcitrant Surgical Wound. *Eur J Clin Microbiol infect Dis*(2001)20:758-759.
3) Partricia E：Bactericidal Activity of Different Honeys against Pathogenic Bacteria. *Archives of Medical Research* **36** (2005) 464-467.
4) A.J.Tonks：Honey stimulates inflammatory cytokine production from monocytes. *Cytekine* **21** (2003) 242-247.
5) 薬剤性肺障害の評価、治療についてのガイドライン. 日本呼吸器学会.

安全性と健康障害（副作用，有害反応）

マヌカハニー（manuka honey）は、ナチュラルメディシンでは蜂蜜（honey）として一括して記載されている。経口的に蜂蜜を摂取すると、アレルギー反応を起こすことがある。Clostridium botulinumの胞子に汚染されていることがあり、幼児の小腸に侵入し、ボツリヌス中毒を起こすことがある。

トルコの黒海沿岸でとれる蜂蜜には、過剰のacetylandromedolを含んでいて、この蜂蜜を摂取後、数分～数時間後に、吐き気、嘔吐、めまい（dizziness）、発汗、衰弱、徐脈、房室ブロック、低血圧を起こしたという。

局所的に使用した場合、創傷が異常に乾燥し、治癒が遅延したとする報告がある。

他の健康食品・サプリメント、医薬品、通常の食品との相互作用は知られていない。臨床検査値への影響についての報告もない。

（田中平三）

「アマメシバ」摂取による閉塞性細気管支炎

今泉和良，橋本　泉，長谷川好規

名古屋大学大学院医学系研究科　呼吸器内科学

キーワード	1) 症状：労作時息切れ，呼吸困難 2) 健康食品：アマメシバ Sauropus androgynus（天芽芝，レジーナス） 3) 閉塞性細気管支炎（Bronchiolitis obliterans: BO），胸部 HRCT，肺換気血流シンチグラム
危険度 レベル	判断基準Ⅰ：真正性　4（医学的に推定） 　　　　　　緊急性（重篤度）4（重大な症状） 　　　　　　重要性（情報数）2（4～5） 判断基準Ⅱ：レベル4（注意喚起）
コメント	アマメシバ（Sauropus androgynus）は東南アジア原産の植物で，その葉抽出物をダイエット目的で摂取した女性に閉塞性細気管支炎（BO）が多発することが台湾で報告され（1996年）たが，我が国でも2003年に鹿児島大学から第一例が報告されて以来，全国から8例の症例報告があり社会問題化した。全て女性例で親子例が2家系報告されている。2003年9月厚生労働省は食品衛生法に基づき，アマメシバ加工食品の販売を禁止した。

症例報告

	症例1	症例2
症　例	73歳　女性	51歳　女性
主　訴	労作時息切れ	呼吸困難
既往歴	53歳時　尿管結石　家族歴　特記すべきことなし	11年前子宮癌手術　家族歴　特記すべきことなし
生活歴	飲酒歴なし，喫煙歴なし	
現病歴	便秘症解消の目的でアマメシバを2001年6月から同年12月まで総量約300g摂取。12月にはいり口腔内腫脹，味覚障害が出現，アマメシバを中止した。2002年4月頃より階段を上ると息切れを感じるようになった。5月には時に喘鳴を生ずるようになり，3ヶ月で12kgの体重減少もあったため，7月に当院初診となった。	2001年9月から12月までアマメシバを大スプーン1日3杯：総量400g摂取。10月頃に，舌がしみる感じが出現。12月でアマメシバを中止した。2002年3月ころより，歩行時の息切れが出現し，呼吸困難症状が増強するために，4月に初診となった。
現　症	身長154cm，体重39kg，血圧104/70 mmHg，体温36.6℃，心音，呼吸音　異常なし　その他身体所見に特記すべきことはなし。	身長159cm，体重45kg，血圧114/84 mmHg，体温36.0℃，心音　異常なし　呼吸音　呼気時にwheezeを聴取　その他身体所見に特記すべきことはなし。
検査所見	両症例の検査所見 1) 血液検査，呼吸機能検査（表1） 　血液検査には特に異常が認められなかった。呼吸機能検査では両症例とも混合性の障害を呈し，特に強い閉塞性障害を認めた。 2) 画像検査 　(a) 胸部単純写真（図1） 　　過膨張の傾向をみとめるが他に異常所見を指摘できない。 　(b) 胸部CT（図2） 　　症例1のHRCT（高解像度CT）画像ではごく軽度であるが肺野のモザイク状の濃度変化が認められる。 　(c) 換気，血流シンチグラム（図3） 　　両症例とも，換気シンチグラムでは多発性の欠損像が認められ，ほぼ同じ部位に血流シンチグラムでも軽度の集積低下が認められた。	
対応と治療	COPD/気管支喘息を含めた鑑別診断がすすめられたが，閉塞性障害に可逆性はなく，胸部CTなどで肺気腫も否定的であり，気管支喘息の治療を行ったが症状は改善しなかった。画像所見に比較して閉塞性障害が強く，わずかであるがHRCTで肺野のモザイクパターンが観察されたことから臨床的にBOと診断した。呼吸状態が悪く外科的肺生検は施行しえなかった。2003年2月よりPSL 25mgによるステロイド治療を行ったが同年5月の肺機能検査ではVC 1100ml（%VC 50.9%），FEV1 490ml（%FEV$_1$ 31.5%）と改善はみられず，漸減中止とした。2008年3月呼吸不全にて永眠された。	初診時より呼吸困難が強く喘鳴も認められたことから，2002年4月よりメチルプレドニゾロン160mg/日の投与が開始されたが改善に乏しく，外耳道真菌症のため投与中止。検査所見などから臨床的にBOと診断し，ステロイド治療を漸減中止し以後在宅酸素療法を導入し外来通院となり，現在も通院治療中である。

表1　初診時検査所見

	症例1	症例2
血算		
WBC	6,200/μl	5.300/μl
RBC	$435 \times 10^4/\mu l$	$450 \times 10^4/\mu l$
Hb	12.8g/dl	13.2g/dl
Ht	37.9%	42.9%
Plt	$20.7 \times 10^4/\mu l$	$35.8 \times 10^4/\mu l$
生化学		
Tp	6.7g/dl	7.2g/dl
Alb	3.3g/dl	3.8g/dl
T-bil	0.4mg/dl	0.7mg/dl
AST	20IU/l	16IU/l
ALT	17IU/l	18IU/l
LDH	178IU/l	160IU/l
ALP	152IU/l	120IU/l
BUN	12mg/dl	11mg/dl
Cre	0.7mg/dl	0.6mg/dl
Na	142mEq/l	140mEq/l
K	3.5mEq/l	3.9mEq/l
Cl	105mEq/l	110mEq/l
CRP	0.1mg/dl	0.3mg/dl
呼吸機能検査		
VC	1300ml	1370ml
%VC	59.3%	53.9%
FEV_1	620ml	500ml
%FEV_1	40.0%	23.0%
FEV/FVC	47.7%	35.0%
%$D_{L_{CO}}$	132.9%	73.9%
PaO_2	76.6Torr	64.2Torr
$PaCO_2$	46.3Torr	39.7Torr

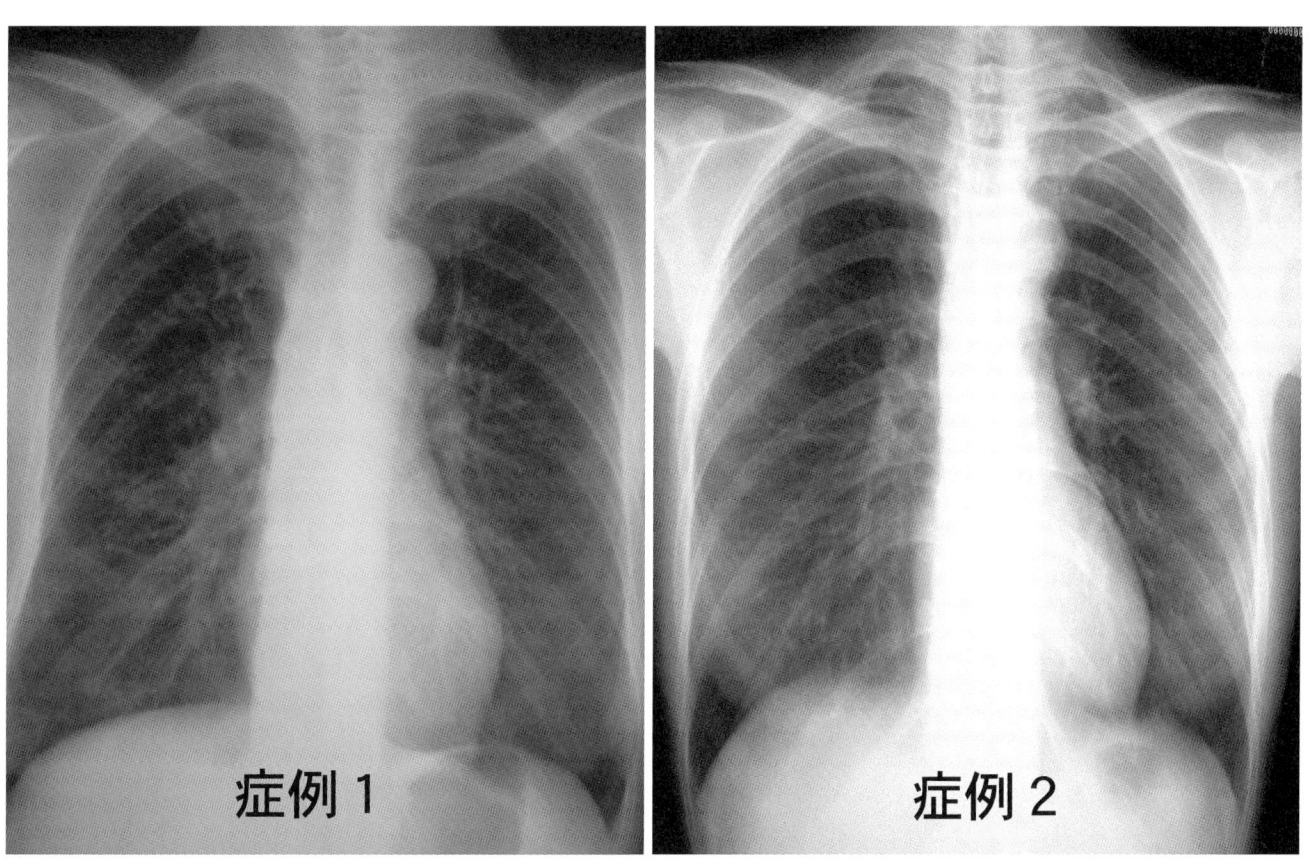

図1　胸部レントゲン

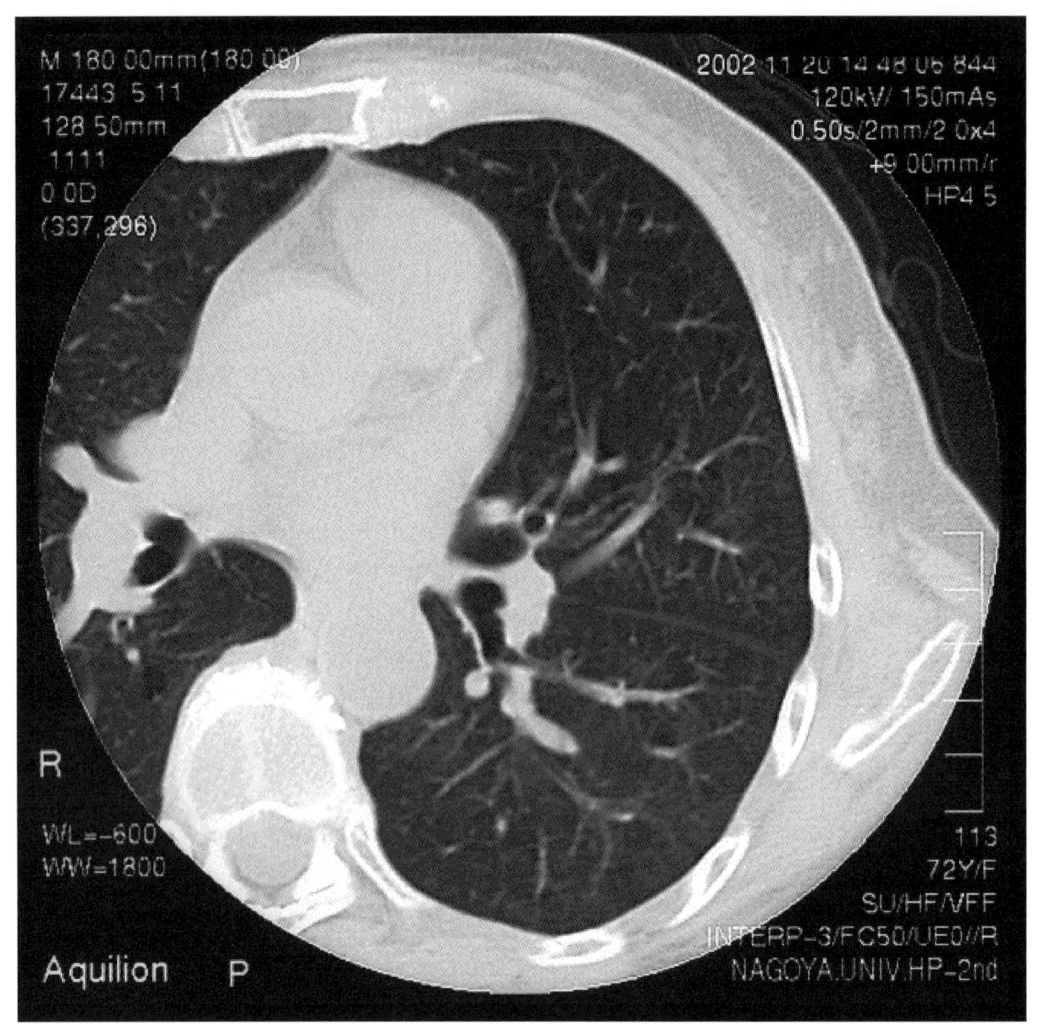

図2　胸部CT

症例2

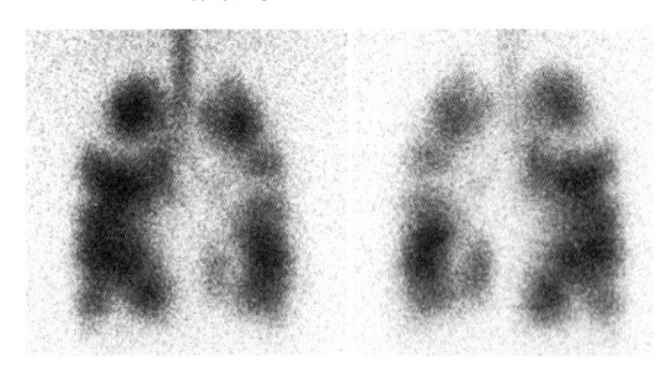

肺換気シンチグラム　　　　　肺血流シンチグラム

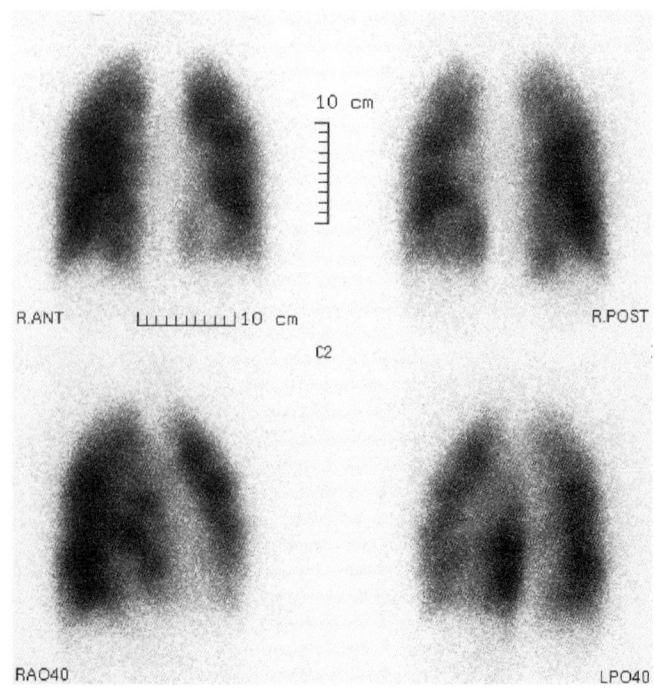

図3　換気血流シンチグラム

解　説

本症例での考察	BOは，末梢気道である細気管支領域の不可逆的閉塞をきたすことにより呼吸不全を呈する疾患である。比較的まれな疾患であるが骨髄移植や心肺移植などの移植医療に伴う本疾患の合併が注目を集めている。原因は不明であることが多いが，これまでに報告されている原因として，有毒ガスの吸入，マイコプラズマやウイルス感染，膠原病などがある。1996年に台湾からSauropus androgynus（日本名　アマメシバ「天芽芝」，レジーナス）経口摂取にともなうBOの発症が初めて報告され[1]，日本では，2003年8月に大中原らにより第1例目が報告された[2]。台湾において1994年から2000年の間にアマメシバ摂取による閉塞性細気管支炎が280名近く発症し，我が国では，8症例が報告されている。2003年9月12日，厚生労働省は食品衛生法に基づき，アマメシバ加工食品の販売を禁止した。アマメシバの原産地は東南アジアでありトウダイグサ科に属する。台湾では，女性を中心に瀉下作用によるダイエット目的で，生鮮食品として大量に食用された。わが国へは，いつ頃からどのような形で輸入されてきたかは不明であるが，カロチノイド，ビタミンB，C，タンパク質，ミネラルの高含量を宣伝とし，若芽，葉，幼木の地上部を食用とするものや，健康食品として濃縮された加工食品が販売された。幸いに我が国ではアマメシバ加工食品の販売が禁止されたことで，今後の新たな患者発生はないと思われる。しかし自験例では，当初から担当医が健康食品を含む薬剤等の摂取歴を尋ねたにも関わらず，本邦での第1例がマスコミで報道されるまで，患者もアマメシバ摂取が問題であるという認識がなく担当医に申告していなかった。胸部X線写真において異常所見に乏しい原因不明の呼吸困難を呈する症例では，本症の鑑別を念頭に置くと同時に原因になり得る健康食品などの摂取歴についても詳細な問診を繰り返し行うことが重要である。
アマメシバ関連閉塞性気管支炎の臨床症状と診断	呼吸困難が主要な症候である。早期には，乾性咳嗽や労作時呼吸困難などの自覚症状がみられる。複数の症例が気管支喘息として初期治療を受けていることから，強制呼気時の連続性副雑音を認める症例も存在する。肺機能検査では，気流制限が中心となり，1秒量（FEV_1）や1秒率（FEV_1/FVC）が低下し，閉塞生障害を示す。残気量も増加する。胸部X線写真は，ほぼ正常か，過膨張を示す。CTにおいても病勢が進行しなければ，異常ととらえられる所見は乏しいが，高分解能CT（High-resolution CT, HRCT）の呼気相での撮影（モザイク様陰影）が有用であるとされている[3]。肺血流・肺換気シンチグラムでは，同一部位の多発性陰影欠損を認め，異常所見が乏しい胸部X線写真と対照的である[4]。閉塞性細気管支炎の確定診断には組織診断が必要であるが，一秒量の低下をはじめ肺機能が悪く，外科的肺生検に適さない症例が多い。
治療と予後	不可逆的病変であり，アマメシバの摂取を中止しても肺障害は改善しない。アマメシバの摂取を中止した後にも肺機能の低下が進行する症例が報告されている[5]。確立された治療法はなく，台湾からの報告では複数の症例が肺移植を受けている[6]。現時点での治療法は，呼吸困難や呼吸不全に対する対処療法のみである。

参考文献

1) I. Lai RS, et al.: Outbreak of bronchiolitis obliterans associated with consumption of Sauropus androgynus in Taiwan. *Lancet* **348**: 83-85, 1996.
2) 大中原研一，他：「アマメシバ」摂取によると思われる閉塞性細気管支炎の本邦での発生―台湾での惨事を繰り返さないための緊急報告―，日本醫事新報，**4141**:27-30, 2003.
3) Yang CF, et al.: Correlation of high-resolution CT and pulmonary function in bronchiolitis obliterans: a study based on 24 patients associated with consumption of Sauropus androgynus. *Am J Roentgenol* **168**: 1045-1050, 1997.
4) Hasegawa Y, et al.: Perfusion and ventilation isotope lung scans in constrictive bronchiolitis obliterans. A series of three cases. *Respiration* **69**: 550-555, 2002.
5) Hsiue TR, et al.: Dose-response relationship and irreversible obstructive ventilatory defect in patients with consumption of Sauropus androgynus. *Chest* **113**: 71-76, 1998.
6) Lai RS, et al.: Lung transplantation in bronchiolitis obliterans associated with vegetable consumption. *Lancet* **352**: 117-118, 1998.

安全性と健康障害（副作用，有害反応）

アマメシバと閉塞性細気管支炎については，P.31で既述してあるので，これを参照されたい。

（田中平三）

いわゆる健康食品・サプリメントによる健康被害症例集

消化器領域

領域担当　各務伸一
（愛知医科大学　名誉教授）

健康食品による健康被害—消化器

各務伸一[1]，石川哲也[2]
1）愛知医科大学　名誉教授，2）同医学部内科学講座　消化器内科

はじめに

　健康食品とは，一般に健康の保持増進に資する食品を指し，医薬品とは区別される。國が制度化している保健機能食品と呼ばれているものは，栄養成分含有表示，栄養成分機能表示，注意喚起表示が義務付けられている。

　一方，健康効果を期待させるが，保健機能食品には含まれず，栄養成分含有表示のみが義務付けられた食品群が，「いわゆる健康食品」とされるものである。

　「いわゆる健康食品」のなかには，JHFA:Japan Health Food Authorization（日本健康・栄養食品協会）認定マークが表示されているものがあり，これらは栄養成分の含有量が明示され，不純物質が混入されていないこと，細菌などに汚染されていないことが保証されており，安全面からは信用性が高いと考えられる。従って，「健康食品」といっても，國により管理され，品質など安全性に配慮されたものから，明確な基準なしに流通するものまでさまざまである。

　近年の健康指向により「サプリメント」「健康補助食品」「栄養補助食品」「健康飲料」といった様々な「いわゆる健康食品」が広く流通し，これらによる健康被害が報告されている。平成14年に問題となった「中国製やせ薬」（その後の調査で医薬品成分を含むことが明らかになり，以後無承認無認可医薬品とされた）による肝障害の報告は枚挙にいとまがない。その他にもいわゆる健康食品による肝障害を含む様々な健康被害の報告があり，その実態を把握し，原因を究明することが重要である。

いわゆる健康食品による肝障害に関する全国アンケート調査

　いわゆる健康食品による健康被害事例，特に肝障害を発症した事例について，原因と考えられる健康食品と肝障害発症の頻度とその程度や転帰など実態の把握を目的とした。

　具体的には平成13～15年に発症した「いわゆる健康食品」によると考えられた肝障害事例の一次アンケート調査を，日本肝臓学会評議員（東部会，西部会評議員を含む）718名を対象に実施した。

　一次調査で回答のあった施設に対しては，肝障害事例のプロフィール，症状，肝機能検査値，経過，治療法，肝生検所見などを含む二次調査を行った。

　一次調査の回答総数は235件，いわゆる健康食品によると推定された事例は165例であった。そのうち，病態や経過などがよく把握されていたのは131例であった。36例はニトロソフェンフルラミンなどの成分が含有されていることが明らかになった中国製やせ薬などの無承認無認可薬品によるもので，健康食品として位置付けられるものが原因とされた事例は95例であった。品目別では，ウコンを含む食品が36例と最も多く，その他，健康茶，アガリクス，カバノアナタケ，アロエ，プロポリスなど原因とされた食品は30品目以上に及んでいた。

　肝障害発症事例（以下，無承認無認可薬品が原因のものも含む）165例の治療は，69％（114例）の患者が入院治療を要し，外来治療，経過観察のみは，それぞれ11％（18例），19％（31例）であった。肝移植を必要としたのは3％（5例）であった。肝生検は31％（51例）に施行されていた。

　二次調査では，59例の回答が得られ，このうち健康食品，無承認無認可薬品が原因と考えられたのはそれぞれ34例，21例で，不明・その他が4例であった。原因としては，ウコンを含む食品が6例，ウコンと他の健康食品との組み合わせが2例とウコンが関係する例が多かった。アガリクス，紅麹などで複数例の報告があり，原因と推定される食品は30品目に及んでいた。

　二次調査で，健康食品が原因と考えられた34例の平均年齢は56歳で，男性6例，女性28例と女性が多かった。以下，健康食品が原因と考えられた事例の結果を示す。68％（23例）では健康食品以外の併用薬が使用されていた。アレルギー症の既往のあるのは6％（2例）のみであったが，好酸球増多は26％（9例）に認めた。肝障害のタイプは，肝細胞障害型が74％（25例），胆汁うっ滞型が9％（3例），混合型が18％（6例）であり，臨床病型では，急性肝炎が85％，重症肝炎が9％（3例），慢性肝炎が6％（2例）であった。

　治療は，強力ネオミノファーゲンCが47％と最も多く使用され，ステロイド使用は24％であった。原因食品の中止のみで経過観察の事例も38％あった。転帰は，寛解44％，軽快47％と肝機能の改善が見られたものが90％以上を占めていた。

一次調査で死亡とされた5例のうち，健康食品が原因と特定可能であった1例は二次調査には含まれていなかった。また，一次調査で生体肝移植が施行された5例では，健康食品が原因と推定可能なのは1例であったが，二次調査には含まれていなかった。

考察

　今回の調査では，健康食品による肝障害は比較的高齢の女性に多くみられ，また，併用薬が存在する頻度も高く，何らかの基礎疾患を有すると推測された。性や年齢が発症のリスクに影響するか明らかでないが，健康の保持に関心を持つ，あるいは健康に何らかの不安を持つこれらの層が健康食品を摂取する割合が高いことを反映していると考えられる。飲酒歴やアレルギー症の既往の割合は低く，これらを発症のリスク因子とすることは難しい。肝障害のタイプは肝細胞障害型が多く，臨床的には急性肝炎型が多かったが，これは他の報告にほぼ一致していた。

　肝障害事例の転帰は，二次調査においては殆どが寛解，軽快し，肝障害が原因となった死亡例はなかった。治療も多くが，原因食品の中止を含めた内科的治療で軽快した。但し，二次調査では重症例の拾い上げが充分でなかった可能性も否定できない。

　健康食品による肝障害の診断については，特に定められたものはない。今回のアンケート調査の結果の項では述べなかったが，一般の薬物性肝障害の診断基準を用いてのスコアは総じて低く，医薬品と異なり診断についての有用性に関しては，検討が必要と考えられた。原因としては，服用開始時期・期間などが明確でない場合があること，他の肝障害の除外が完全ではないこと，基礎に肝疾患を有する人が服用していることがあることなどが考えられた。一方，今回の調査でも原因とされた健康食品は多岐に亘っており，受診していないような軽症例を含めれば，健康被害の実数はもっと多いものと推定される。

　「いわゆる健康食品においては，製品の規格が厳密に決められていないことが，原因の究明を困難にしている。すなわち，主成分が同一の食品でも，その含有量やその他の含有成分が異なることがあり，主成分の量あるいはそれ以外の含有成分が肝障害に関与した可能性についてはいつも念頭におく必要があると考えられる。

　実際，東京都の行った健康食品試買調査では，本来医薬品にのみ使用できる成分が検出されたとされている。先に述べた中国製のやせ薬も，甲状腺末やニトロソフェンフルラミンが含まれており，これが肝障害の原因となっていた。また，健康食品の原材料として様々な動植物が使用されることより，環境中からの化学物質による汚染や製造過程での化学物質の混入の可能性も考えられる。今回の調査で原因として最も多く挙げられたウコンは，多種類の製品が流通しており，肝障害は製品毎に吟味する必要があると考えられる。

　薬物性肝障害の原因究明は，健康食品が原因である場合に限らず重大な課題である。一般に肝毒性が報告されていない薬物による肝障害は，アレルギー性の機序により惹起される場合と，肝細胞内の薬物代謝酵素の特異性（体質的なもの）の違いにより肝障害が引き起こされる場合に分けられる。健康食品による肝障害においても，同様の機序が考えられるが，これを明らかにするためにも，詳細な個々の事例の調査が必要と考えられる。

ウコンによる肝障害

綾田 穣[1], 石川哲也[2], 各務伸一[3]
1), 2) 愛知医科大学医学部内科学講座 消化器内科 3) 同 名誉教授
(現：1)増子記念病院(名古屋市) 肝・消化器内科, 2)名古屋共立病院 がん免疫細胞療法センター)

キーワード	1) 症状：全身倦怠感, 発熱。 2) 健康食品：ウコン 3) その他：肝機能検査値, リンパ球幼弱化試験（DLST）, 肝生検。
危険度レベル	判断基準Ⅰ：真正性　4　（医学的に推定） 　　　　　　緊急性　3　（全身的症状） 　　　　　　重要性　1　（1～3） 判断基準Ⅱ：レベル4　（注意喚起）
コメント	ウコンは, 飲酒対策などの目的で摂取されることが多い健康食品である。利胆作用などを有するとされる一方で, 肝障害の原因としての報告も散見される。本症例は, ウコンによる肝障害に比較的多くみられるアレルギー性機序による肝障害例と考えられる。

表1　当科紹介時血液検査所見

血算		生化学		各種マーカー	
WBC	4,200 /μl	TP	7.5 g/dl	ワ氏	(-)
ST	7 %	Alb	4.5 g/dl	HA-IgM	(-)
SEG	53 %	T.Bil	0.87 mg/dl	HBs-Ag	(-)
LY	24 %	AST	400 IU/l	IgM-HBc	(-)
MONO	10 %	ALT	479 IU/l	HBc-Ab	(-)
EOSI	5 %	LDH	321 IU/l	HBV-DNA	(-)
BASO	1 %	ALP	696 IU/l	HCVAb	(-)
RBC	440 ×10⁴/μl	γ-GTP	52 IU/l	HCVRNA定性	(-)
Hb	13.1 g/dl	Cho-E	380 IU/l	EBVCA-IgM	(-)
Ht	40.2 %	T.cho	179 mg/dl	EBVCA-IgG	(+)
Plt	36.8 ×10⁴/μl	TG	66 mg/dl	EBEBNA	(+)
		glu	90 mg/dl	CMV-IgM	(-)
凝固		UA	4.3 mg/dl	CMV-IgG	(+)
PT	100 %	BUN	10.4 mg/dl	HSV-IgM	(-)
HPT	119 %	Cre	0.46 mg/dl	HSV-IgG	(+)
		Na	140 mEq/l	VZV-IgM	(-)
免疫グロブリン		K	4.4 mEq/l	VZV-IgG	(+)
IgG	1202.5 mg/dl	Cl	102 mEq/l	ANA	(-)
IgM	106.4 mg/dl	CRP	0.1 mg/dl	LKM-1抗体	(-)
IgA	213.5 mg/dl			AMA	(-)

検尿		DLST			
			測定値(cpm)	S.I.(%)	判定
pH	5.0	ガジュツフンマツ	5707	1915	陽性
pro.	(-)	アクテージ	435	145	陰性
sug.	(-)	クロズ	330	110	陰性
blo.	(-)	CONTROL	298		
ket.	(-)				
bil	(-)				

症例報告

症例	58歳, 女性
主訴	全身倦怠感
既往歴	輸血歴を含め特記事項なし
生活歴	飲酒, 喫煙の習慣なし
現病歴	2004年7月頃より様々な健康食品の摂取を始めた。2005年7月初旬からは肉体疲労回復目的にウコンの内服を開始した。約1ヶ月後, 全身倦怠感, 発熱, 頭痛を訴え近医を受診。血液検査で肝機能障害を指摘されたため, 当科に精査治療目的に紹介入院となった。
現症	身長151cm, 体重58kg。血圧122/72mmHg。身体所見に特記事項なし。
検査所見	1) 検尿, 血液検査 　AST：400 IU/l, ALT：479 IU/l, ALP：698 IU/l, LDH：321 IU/l, γGTP：52 IU/lと肝胆道系酵素の上昇を認めた。他の血液生化学, 末梢血数, 尿検査は正常範囲であった。HBV, HCVのウイルスマーカーは陰性で, EBV, CMV, HSV, VZVに対する抗体検査は既往感染パターンを示した。抗核抗体, 抗ミトコンドリア抗体は陰性, IgG, IgM値は正常範囲であった（表1）。 2) 画像検査 　腹部超音波検査, 腹部CT検査ともに, 肝胆道系に有意な所見を指摘し得なかった。 3) DLST 　内服していたウコン粉末に対し, 1915%と強陽性を示した。 4) 肝生検 　門脈域の線維性拡大に加え, 小葉のひずみを伴う線維性架橋形成を認めた。門脈域への細胆管の増生や炎症細胞浸潤(形質細胞, 好酸球), 巣状壊死, 肝実質への細胞浸潤を認めた。門脈周囲の肝細胞には水腫様腫大, 核の空砲変性を認めた。形質細胞に加えて好酸球も散見され, 薬物性肝障害に矛盾しない所見と考えた（図1a,b）。
診断	1) 画像診断による胆道系疾患の除外, 血液検査によるウイルス性肝疾患及び自己免疫性肝疾患の除外, 飲酒歴の否定, ウコン摂取歴の存在, ウコン粉末に対するDLSTが強陽性であったこと, 肝生検の結果などを総合的に判断し, ウコンによる肝障害と診断した。 2) DDWJ-2004ワークショップの薬物性肝障害診断基準案での判定における, スコア：8, 判定：可能性が高い, との結果も診断の根拠となった。
対応と治療	1) ウコンを含めた健康食品の内服をすべて中止し, 安静臥床で経過をみた。 2) 入院後, 肝障害は軽快に向かったが, 入院より約2週間後, 再び増悪, 肝障害の遷延傾向がみられたため, プレドニゾロン1日30mgの投与を開始した。その後順調に軽快し, プレドニゾロンは漸減中止とした。 3) 以後経過良好であり, 半年後の肝生検では, 炎症性変化, 線維性変化はともに軽快していた（図2）。

図1a

図1b

図2 臨床経過

解説

本症例での考察

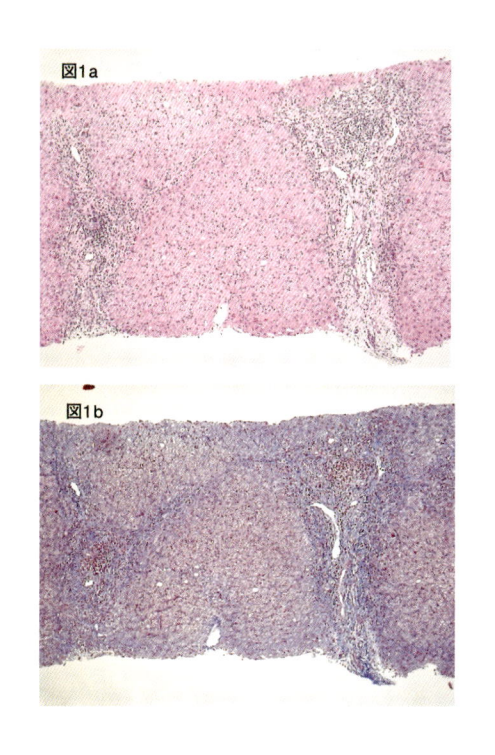

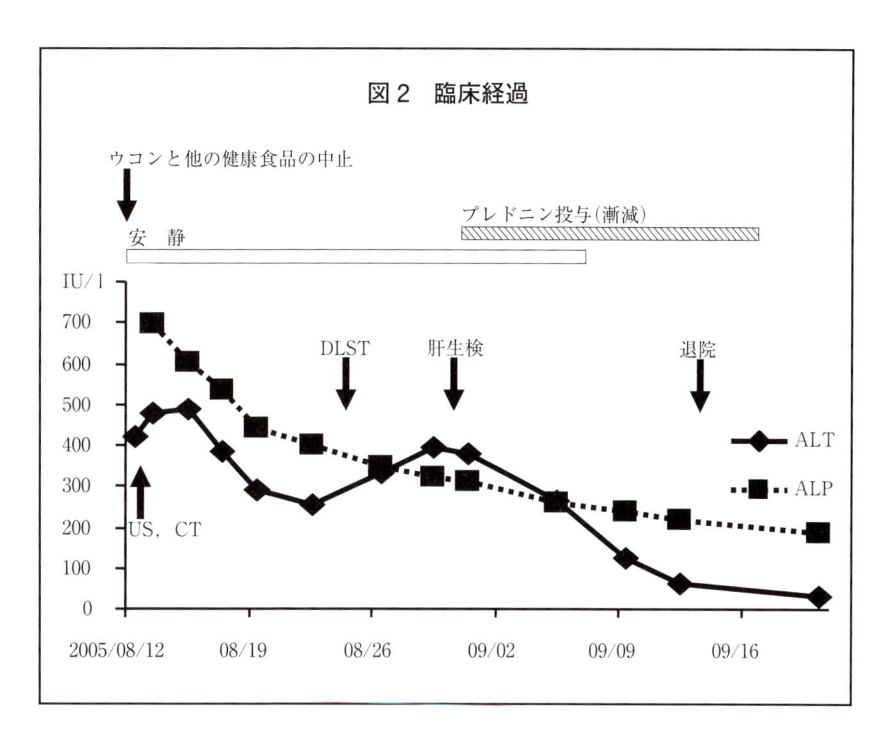

　診断は薬物性肝障害の診断基準に沿って行った。薬物性肝障害の診断には，肝障害出現の前後での詳細な薬物服用歴を含めた病歴の聴取，ウイルス性，アルコール性，自己免疫性肝疾患など，他の原因の除外が重要である。本症例では，健康食品の摂取歴からは，ウコンが原因として最も疑わしい食品と考えられた。他の肝障害の原因も除外され，ウコンに対するDLSTが強陽性を示したため，ウコンによる肝障害と診断した。経過中に肝胆道系酵素の再上昇を認めたため，肝生検を施行した。好酸球が散見されるなどの所見より，ウコンに対するアレルギー性肝障害として発症したものの，何らかの自己免疫機序が惹起され，肝障害が遷延したものと考えられた。ステロイド投与により肝障害は寛解した。

　通常の薬物のみでなく，ウコンなどの健康食品やサプリメントなども，肝障害の原因となりうることを念頭におく必要がある。特にウコンは，肝障害の改善目的で摂取される場合も多い。肝障害など不安を抱える場合は，まず医師に相談するよう啓蒙していくことが必要である。

ウコン：鬱金：Curcuma rhizome

　ウコンは利胆，健胃，鎮痛，止血ほかの作用をもつ民間薬として古くから広く普及している。また，各国で香辛料として使用されており，カレーの黄色成分の主体でもある。昨今の健康ブームで日本でも話題となっている健康食品の一つである。

　ウコンを原料とする製品は，いずれもショウガ科クルクマ属の多年生植物が原料であるが，品種，製造方法，含有成分，使用部位などが異なっているため，摂取の方法や服用量も異なっている。

　一般にウコンは飲酒対策や肝機能の改善を目的に摂取されている。ウコンの黄色成分であるcurcuminについては，慢性肝炎や腸炎に対する抗炎症作用，消化器系潰瘍患者についての健胃作用，肝障害抑制や胆汁排泄促進作用などが報告されている。しかし，アレルギー性接触性皮膚炎や肝障害，下痢・軟便などの消化器障害などの報告もある。

curcumin

参考文献
1）神代龍吉，久持顕子，佐田通夫：健康食品による肝障害，総合臨床　2006；**55**：150-51
2）小川洋子，山本匡介：臨床におけるサプリメント，7．ウコン，Prog. Wed. 2004；**24**：1475-8．
3）Randall G Lee：Drug-induced hepatic injury. Diagnostic liver pathology. 1st ed. Mosby, St. Louis, 1994, 341-78.
4）大部誠：薬物性肝障害の病理，肝胆膵　2000；**40**：871-80．
5）滝川　一，恩地森一，高森頼雪，他：DDW-J 2004 ワークショップ薬物性肝障害診断基準の提案，肝臓　2005；**46**：85-90．

安全性と健康障害（副作用，有害反応）

　"ウコン"という名のつくものには，春ウコン（Curcuma aromatica），秋ウコン（Curcuma longa。ターメリック=turmeric），ジャワウコン（Curcuma xanthorrhiza），その他がある。ナチュラルメディシンに掲載されているturmericについて記述する。

　消化障害（dypepsia）に対して「有効性が示唆されている（possibly effective）」と評価されているが，ぶどう膜炎，結腸・直腸がん，慢性関節リウマチ，皮膚がんについては，データ不十分とされている。

　消化障害の場合，turmeric 500mg/日（4分服）が用いられる。「安全であることが示唆されている（possibly safe）」であるが，ウコンに含まれている量であると，米国ではGRS（Generally Recognized as Safe），すなわち「おそらく安全であると思われる（likely safe）」と評価されている。しかし，吐き気や下痢を起こすこともある。局所的に，アレルギー性皮膚炎を起こすこともある。

　ガーリック，イチョウ葉，アンジェリカ（angelica），チョウジ（clove）等のハーブと併用すると，出血することがある。抗凝固薬・血小板凝集抑制薬（アスピリン，ワルファリン等）と相互作用を営む。

（田中平三）

アガリクスによる肝障害

久持顕子
久留米大学医学部内科学講座　消化器内科部門（現：久持医院，中津市）

キーワード	1）症状：全身倦怠感 2）健康食品：アガリクス 3）その他：肝生検，肝機能検査，癌術後
危険度 レベル	判断基準Ⅰ：真正性　　　　4（医学的に推定） 　　　　　　緊急性（重篤度）　3（全身的症状） 　　　　　　重要性（情報数）　1（1〜3） 判断基準Ⅱ：レベル3（要監視）
コメント	アガリクスは肝障害の報告が散見される健康食品の一つであるが，担癌または治療後の患者が癌への有効性を期待して服用する場合があり，主治医は有効性と安全性について把握しておく必要がある。

症例報告

症　例	63歳，女性
主　訴	全身倦怠感
既往歴	61歳：盲腸癌にて手術，62歳〜高脂血症内服加療中，62歳：高血圧症。
輸血歴	なし
生活歴	飲酒，喫煙の習慣なし
現病歴	2001年8月，盲腸癌の診断（$A_2N_1H_0P_0$, stageⅢa）で手術後ドキシフルリジン（5'-DFUR）内服を開始した。2002年1月10日から術後の体調改善などを期待してアガリクスとウコン内服を開始した。2003年5月19日肝機能異常のため5'-DFUR中止したが倦怠感出現し肝機能増悪し，肝障害持続するため精査加療目的で同年7月17日当院紹介となった。
現　症	身長148cm，体重50.5kg，血圧150/92mmHg，脈拍71/分，体温36.6℃，身体所見に特記事項なし。
検査所見	1）検尿，血液・生化学検査（表1）：AST 208U/l，ALT 249U/l，LDH 275U/l，ALP 379U/l，γ-GTP 119U/lと肝胆道系酵素の上昇を認めた。肝炎ウイルスマーカー（HAV, HBV, HCV, EBV, CMV, HSV）は陰性であった。抗核抗体陰性，IgG, IgM値は正常範囲内であった。 2）画像検査：腹部超音波検査にて肝胆道系に有意な所見は認めなかった。 3）肝生検：中心静脈周囲に規則的に壊死を伴うリンパ球に形質細胞を混じた炎症細胞浸潤と出血を認め，一部の肝細胞には水腫様腫大を認め，門脈域に軽度の同様の炎症細胞浸潤を認める。線維化はほとんど認めない。薬物性肝障害に矛盾しない所見であり，また組織学的には自己免疫性肝炎（autoimmune hepatitis; AIH）が示唆される（図1）。
診　断	1）血液・生化学検査にてウイルス性肝疾患および画像診断で胆道系疾患も除外された。 2）DDWJ-2004ワークショップの薬物性肝障害診断基準案（DDWJ-2004案）[1]の判定は可能性高（スコア6点），国際コンセンサス会議（International consensus meeting; ICM）診断基準（1993年）[2]の判定はpossible（スコア5点）であり，AIH類似の組織所見にも関わらずアガリクス中止後に肝障害は速やかに改善し，経過からも薬物性肝障害に矛盾しなかった（図2）。
対応と治療	1）グリチルリチン製剤静注とウルソデオキシコール酸内服は肝障害発症時から開始された。当院初診時に服用していた薬物はアガリクス以外続行し経過を観察した。 2）組織所見でAIHが示唆されたがアガリクス中止後の肝機能改善が速やかなため副腎皮質ステロイドは使用しなかった。 3）以降，経過良好で肝機能は正常化した。

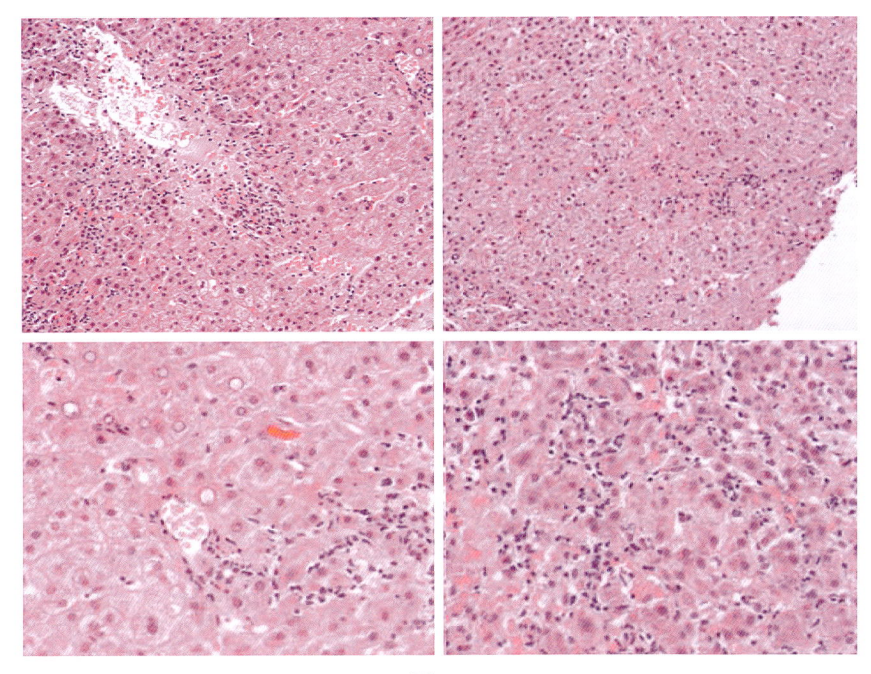

図 1

表 1 当院初診時検査所見

検血			生化学			免疫グロブリン		
RBC	420	$\times 10^4/\mu l$	AST	241	U/l	IgA	223	mg/dl
Hb	13.6	g/dl	ALT	267	U/l	IgM	115	mg/dl
Ht	40.6	%	LDH	284	U/l	IgG	1378	mg/dl
MCV	96.7	fl	ALP	421	U/l	IgE	33.9	IU/ml
MCH	32.4	pg	γ-GTP	193	U/l			
MCHC	33.5	g/dl	ChE	139	U/l	各種マーカー		
WBC	45	$\times 10^2/\mu l$	T.Prot	7.25	g/dl	CEA		4 ng/ml
platelet	19	$\times 10^4/\mu l$	Alb	4.34	g/dl	抗核抗体定性		(−)
Neutro	67.7	%	T.Bil	1.02	mg/dl	抗平滑筋抗体		(−)
Eosin	4.4	%	D.Bil	0.11	mg/dl	梅毒反応		(−)
Baso	0.7	%	TTT	9.3	クンケル単位	HCV RNA 定性		(−)
Lym	20.8	%	ZTT	13.4	クンケル単位	HBs 抗原		(−)
Mono	6.4	%	BUN	11	mg/dl	IgM-HBc 抗体		(−)
			Cr	0.6	mg/dl	HA-IgM 抗体		(−)
検尿			Na	144	mEq/l	EB VCA-IgM 抗体		(−)
pH		7	K	4.2	mEq/l	CMV-IgM 抗体		(−)
比重		1.012	Cl	104	mEq/l	HSV-IgM 抗体		(−)
糖		(−)	T.Cho	203	mg/dl			
蛋白		(−)						
ケトン体		(−)						
ウロビリノーゲン		(±)						
ビリルビン		(−)						
潜血		(−)						
白血球反応		(−)						

図2

解説

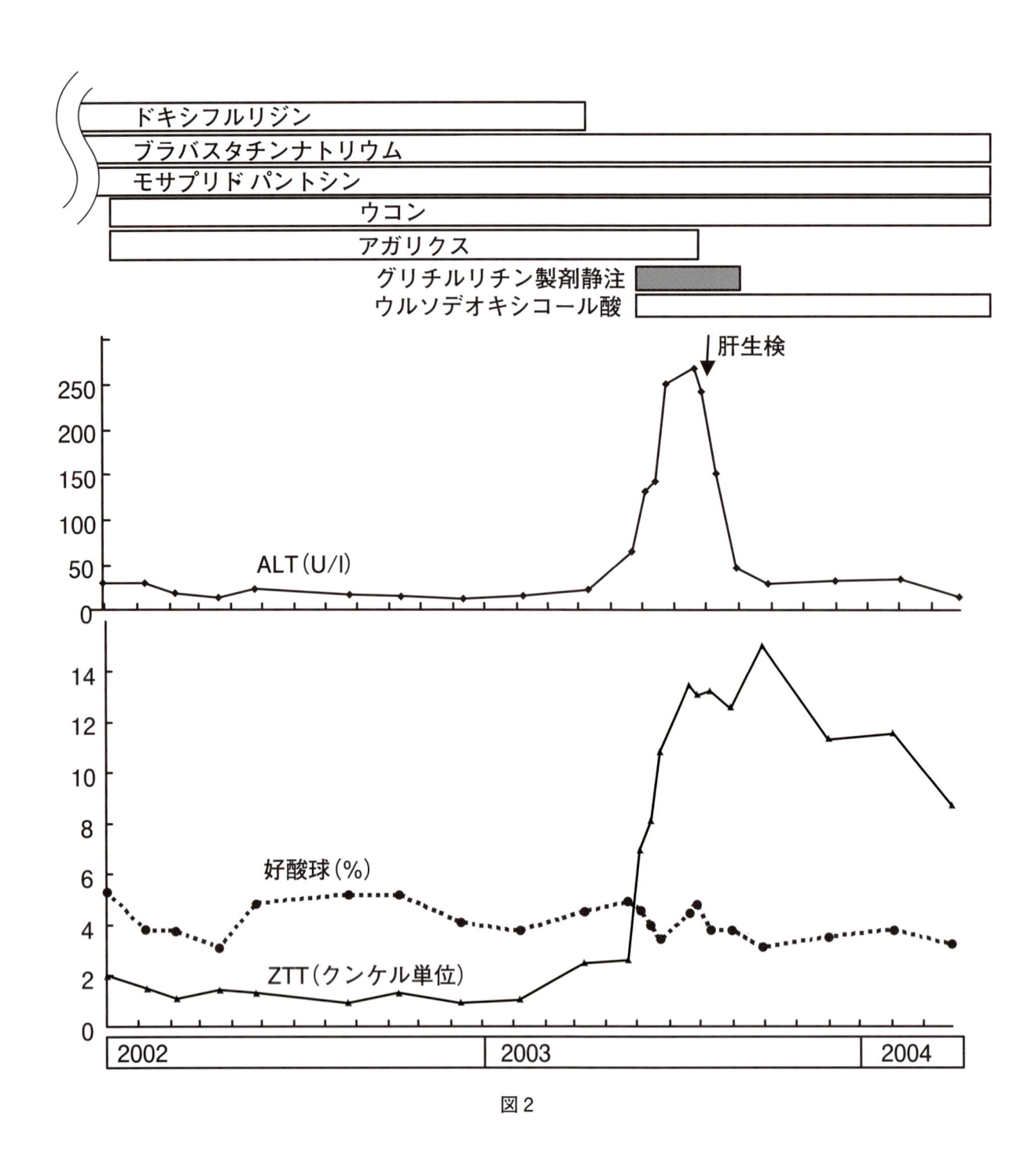

本症例での考察

　本症例の診断に際しては組織所見から AIH との鑑別が必要であった。抗核抗体陰性，血清 IgG 値正常範囲内であり，AIH 国際診断基準（1999年）[3] で治療前スコア8点と疑診にも満たず，副腎皮質ステロイド投与せず起因薬中止と肝庇護療法のみで治癒したこと，血清 ZTT の経過から免疫グロブリンの増加が示唆されたこと，および組織所見からアガリクス投与により何らかの免疫学的機序が働き薬物起因性自己免疫反応が引き起こされたことが推測された。薬物起因性自己免疫反応にはミノサイクリン肝障害[4] などの報告がある。またアガリクスが起因薬であることの信憑性を確認するため，併用薬の 5'-DFUR について肝障害の起因薬の可能性を薬物性肝障害の診断基準を用いて判定したところ，DDWJ-2004案の判定は否定的（スコア2点），ICM 基準の判定は unlikely（スコア2点）といずれも起因薬としては否定的であった。

　アガリクスは免疫賦活作用があるという報告[5] があり，担癌患者や癌治療後患者が効果を期待して服用する場合も多いが，健康食品のうちウコンに次ぐ肝障害の起因薬として挙げられる[6] ため，アガリクス内服においても定期的肝機能検査が肝障害の早期発見と重症化の予防に重要である。

参考文献

1) 滝川　一，恩地森一，高森頼雪，村田洋介，谷口英明，伊藤　正，渡辺真彰，綾田　穣，前田直人，野本　実，村田浩之，大森　茂，久持顕子，炭田知宣：DDW-J 2004 ワークショップ薬物性肝障害診断基準の提案，肝臓，**46**: 85-90, 2005.
2) Danan G. and Benichou C. : Causality assessment of adverse reactions to drugs-Ⅰ. A novel method based on the conclusions of International consensus meetings: Application to drug-Induced liver injuries: *J Clin Epidemiol*, **46**, 1323-1330, 1993.
3) International Autoimmune Hepatitis Group (McFarlane IG et al) : International Autoimmune Hepatitis Group Report: review of criteria for diagnosis of autoimmune hepatitis. *J Hepatol* **31**: 929-938, 1999.
4) Abe M. Furukawa S. Takayama S. Michitaka K. Minami H. Yamamoto K. Horiike N. Onji M.: Drug-induced hepatitis with autoimmune features during minocycline therapy, *Internal Medicine* **42**:48-52, 2003.
5) Mizuno M, Morimoto M, Minato K, Tsuchida H.: Polysaccharides from Agaricus blazei stimulate lymphocyte T-cell subsets in mice. *Biosci Biotechnol Biochem*, **62**:434-437, 1998.
6) 恩地森一，滝川　一，村田洋介，小島裕治，橋本直明，久持顕子，炭田知宣，大森　茂，村田浩之，渡辺真彰，谷口英明，前田直人，熊木天児，姜　貞憲，伊藤　正，青野　礼，綾田　穣：民間薬および健康食品による薬物性肝障害の調査，肝臓，**46**: 142-148, 2005.

安全性と健康障害（副作用，有害反応）

　アガリクス（agaricus mushroom）の学名は，Agaricus blazei である。ナチュラルメディシンで「有効性が示唆されている（possibly effective）」と評価されているのは，2型糖尿病のみである。アガリクスエキスが，がん化学療法の副作用（全身性衰弱，食欲不振，情動不安定）を改善するかもしれないという報告もあるが，信頼できる科学的根拠は不十分で，評価することはできない現状にある。

　2型糖尿病に対しては，アガリクスエキス500mg/日が投与される。しかし，経口糖尿病薬を服用している患者では，低血糖やそう痒を起こすことがある。したがって，理論的には潜在的に低血糖を起こすかもしれないハーブ類，サプリメント［悪魔のつめ＝devil's claw, コロハ＝tenugreek, グアーガム，オタネニンジン（高麗人参），エゾウコギ（シベリアニンジン）］とも相互作用する。

　アガリクスの有効性，安全性に関する研究は欧米諸国には少ない。日本語ではなく，英語での論文執筆が期待されている。

（田中平三）

クロレラ・黒酢による肝障害

久持顕子

久留米大学医学部内科学講座 消化器内科部門（現：久持医院，中津市）

キーワード	1) 症状：易疲労感 2) 健康食品：クロレラ・黒酢 3) その他：肝機能検査，C型慢性肝炎
危険度 レベル	判断基準Ⅰ：真正性　　　　3（医学的に疑い） 　　　　　　緊急性（重篤度）　3（全身的症状） 　　　　　　重要性（情報数）　1（1～3） 判断基準Ⅱ：レベル3（要監視）
コメント	健康食品を複数服用するものは多く，また慢性疾患患者が健康食品を使用する場合も多い。主治医は有効性と安全性について把握しておく必要があるが，黒酢のように肝障害の報告のないものが関与する可能性もあり，注意を要する。

症例報告

症　例	61歳，女性
主　訴	倦怠感
既往歴	55歳～C型慢性肝炎
輸血歴	なし
生活歴	飲酒，喫煙の習慣なし
現病歴	55歳時よりC型慢性肝炎（Chronic hepatitis type C; CH-C）で経過観察中であり，肝機能の変動は認めていなかった。2003年4月15日から知人に勧められクロレラと黒酢の服用を開始した。同年4月23日の当院定期受診の際に肝障害を認めた。
現　症	身長158cm，体重60.0kg，血圧120/76mmHg，脈拍68/分，体温36.2℃，身体所見に特記事項なし。
検査所見	1) 検尿，血液・生化学検査（表1）：AST 101U/l, ALT 165U/l, LDH 191U/l, ALP 172U/l, γ-GTP 61U/l と肝細胞障害型肝障害を認めた。HCVを除く肝炎ウイルスマーカー（HAV, HBV, EBV, CMV, HSV）は陰性，また抗核抗体陰性であった。血清IgG 2059mg/dlと高値だが初診時2190mg/dlと著変なくCH-Cに伴うものと考えた。 2) 画像検査：腹部超音波検査にて慢性肝炎の所見を認める他，胆道系を含めて有意な所見は認めなかった。
診　断	1) 血液・生化学検査にてCH-Cの急性増悪と薬物性肝障害の可能性が考えられた。 2) DDWJ-2004ワークショップの薬物性肝障害診断基準案（DDWJ-2004案）[1]の判定は可能性あり（スコア3点），また国際コンセンサス会議（International consensus meeting; ICM）診断基準[2]の判定はクロレラを起因薬，黒酢を併用薬とした場合にpossible（スコア3点）であり，クロレラおよび黒酢の中止後に肝障害は速やかに改善し，経過からも薬物性肝障害に矛盾しなかった（図1）。
対応と治療	1) 起因薬と考えられたクロレラと黒酢を中止し，グリチルリチン製剤静注とウルソデオキシコール酸内服を開始した。 2) 以降，肝障害は改善した。

表1　肝障害発症時検査所見

検血		検尿		生化学		各種マーカー	
RBC	384×10⁴/μl	pH	6.5	AST	101 U/l	AFP	7 ng/ml
Hb	12.6 g/dl	比重	1.015	ALT	165 U/l	抗核抗体定性	（－）
Ht	36.6 %	糖	（－）	LDH	191 U/l	HCV RNA定量	141 KIU/ml
MCV	95.3 fl	蛋白	（－）	ALP	172 U/l	HBs抗原	（－）
MCH	32.8 pg	ケトン体	（－）	γ-GTP	61 U/l	IgM-HBc抗体	（－）
MCHC	34.4 g/dl	ウロビリノーゲン	（±）	ChE	186 U/l	HA-IgM抗体	（－）
WBC	41×10²/μl	ビリルビン	（－）	T.Prot	7.86 g/dl	EB VCA-IgM抗体	（－）
platelet	16.5×10⁴/μl	潜血	（－）	Alb	4.16 g/dl	CMV-IgM抗体	（－）
Neutro	38.6 %	白血球反応	（－）	T.Bil	0.35 mg/dl	HSV-IgM抗体	（－）
Eosin	1.7 %			D.Bil	0.1 mg/dl		
Baso	0.2 %			TTT	19.4 クンケル単位	免疫グロブリン	
Lym	53.2 %			ZTT	26.4 クンケル単位	IgA	302 mg/dl
Mono	6.3 %			BUN	17.2 mg/dl	IgM	60 mg/dl
				Cr	0.51 mg/dl	IgG	2059 mg/dl
				Na	142 mEq/l		
				K	4.4 mEq/l		
				Cl	106 mEq/l		
				T.Cho	175 mg/dl		
				Fe	116 μg/dl		
				Ferritin	119 ng/dl		

解　説

本症例での考察

本症例の診断に際しては基礎疾患の CH-C の急性増悪とクロレラ・黒酢による薬物性肝障害の鑑別が問題となった。薬物性肝障害とした根拠としては CH-C の経過および起因薬中止後に速やかに肝障害が改善したことが決め手となった。薬物性肝障害の診断基準では薬物以外の原因の除外がスコアリングの項目に定められているが，除外すべきウイルスマーカーとして第1群には HAV, HBV および HCV が含まれる。基礎疾患に CH-C を有する場合は「薬物以外の原因の除外」のスコアが最高で0点と低くなり，当然，薬物性肝障害としてのスコアも低くなる。このような条件下でより薬物性肝障害としての信憑性を高めるためには肝組織診断，リンパ球幼若化試験などできるだけ情報を収集することが重要となる。

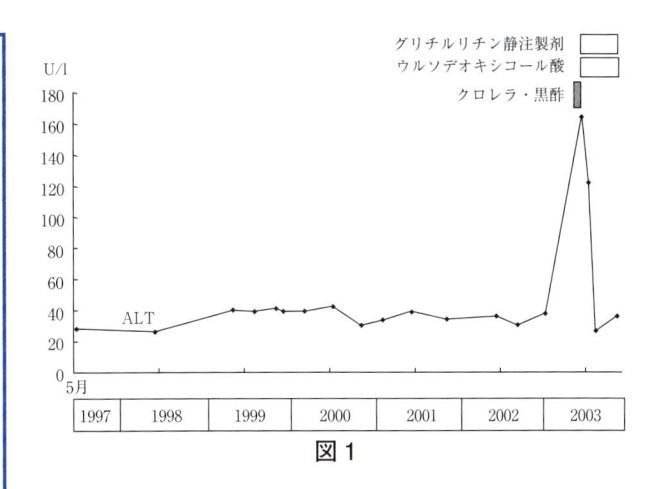

図1

なお本症例の場合は起因薬の中止にて肝障害が速やかに改善したため肝生検には至らなかった。

健康食品やサプリメントの使用者には多種を併用するものが多く[3]，同時に開始し中止した場合には起因薬を特定することが困難である。この場合に診断基準の判定を用いると，過去に肝障害の報告がない薬物の場合はスコアが低くなるため，とくに健康食品やサプリメントのようにエビデンスに乏しいものは起因薬として否定される可能性があり，診断基準の結果で起因薬として除外することは見落としにつながる可能性がある。クロレラと黒酢を例に挙げると，前者は肝障害の報告もあり発症機序もアレルギー性機序の可能性が多いと報告されているのに対して，黒酢については現時点では肝障害の報告は見当たらない。これらを診断基準で判定するとクロレラが黒酢よりも高スコアとなる。本症例では同時に2種の健康食品を開始し中止した経緯から肝障害の起因薬としては両者を挙げた。

クロレラは淡水に生息する緑藻の1種であり多量の葉緑素と種々の栄養素（蛋白質・脂質・炭水化物・核酸・ビタミン類・ミネラル等）を含む。安全性については消化器症状，光線過敏症，喘息，アナフィラキシーなどアレルギー症状の報告の他，肝障害についてはアレルギー性発症機序が示唆され，急性肝不全の報告[4]もある。またクロレラの製品には多量の鉄を含むものがあり，鉄過剰状態を起こす可能性があるため CH-C 患者では注意が必要である。黒酢は純玄米酢または純米酢の1種でありアミノ酸やペプチドを含む。有効性については動物実験において大腸癌の抑制効果を認めたが[5]，安全性に関する肝障害の報告は検索し得た限りでは認めなかった。

健康食品やサプリメントの使用は本来，治療目的ではないが，慢性疾患患者の健康食品への期待や興味を理解した上で適切な指導を含めた診療を行うことが重要である。

参考文献
1) 滝川　一, 恩地森一, 高森頼雪, 村田洋介, 谷口英明, 伊藤　正, 渡辺真彰, 綾田　穣, 前田直人, 野本　実, 村田浩之, 大森　茂, 久持顕子, 炭田知宣：DDW-J 2004 ワークショップ薬物性肝障害診断基準の提案, 肝臓, 46: 85-90, 2005.
2) Danan G. and Benichou C.: Causality assessment of adverse reactions to drugs- Ⅰ. A novel method based on the conclusions of International consensus meetings: Application to drug-Induced liver injuries: *J Clin Epidemiol*, 46, 1323-1330, 1993.
3) 神代龍吉, 古賀郁利子, 久持顕子, 桑原礼一郎, 安倍弘彦, 石井邦英, 釈迦堂敏, 酒井浩徳, 小野典之, 白地美紀, 福嶋博文, 白地　哲, 山下文彦, 矢野洋一, 宮島一郎, 佐田通夫：消化器病患者における健康食品の摂取状況, 肝臓, 44: 435-442, 2003.
4) 乾あやの, 野崎昌俊, 十河　剛, 小松陽樹, 藤澤知雄：健康食品による肝不全例-クロレラが原因と考えられた急性肝不全の1例, 肝臓, 44: 608-609, 2003.
5) 静間　徹, 石渡一夫, 中澤博江, 長野正信, 盛　英三, 福山直人：黒酢もろみ末による大腸癌の抑制効果　ヒト大腸癌細胞を移植した動物モデルを用いて, 静脈経腸栄養, 22：337-343, 2007.

安全性と健康障害（副作用，有害反応）

クロレラ（chlorella）の線維筋痛（fibromyalgia）の一般症状や痛み，神経膠腫の化学療法・放射線療法の副作用の改善に対しては，科学的根拠が不十分である。

ナチュラルメディシンでは，経口的に適切に使用されている限り，2ヵ月以下であると「安全であることが示唆されている（possibly safe）」と評価されている。上記の線維筋痛（錠剤10g/日＋液状抽出物100mL/日），神経膠腫の化学療法・放射線療法（20g/日＋150mL/日）の場合に，下痢，腹部痙攣，放尿，吐き気が，特にクロレラ摂取後1週間以内に起こった。その他，糞便の緑色化，気管支喘息，アナフィラキシー，光線過敏が起こったという症例報告がある。

クロレラは，免疫機能を刺激するようであるので，理論的ではあるが，免疫抑制薬の作用を干渉するかもしれない。したがって，免疫抑制薬（azathioprine=Imuran, basiliximab, mycophenolate, tacrolimus, sirolimus, プレドニゾロン, コルチコステロイド等）を投与している患者には，クロレラの使用を避けるべきである。

黒酢（vinegar）は，ナチュラルメディシンに記載されていない。黒酢は，純玄米酢または純米酢を熟成させたものである。酢は熟成が進むと，褐色を呈し，黒みをおびてくる。降圧作用（特定保健用食品として許可された商品がある），腎不全のため透析療法を受けている患者の皮膚そう痒感軽減の報告はあるが，信頼できる科学的根拠は不十分である。

黒酢を経口的に，すなわち食品として，通常の摂取をしている限り「おそらく安全性であると思われる（likely safe）」といえる。しかし，高濃度，例えば30％の酢酸を約100mL摂取した後，激しい腹痛と嘔吐，著明な溶血尿が認められ，その後，無尿，呼吸困難，播種性血管内凝固症候群になったという（国立健康・栄養研究所ホームページ）。

(田中平三)

青汁によると考えられた肝障害

岩佐元雄,三藤留美,竹井謙之

三重大学医学部病態制御医学講座　消化器内科学

キーワード	1) 症状:肝機能障害,自覚症状なし。 2) 健康食品:青汁 3) その他:肝機能検査値,リンパ球幼弱化試験(DLST),肝生検
危険レベル	判断基準Ⅰ:真正性　　　4(医学的に推定) 　　　　　　緊急性(重篤度)　2(局所的症状) 　　　　　　重要性(情報数)　1 (1～3) 判断基準Ⅱ:レベル3(要監視)
コメント	一般に青汁とは緑葉野菜を絞った汁のことで,栄養素が豊富に含まれていることから,健康食品として広く普及している。肝障害の原因としての報告は極めてまれである。本症例は青汁による肝障害と考えられ,組織学的に炎症細胞浸潤と肉芽腫形成がみられた。

症例報告

症　例	68歳,女性
主　訴	肝機能障害　自覚症状なし
既往歴	輸血歴を含め特記事項なし
生活歴	飲酒,喫煙の習慣なし
現病歴	1994年より2型糖尿病に対し当科外来にて食事療法を行っていた。2002年7月末より青汁を服用していた。特に自覚症状はなかったが,同年10月1日の血液検査にてGOT 146IU/l, GPT 205IU/lとはじめて肝機能障害を指摘され,10月18日当科に精査治療目的に入院となった。なお,青汁の服用は10月7日より中止されていた。
現　症	身長149cm,体重48kg,血圧130/66mmHg。身体所見に特記事項なし
検査所見	1) 血液検査 　GOT:284 IU/l, GPT:418 IU/l, ALP:108 IU/l, γGTP:93 IU/lと肝胆道系酵素の中等度上昇を認めた。HbA1は5.6%と正常域にあり,血糖コントロールは良好であった。Hb:11.4 g/dlと軽度の貧血がみられた。他の血液生化学は正常範囲であった。HBV, HCVのウイルスマーカーは陰性で, EBV, CMVのIgM抗体は陰性,抗核抗体は弱陽性,抗ミトコンドリア抗体は陰性であった(表1)。血清アデノシンデアミナーゼ(ADA),アンギオテンシンⅠ転換酵素(ACE),リゾチーム値は正常であった。 2) 画像検査 　腹部超音波検査,腹部CT検査ともに,肝胆道系に有意な所見を指摘し得なかった。胸部CTに異常所見はなかった。 3) DLST 　内服していた青汁粉末に対し,13.3%と陽性を示した。 4) 肝生検 　門脈域と実質内に軽度の炎症細胞浸潤がみられ,肉芽腫が認められた。門脈域に線維化はみられず,原発性胆汁性肝硬変を示唆する胆管の変化も認められなかった(図1)。
診　断	1) 画像診断による胆道系疾患の除外,血液検査によるウイルス性肝疾患及び自己免疫性肝疾患の除外,飲酒歴の否定,青汁摂取歴の存在,青汁粉末に対するDLSTが陽性であったこと,肝生検の結果肉芽腫形成がみられたが,サルコイドーシス,結核,原発性胆汁性肝硬変は否定的であったことなどを総合的に判断し,青汁による肝障害と診断した 2) DDW-J-2004ワークショップの薬物性肝障害診断基準案での判定における,スコア:8,判定:可能性が高い,との結果も診断の根拠となった。
対応と治療	1) 入院時すでに青汁の内服は中止されていたので,そのまま安静臥床にて経過をみた。 2) 入院後,一時肝障害の増悪傾向がみられたが, GPT 547IU/lを最高値に順調に低下を示し,11月20日退院となった。外来で再度血液検査を施行したところ,肝障害は正常化していた(図2)。

表1　当科入院時血液検査所見

Hematology

WBC	4,500 /mm³
Eos	3.8 %
RBC	336×10⁴/mm³
Hb	11.4 g/dl
Hct	34.1 %
Plt	21.7×10⁴/mm³
PT	98.6 %
HEPT	101.0 %

Biochemistry

TP	7.3 g/dl
Alb	4.4 g/dl
GOT	284 IU/L
GPT	418 IU/L
T-Bil	0.4 mg/dl
LDH	354 IU/L
ALP	108 IU/L
LAP	40 IU/L
γ-GTP	93 IU/L
ChE	0.89 △pH
TTT	1.5 U
ZTT	6.7 U
T.Cho	131 mg/dl
BUN	17 mg/dl
Cr	0.8 mg/dl
CRP	≦ 0.2 mg/dl
HbA1c	5.6 %

Virus maker

IgM-HA Ab	(−)
IgM-HBc Ab	(−)
HBs-Ag	(−)
HCV-Ab	(−)
EB-VCA-IgM	<10×
CMV-IgM-EIA	(−)

その他

ANA	80 ×
AMA	(−)
IgG	1320 mg/dl
IgM	28 mg/dl
IgE	110 mg/dl

DLST

	S.I (%)	判定
青汁	13.3	陽性

図1 H.E. 200× / H.E. 400×

図2 臨床経過

解説

本症例での考察

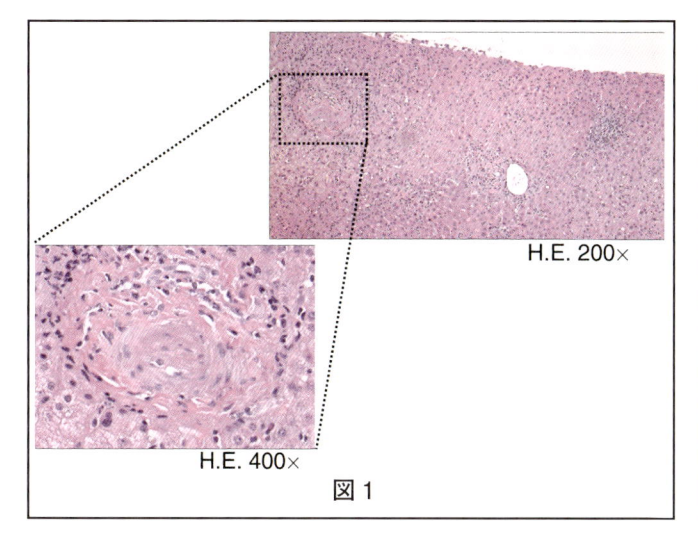

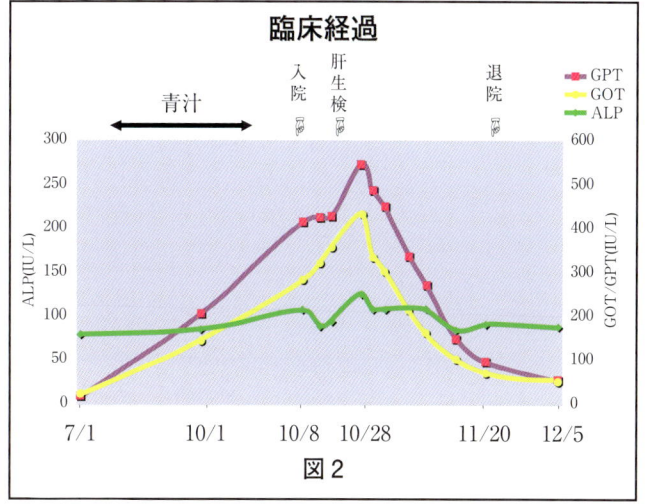

　診断は薬物性肝障害の診断基準に沿って行った。薬物性肝障害の診断には，肝障害出現前後での詳細な薬物服用歴を含めた病歴の聴取，ウイルス性，アルコール性，自己免疫性肝疾患など，他の原因の除外が重要である。本症例では，青汁以外に健康食品を含めた薬物の服用はなく，青汁が原因として最も疑わしいと考えられた。また，本症例は肝生検所見で肉芽腫形成が認められたが，肝肉芽腫を形成する疾患としては，サルコイドーシス，結核，原発性胆汁性肝硬変などがあり，アロプリノール・カルバマゼピンなど薬物性の報告もみられる。本症例は胸部X線およびCT上異常所見なく，血清ADA，ACE，リゾチームは正常範囲内であり，サルコイドーシス及び結核は否定的であった。他の肝障害の原因も除外され，青汁に対するDLSTが陽性を示したことから，青汁による肝障害と診断した。本症例が服用した青汁は大麦若葉を粉砕し粉末状にしたものであったが，製品化に際して添加物が使用されている可能性があり，青汁のどの成分が今回の肝障害の原因となったかは同定できなかった。

　近年，これまで安全とされてきた健康食品による肝障害の報告が散見される。肝機能異常を呈した患者の診療に対しては詳細な薬物服用歴を聴取する必要があるが，健康食品の服用についても留意する必要があると考えられた。

青汁

　青汁は生の緑葉野菜をすり潰して絞った絞り汁のことで，栄養素が豊富に含まれているとされ，健康食品として広く飲用されている。多くの場合，粉末の状態で商品化されている。原料は各社様々で，ケール（アブラナ科の野菜でビタミンの含有量が多い）を原料とした青汁がよく知られている。健康被害に関する報告はほとんどなされていない。

参考文献
1）滝川　一，恩地森一，高森頼雪，他：DDW-J 2004 ワークショップ薬物性肝障害診断基準の提案，肝臓　2005；**46**：85-90．

安全性と健康障害（副作用，有害反応）

　青汁の主原料はケール（kale）で，ケール（Brassica oleracea var. acephala DC）は，キャベツ（cabbage. Brassica aleracea L. var. capitata L.）の変種である。乳首のための穴をあけたキャベツの葉を冷蔵（chilled）したものを，乳房に，室温になるまでの約20分間（1日1〜4回，1〜2日間）当てると，乳房が充血し，乳汁分泌に有用であるという［「有効性が示唆されている（possibly effective）」］。

　キャベツの葉を切り刻み，しぼってジュース（青汁）にし，食欲増進のために1リットル/日，胃痛，胃酸過多に，ジュース茶さじ1杯（1日3回，食前）を摂取したというデータがあるが，科学的根拠は不十分である。

　健康障害の報告はない。中国から輸入されたケールには，残留農薬が基準値以上であったとの事例がある。キャベツは甲状腺機能低下症を憎悪させる可能性を持っている。

　医薬品との相互作用は，いくつかが報告されている。acetaminophenの代謝を促進し，血中レベルを低下させる。キャベツがCYP1A2活性を促進することによって，代謝，体外への排泄が促進されてしまう薬剤には，clozapine, cyclobenzaprine, fluvoxamine, propranolol, theophylline等々がある。理論的には，グルクロン酸抱合によって代謝される薬剤（acetaminophen, oxazepam, モルヒネ等）も血中濃度が低下する。ビタミンK含有量が多いので，ワルファリンの作用を低下させる。　　（田中平三）

カバノアナタケ茶飲用による劇症肝炎

姜　貞憲[1]，伊藤沙和[2]，桜井康雄[1]，辻　邦彦[1]，本田尚典[2]，
横山　健[2]，片山勝之[2]，梅田いく弥[3]，前田征洋[3]，真口宏介[1]

1）手稲渓仁会病院　消化器病センター
2）同　麻酔科
3）新日鐵室蘭総合病院　消化器・血液腫瘍科

キーワード	1）症　　状：全身倦怠感，黄疸 2）健康食品：カバノアナタケ 3）その他：肝機能検査，劇症肝炎，リンパ球幼弱化試験（DLST）
危険レベル	判断基準Ⅰ：真正性　4（医学的に推定） 　　　　　　緊急性（重篤度）　5（死亡） 　　　　　　重要性（情報数）　1（1～3） 判断基準Ⅱ：レベル5（警告・禁止）
コメント	カバノアナタケは，白樺などの樹幹に成育するキノコの一種であり，乾燥したものを熱湯で煎じ，お茶代わりに飲用される。自然食品といえども本症例では劇症化を呈する肝炎の成因と考えられた。

症例報告

症　例	61歳，女性
主　訴	黄疸
既往歴	特になし。検診受診歴，献血歴，輸血歴，手術歴なし。
家族歴	父，姉に胃癌，母に心疾患，兄に肺膿瘍，妹に高血圧症。夫に変形性膝関節症，長男にアルコール性肝疾患。同胞，両親に膠原病，肝疾患を認めない。
生活歴	商店販売員。機会飲酒のみで喫煙せず。最近1年間の海外渡航歴なし。1年以上前から市販ビタミン剤（ユンケルB$_{12}$®，フレックスパワー®），4カ月前からカバノアナタケを煎じて茶の代わりに飲用していた。
現病歴	生来健康。2004年1月13日頃濃色尿に気付き，17日から灰白色便，皮膚黄染を認めた。20日近医を受診し感冒と診断されたが症状は持続し，23日 AST 3009 IU/L，ALT 2202 IU/L，ALP 460 IU/L を示した。1月26日精査のため新日鐵室蘭総合病院消化器血液内科へ入院した。意識は清明で AST，ALT は低下を示すも，凝固系は増悪しており（表1），劇症肝炎に準じた治療が必要と考え1月27日から血漿交換，血液透析濾過（HDF）を開始した。しかし，2月3日 NH3 は145μg/dl と上昇，PT は31.5％と低下した。4日肝性脳症評価と肝移植適応を検討するため手稲渓仁会病院ICUへ転入した。
現症	158cm，74.2Kg。見当識障害は認めず，失算と羽ばたき振戦，眼球結膜黄染を認めた。肝は触知せず，打診上肺肝境界は右鎖骨中線上第7肋間，濁音界は同じく第7-9肋間。下腿には pitting edema。
検査所見	1）血液検査（表1，2） 　　AST，ALT 高値から肝細胞障害を主体とする肝機能障害と考えられた。総 bilirubin は16.8mg/dl と著明に上昇し，PT 活性41.9％，Bilirubin D/T 0.67，BUN 6.8mg/dl と何れも低値であり，既に肝不全の状態を呈していた。一方，A，B，C 型肝炎 virus の急性感染所見は認めず，anti HEV IgG，IgM は上昇を認めなかった。また，抗核抗体（ANA），抗ミトコンドリア抗体（AMA）は何れも40倍と低力価陽性であり，IgG，IgM は正常範囲であった。2月3日手稲渓仁会病院ICUへ転入後に行った検査（表2）では，CMV，EBV の感染既往を示し AMA は陰性化，IgG，IgM は低下し非特異的 IgE は328 IU/ml（正常170 IU/ml 以下）と上昇を認めた。また，初期保存血清に対し東芝病院研究部にて施行された PCR では HEVRNA は同定されなかった。 2）画像検査 　　CT 及び US では明らかな胆道系の変化を認めなかった。CT による肝容積は1月27日1128.9ml であり，2月4日転入時578.4ml（標準肝容積[1]比46.5％）を示した。 3）DLST（表3） 　　2月5日に行った DLST では，対象とした3者のうちカバノアナタケ粉末に対し SI は16.5と強陽性を示した。サプリメント2種類における SI は陰性対照に比して各々2.4，3.8であった。

診　断	1) 肝細胞障害優位の重篤な肝機能障害の成因としてウイルス性肝障害，飲酒は否定された。ANA及びAMA低力価陽性は非特異的な可能性があり，IgG, IgMの推移とあわせ急性発症様自己免疫性肝炎ないし原発性胆汁性肝硬変と診断する根拠に乏しいと考えた。他方，肝炎起因可能性がある薬剤3者のうちカバノアナタケは，発症前服用期間が4ヶ月と比較的短く，DLSTでも強陽性を示すことから，他の2者に比べ責任薬剤である可能性が高いと判断した。 2) DDWJ-2004WSの薬物性肝障害診断基準案[2)]によるスコアは8点（可能性が高い）であった。
臨床経過	2月4日転入時の理学所見から肝性昏睡II度を伴う劇症肝炎，亜急性型と診断した。BUN, bilirubin D/Tは持続的に低下しPT活性は改善を示さなかった（図1）。CT上肝容積は2月20日には227.4ml（対標準肝容積）比18.3%）と著減した。体形から背景肝にはNon alcoholic fatty liver diseaseの存在が疑われ，さらに年齢が比較的高いことからも肝再生が期待できず内科治療に不応の可能性が考えられた。患者と家族へ生体部分肝移植の説明を行ったが適格提供者はおらず，脳死登録を行い待機した。HDFにより転入後2週間は肝性昏睡II度が維持されたが，14日頃生じた肺炎はその後改善せず，肝移植適応なしと診断した。家族に病状を説明し承諾を得た後20日夕に集中治療を終了，患者は同日夜死亡した。剖検は許諾されなかった。

表1　初診時血液検査成績　2004年1月26日

WBC	7290/μl	Hepaplastin test	59%
neutrophil	70%	Prothrombin time	14.6 sec, control 10.7 sec
eosinophil	3%	活性	41.9%
monocyte	7%	INR	1.74
lymphocyte	20%	APTT	38.6 sec
RBC	409 x10^4/μl	Fibrinogen	157 mg/dl
Hemoglobin	13.8 g/dl	AT 3	43.0%
Hematocrit	38.7%	Immnoglobulin G	1689 mg/dl
Platelet	18.0 x10^4/μl	A	354 mg/dl
		M	174 mg/dl
AST	3210 IU/L	HBsAg	(−)
ALT	1853 IU/L	HBsAb	(+)
LDH	890 IU/L	HBeAg	(−)
ALP	508 IU/L	HBeAb	(−)
γ-GTP	271 IU/	HBcAb	(+)
Cholinesterase	3904 IU/L	IgM HBcAb	(−)
TTT	3.4 U	HBV DNA	<3.7 LGE/ml
ZTT	9.8 U	Anti HCV	(−)
Total bilirubin	16.8 mg/dl	HCV RNA	(−)
Direct bilirubin	11.2 mg/dl	Anti HAV	(+)
Bilirubin D/T	0.67	Anti HAV IgM	(−)
Total protein	5.3 g/dl	Anti HEV IgG	(−)
albumin	51.6%	IgM	(−)
α_1 globulin	5.0%		
α_2 globulin	10.2%		
β globulin	9.7%	NH3	81 μg/dl
γ globulin	23.4%	HGF	1.26 ng/ml
Total cholesterol	118 mg/dl	BCAA/Tyrosine	1.37
Triglycerides	153 mg/dl		
BUN	6.8 mg/dl		
Creatinine	0.62 mg/dl		
FBS	163 mg/dl		

表2 転院後の追加的検査成績，2003年2月4日

Anti Herpes simplex virus type 2	x32	Immnoglobulin G	1086 mg/dl
		A	232 mg/dl
Anti CMV IgG	(+)	M	98 mg/dl
IgM	(−)	E	328 mg/dl
Anti EBV VCA IgG	x80		(normal range：0-250 mg/dl)
IgM	<10	AFP	45 ng/ml
Anti EBNA	x40	BCAA/AAA	0.4
HCV RNA	(−)	ANA	x40
HEV RNA	(−)	Anti mitochondria	<x40

図1

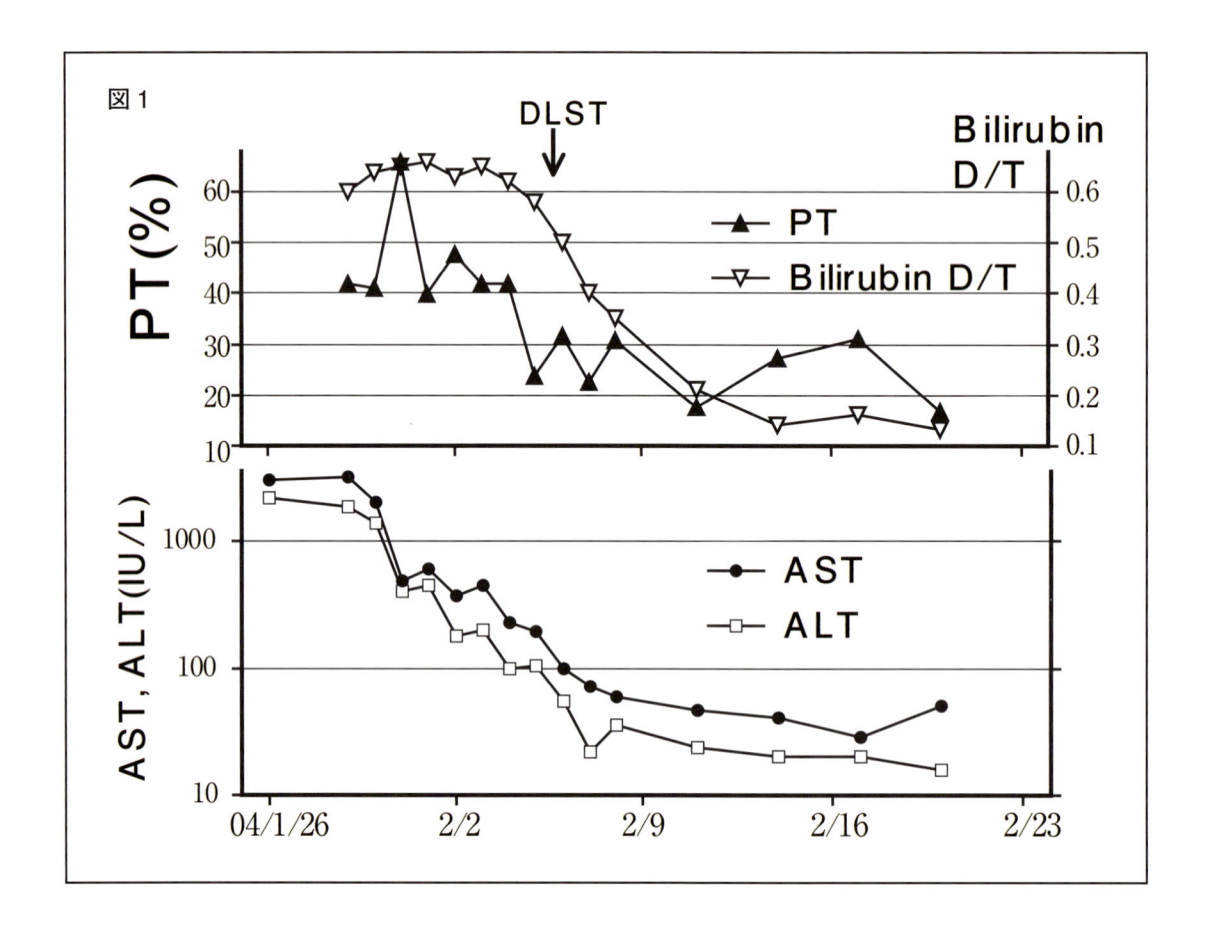

表3 DLST，2004年2月5日

薬剤		希釈率					
		1:190	:570	:1710	:5130	:15390	:46170
Ynker B12	cpm	55	185	177	86	70	50
	SI	0.7	2.4	2.3	1.1	0.9	0.6
Flex power EX		133	163	168	293	264	108
		1.7	2.1	2.2	3.8	3.4	1.4
カバノアナタケ		34	1267	644	559	218	117
		0.4	16.5	8.4	7.3	2.8	1.5

control 77cpm, PHA 237495 cpm, SI for PHA 3084.4
PHA；phytohemaglutinin，SI；stimulation index

解 説

本症例での考察

　本例では，当院 ICU 転入後劇症肝炎亜急性型と診断したが，HDF を中心とした血液浄化療法により脳症の進行が制御されたため，患者本人から健康食品の摂取歴を詳細に聴取し，患者自宅でカバノアナタケ，サプリメントをみいだし DLST を施行しえた．これら 3 者による薬剤性肝障害は診断基準[2]上可能性が高いと判定されたが，就中カバノアナタケは DLST 上他の 2 者に比べ S.I. が著しく高く責任薬剤の可能性が最も高いと考えた．

　カバノアナタケ茶による肝障害報告は本例が初めてである[3]．カバノアナタケはカンバ類立木樹幹に成育するキノコで，lignin 誘導体等を含有するとされている[4]．カバノアナタケ茶飲用による劇症肝炎例が存在する事実に鑑み，成因不明急性肝障害では本剤起因例の存在も念頭にその摂取の如何について聴取が必要である．

参考文献

1) Urata K, Kawasaki S, Matsunami H, Hashikura Y, Ikegami T, Ishizone S, Momose Y, Komiyama A, Makuuchi M: Calculation of child and adult standard liver volume for liver transplantation. *Hepatology* **21**:1317.
2) 滝川　一, 恩地森一, 高森頼雪, 村田洋介, 谷口英明, 伊藤　正, 渡辺真彰, 綾田　穣, 前田直人, 野本　実, 村田浩之, 大森　茂, 久持顕子, 炭田知宜：DDW-J 2004 ワークショップ薬物性肝障害診断基準の提案, 肝臓 **46**：85-99, 2005.
3) 姜　貞憲, 伊藤沙和, 本田尚典, 横山　健, 岩波悦勝, 片山勝之, 梅田いく弥, 前田征洋：カバノアナタケ茶飲用に起因する劇症肝炎の 1 例, 肝臓 **45**：331, 2004.
4) Ichimura T, Watanabe O, Maruyama S: Inhibition of HIV-1 protease by water-soluble lignin-like substance from an edible mushroom, Fuscoporia oblique. *Biosci Biotechnol Biochem*, **62**: 575.

安全性と健康障害（副作用，有害反応）

　カバアナタケの有効性，安全性に関する科学的根拠は不十分である．

（田中平三）

甲状腺ホルモン補充療法におけるスクワレンの影響

伴　良雄

昭和大学医学部　内分泌内科（現：伴内科クリニック（東京都目黒区））

キーワード	スクワレン，チラーヂン S，TSH
危険レベル	判断基準Ⅰ：真正性　　　4（医学的に推定） 　　　　　　　緊急性（重篤度）　3（全身的症状） 　　　　　　　重要性（情報数）　1（1〜3） 判断基準Ⅱ：レベル3（要監視）
コメント	甲状腺ホルモン補充療法時に，スクワレンを健康維持，改善を目的に服用する際には甲状腺ホルモンの吸収に影響する可能性があるので，分離服用すべきである。 　また甲状腺ホルモンの吸収に影響するカルシウム製剤，アルミニウム含有製剤，活性鉄なども影響するので注意を要する。 　甲状腺ホルモン補充療法中は時々，FT4，TSHを測定することが肝要である。

症例報告

症　例	60歳，女，主婦
主　訴	全身倦怠
現病歴	橋本病（35歳），高脂血症（50歳），慢性腎不全（55歳）で加療中。服用薬はチラーヂン S 75μg，メバロチン10mg，クレメジン顆粒2g，ペルサンチンL 150mg，ムコスタ100mg，ガスター10mgである。 　気力がなく，改善のために2004年12月より，スクワレンを服用するようになった。体調は良くなった。2005年3月より，血中TSH値が上昇し，4月26日 FT4 1.22 ng/dl，TSH 33.70μU/mlを示し，6月4日当科受診した。 　スクワレン服用の効果と影響を考慮し，スクワレン7錠（朝食後4錠，夕食後3錠）の服用を，朝食前4錠に減量，L-T4 50/75μg（交互）/日服用を75μg/日に増量を指示した。体調不良，だるさが増強し，17日後，TSHはなお高値のために，さらに同月28日よりスクワレン8錠に戻し，食事の影響を考慮し，朝，夕食前服用とし，L-T4 75μg/日，昼食前服用を指示した。3週後TSH 5.46μU/mlと低下し，食欲改善し，体重も増加した。10月4日にはTSH 1.64μU/mlと正常化した。
現　症	TSH上昇時には特に変化はなかったが，TSH改善時には2kgの体重増加がみられた。
検査所見	表1に示すごとくで，軽度貧血，腎機能（高値），肝機能（基準値内），アミラーゼ（高値）には変化なく，TSH上昇時にはCKは軽度上昇，総コレステロールは579 md/dlと上昇した。
診　断	スクワレンによる血中TSHの上昇（潜在性甲状腺機能低下症状態）
対応と治療	スクワレンとチラーヂンSの服薬の分離

表1　スクワレン服用時の血中遊離 T4 と TSH の変動

検査所見

		基準値	04/7/27	05/4/26	05/10/4
WBC	10-3/μl	3.5-9.0	6.2	7.2	5.9
RBC	10-4/μl	350-500	304	340	337
Hb	g/dl	12.0-16.0	9.8	11	10.6
Ht	%	34.0-46.0	29.2	32.6	31.9
好中球	%	40.0-60.0	53.2	52	55.1
リンパ球	%	27.0-47.0	33.8	34	32.2
単球	%	2.0-8.0	5.5	8	6.5
好酸球	%	0.0-7.0	7.2	4	5.7
好塩基球	%	0.0-1.0	0.3	2	0.5
総蛋白	g/dl	6.7-8.4	7.5	8.2	7.6
アルブミン	g/dl	4.0-5.1	4.3	4.4	4.4
総ビリルビン	mg/dl	0.3-1.0	0.6	0.7	0.7
直接ビリルビン	mg/dl	0.3以下	<0.1	<0.1	<0.1
尿素窒素	mg/dl	8.0-22.0	46.1	44.5	44.1
クレアチニン	mg/dl	0.5-0.9	4.1	3.7	3.7
尿酸	mg/dl	2.6-5.8	6.7	6.9	6.9
カルシウム	mg/dl	8.9-10.6	10.5	9.9	9.8
無機リン	mg/dl	2.8-4.8	4.5	4.3	4.1
AST(GOT)	IU/l	10.0-30.0	24	24	22
ALT(GPT)	IU/l	5.0-25.0	13	11	12
LD(LDH)	IU/l	105-220	203	206	203
ALP	IU/l	100-350	226	223	201
γ-GTP	IU/l	10.0-25.0	15	14	16
CK	IU/l	30-150	138	162	181
アミラーゼ	IU/l	40-160	402	450	352
Na	mEq/l	138-147	143.3	141.3	142.5
K	mEq/l	3.6-5.1	4.1	4.2	3.9
Cl	mEq/l	102-113	107.8	104.8	105.5
Fe	μg/dl	35-160	76	66	77
TIBC	μg/dl	250-450	280	282	256
グルコース	mg/dl	60-110	121	102	96
CRP	mg/dl	0.2以下	<0.2	<0.2	<0.2
中性脂肪		30-70	151		
総コレステロール	mg/dl	128-237	303	579	385
MPO-ANCA	EU	20未満	<10		
TSH	μIU/ml	0.35-3.73	3.84	33.7	1.64
Free-T3	pg/ml	2.2-4.1	2.54	2.42	2.6
Free-T4	ng/dl	0.88-1.81	1.27	1.22	1.5

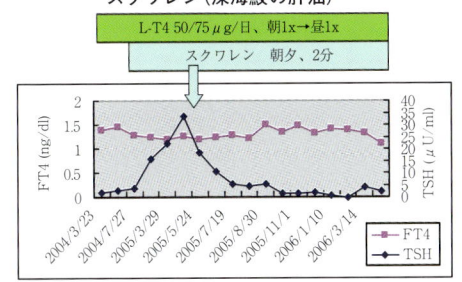

図1 甲状腺ホルモン薬の補充療法におけるサプリメントの影響

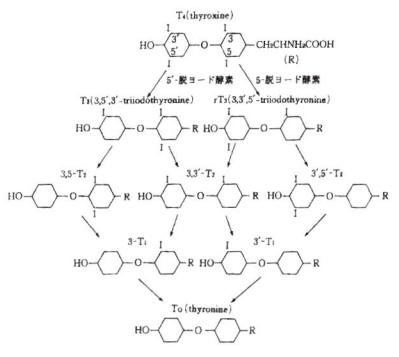

図2 甲状腺ホルモンの代謝過程

解説

本症例での考察

スクワレンについて

スクワレンはヒト体内で生成される微量物質で，H_2O から水素を奪い酸素を産生し，還元作用があり，肝臓や皮脂に多く含まれている。細胞賦活作用，免疫活性作用，鎮痛作用，過酸化脂質抑制作用，殺菌作用，浸透作用があるといわれる。深海鮫は酸素が極めて少ない水深300～1,000mに生息し，体重の1/4が肝臓で，抽出物を安定化させ，深海ザメエキス（鮫肝油スクワレン）などと健康維持を標榜して販売されている。

L-T4の吸収と代謝

チラーヂンS（レボチロキシンナトリウム，L-T4-Na）の吸収は小腸上部で行われる。L-T4の代謝は図に示す。甲状腺から分泌された血中T4(thyroxine)は下垂体TSH産生細胞や末梢組織細胞において5'位脱ヨード反応によって，T3(3,5,3'-triiodothyronine)に転換される。一方，T4の5位の脱ヨード反応によって，リバースT3(3,3',5'-T3)となり，不活性化される。5'位脱ヨード反応は1型脱ヨード酵素(D1)と2型脱ヨード酵素(D2)によって触媒され，5位脱ヨード反応は3型脱ヨード酵素(D3)によって触媒される。T3はD3によってT2(3,3'-diiodothyronine)に代謝され，失活する。リバースT3はD1とD2によってT2となる。

チラーヂンSの吸収障害について

L-T4-Naの吸収を低下させる薬剤としてはカルシウム剤，コレスチラミン，活性炭，制酸剤，緩下剤，スクラルファート，鉄剤などが知られている。特にカルシウム剤は医療用薬品の他に，一般用医薬品，健康食品，特定保健用食品（特保）などにも含有されている。

カルシウム，鉄，アルミニウムはL-T4-Naのフェニール基，カルボキシル基，アミノ基にイオン配位するほか，L-T4-Naが製剤に直接吸着することにより，小腸からの吸収を低下させると考えられている。

チラーヂンS服用時における血中TSHの上昇について

スクワレンは腎臓病でも改善が宣伝されており，慢性腎不全の本例でも体調の改善を願って服用したと思われる。チラーヂンSの服薬は5年間ほぼ同様で，検査所見に変化はなく，スクワレンの併用が血中TSHの上昇を招来したと考えられる。

チラーヂンS服用時における血中TSHの上昇は服薬が不規則になった場合がもっとも多いが，この他にTSH分泌を亢進させる薬剤，甲状腺ホルモンの合成，分泌を低下させる薬剤，甲状腺ホルモンの消化管吸収を低下させる薬剤，甲状腺ホルモンの代謝を促進する薬剤の服薬が考えられる。前者はFT4高値となり，甲状腺中毒症となる。後3者はFT4低値となり，顕性ないし潜在性甲状腺機能低下症となる。

本例では服薬はきちんとされており，チラーヂンS50/75μgの隔日交互服用で血中TSHは基準値内にあったところから，下垂体におけるD3反応を亢進させ，TSH分泌を亢進させた可能性は考えにくい。甲状腺ホルモンの消化管吸収を低下させたか，甲状腺ホルモンの代謝を促進したと考えられる。

スクワレンとチラーヂンSの服薬を分離したところ血中TSHは基準値に戻り，甲状腺ホルモンの消化管吸収を低下させた可能性が高いと考えられ，チラーヂンSによる補充療法ではスクワレンを併用する場合には分離服用すべきである。

参考文献
1) 澤田康文，三木晶子，江頭あゆ子，大谷壽一：薬と食の相互作用，2. 薬の小腸吸収低下から薬理効果がダウン b) 薬とカルシウム含有健康食品など，医薬ジャーナル，39巻；125～136，2003.
2) 濱名則子：甲状腺ホルモン薬の服薬指導，伴 良雄編，よくわかる甲状腺疾患のすべて，249～255，永井書店，2003.

安全性と健康障害（副作用，有害反応）

スクワレン(squalene)の有効性，安全性に関する科学的根拠は不十分である。

（田中平三）

プロポリスによる肝障害

田尻和人，三原　弘，杉山敏郎
富山大学医学薬学研究部　第三内科

キーワード	1) 症状：全身倦怠感 2) 健康食品：プロポリス 3) その他：肝機能検査値，肝生検，自己免疫疾患
危険レベル	判断基準Ⅰ：真正性　3（医学的に疑い） 　　　　　　緊急性（重篤度）　3（全身的症状） 　　　　　　重要性（情報数）　1（1～3） 判断基準Ⅱ：レベル3（要監視）
コメント	プロポリスはその抗菌作用とフラボノイドなどの様々な天然成分を含むことから健康食品として需要が高まっているが，皮膚炎などを中心に様々な副作用も報告されている。本症例は自己免疫性疾患を背景にもち肝障害の原因の診断に苦慮したが肝生検は鑑別に有用であった。

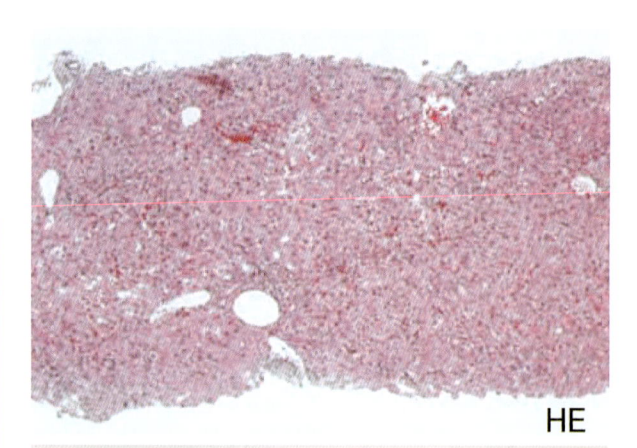

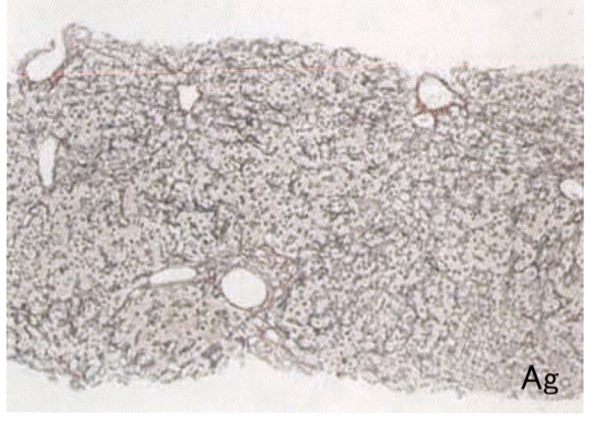

症例報告

症　例	50歳　女性
主　訴	全身倦怠感
既往歴	46歳時よりシェーグレン症候群，輸血歴なし
生活歴	喫煙なし，飲酒なし
現病歴	2002年6月の採血検査では異常を指摘されなかった。10月頃より全身倦怠感を自覚するようになり，10月中旬の健康診断で肝障害を指摘され近医より当科紹介入院となった。米国産プロポリスを今年に入ってから飲用開始している。
現　症	身長157cm，体重49kg，血圧110/72mmHg，身体所見に特記事項なし
検査所見	1) 血液検査 　AST 916IU/l，ALT 654IU/l，γ-GTP 339IU/l，ALP 426IU/lと肝胆道系酵素の上昇を認めた。HAV, HCV, HBVなどのウイルスマーカーは陰性であった。IgG，IgMの上昇を認めており，ANAが80倍と陽性であった。またHLA-DR4陽性であり自己免疫素因の関与も疑われた。プロポリスに対するDLSTは陰性であった。 2) 画像検査 　腹部超音波ではごく軽度の脂肪肝を認めるものの胆道系にも異常は認めなかった。 3) 肝生検（図1） 　線維化はほとんどみられず，巣状壊死を軽度に認めた。Interface hepatitis，形質細胞浸潤など自己免疫性肝炎を示唆する所見は認めなかった。
診　断	1) 画像診断による胆道系疾患の除外，血液検査によりウイルス性肝疾患は否定的であった。飲酒歴はなくアルコールによる機序も否定的であった。イムノグロブリンの上昇，抗核抗体の陽性所見あり，自己免疫性肝炎の国際スコアリングシステムでは12点で疑診例であった。自己免疫機序も否定はできなかったが，組織所見は自己免疫性肝炎を示唆する所見に乏しく，臨床経過からプロポリスによる肝障害と診断した。 2) JDDW2004ワークショップの薬物性肝障害診断基準案での判定ではスコア4点（プロポリスの過去の報告例をありとすれば5点）で可能性あり（5点の場合は可能性が高い）であった。
対応と治療	1) プロポリスの服用を中止とし安静にて経過をみたところ肝障害は改善傾向となった。 2) 入院時の検査にてIgGの高値，抗核抗体陽性を認めた。ウルソ600mgの内服が追加され，さらに肝障害は軽快した（図2）。 3) 肝生検を施行したが自己免疫性肝炎を示唆する所見に乏しく薬物性肝障害に矛盾しないものであった（図1）。

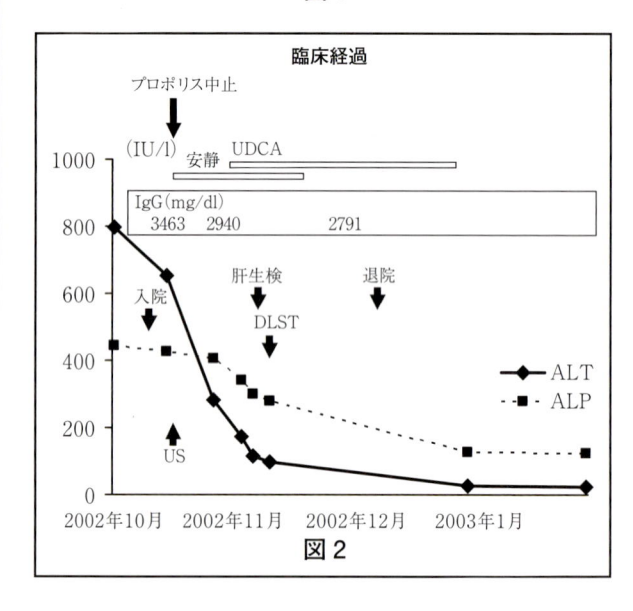

表1 入院時検査所見

血算		生化		各種マーカー	
WBC	2460/ml	TP	8.5g/dl	TPHA	(−)
Neut	44.7%	Alb	4.2g/dl	HA-IgM	(−)
Eo	1.2%	T-Bil	0.8mg/dl	HBsAg	(−)
Baso	0.8%	AST	916IU/l	IgM-HBc	(−)
Lym	42.6%	ALT	546IU/l	HCV-Ab	(−)
Mono	10.7%	LDH	668IU/l	HCV-RNA	(−)
RBC	354×10^4/ml	ALP	426IU/l	RAPA	×1280
Hb	9.4g/dl	g-GTP	339IU/l	ANA	×80
Ht	28.6%	T-chol	193mg/dl		(Homogeneous, Speckled)
Plt	21.9×10^4/ml	TG	114mg/dl	AMA	×20
		UA	4.1mg/dl	M2	(−)
凝固		BUN	11.9mg/dl	Anti-LKM1	(−)
PT	96%	Cre	0.52mg/dl	Anti-SMA	(−)
HPT	106%	Na	135mEq/l	Anti-DNA	2.7IU/ml
		K	4.0mEq/l	Anti-SS-A	16
免疫グロブリン		Cl	103mEq/l	Anti-SS-B	2
IgG	3463mg/dl	CRP	0.1mg/dl	HLA-DR	4, 13
IgA	498mg/dl			DQ	1, 3
IgM	287mg/dl				

DLST
プロポリス　S.I（%）1.4　陰性

検尿
異常なし

解説

本症例での考察

本症例ではシェーグレン症候群が基礎疾患にありイムノグロブリン，抗核抗体の陽性所見を認め自己免疫性肝炎との鑑別が問題となった。JDDW2004の薬物性肝障害の診断基準案ではスコア4～5点で可能性あり，ないしは可能性高いとされた。肝生検では自己免疫性肝炎を示唆する所見に乏しく，プロポリスによる薬物性肝障害と診断した。しかしHLA-DR4陽性であり，経過中肝障害の改善に伴いイムノグロブリンもやや低下していることから肝障害の発症には何らかの自己免疫学的機序の合併も示唆された。

薬物性肝障害の発症機序に関してはいまだ不明な点も多いが，健康食品でも重篤な肝障害の原因になりうるということを認識することが重要である。

プロポリスは蜂の巣の構成成分であり，さまざまな樹木の樹脂を蜂が咀嚼しワックス状になったものを原料としており，ビタミン，ミネラルに加え，フラボノイド，カルボン酸，クマリンなど180種以上の成分を有するとされている。そもそも蜂が外敵より自分達の巣を守るために用いているということから，その抗菌作用が注目されている。日本では1991年に食品添加物として，さらに1996年から化粧品などの添加物としても認可されたことから広く流通するようになった。副作用としては主にアレルギー反応によるとされており，特に接触性皮膚炎の報告が多いが，なかには重篤な肝障害の報告もあり注意が必要である。

参考文献
1) 滝川 一，恩地森一，高森頼雪，他：DDW-J 2004 ワークショップ薬物性肝障害診断基準の提案．肝臓 2005: **46**: 85-90.
2) 神代龍吉，久持顕子，佐田通夫：健康食品による肝障害，総合臨床 2006: **55**: 150-51.
3) Walgrave SE, Warshaw EM, Glesne LA：Allergic contact dermatitis from propolis. *Dermatitis* 2005 Dec;**16**（4）: 209-15.
4) A TAKESHITA, K SHINJO, K OHNISHI, et al.：Allergic reaction involving liver dysfunction and disseminated intravascular coagulation caused by a health food, Proporis. *Internal Medicine* 1995;**34**:1207-9.

安全性と健康障害（副作用，有害反応）

プロポリス（propolis）が薬として利用されたのは，紀元前350年にまで遡ることができる。ギリシャでは膿瘍に，アッシリアでは傷や腫瘍の治療に，古代エジプトでは乾燥壊疽に使った。しかし，現在のところ有効性，安全性に関する科学的根拠は不十分である。

3%の軟膏は，単純性ヘルペスウイルス2型による反復性陰部病変を改善する。口腔洗浄（rinse）により sulcoplasty の痛みや炎症が軽減する。ナチュラルメディシンでは，いずれも，「有効性が示唆されている（possibly effective）」と評価されている。風邪や熱傷（局所的治療）に対する有効性については，信頼できる科学的根拠は不十分である。

安全性については，経口摂取によるアレルギー反応，トローチ使用による潰瘍を伴う口腔粘膜炎が報告されている。ハチやハチ製品に対してアレルギーを示す患者は，プロポリスに対してもアレルギー反応を示しやすい。59歳，男性，胆管細胞がんの患者が，プロポリス5mL（1日3回，2週間）を摂取したところ，腎不全となり血液透析を受けた。プロポリス服用を中止すると，腎機能が改善し，再びプロポリスを服用すると，血液透析が必要となった。最終的に服用を止めると，腎不全の症状が再び改善した。この患者の家族の者は，同じ製品を服用していたが，副作用は認められなかった。局所的にプロポリス含有化粧品を使用し，湿疹様の接触性皮膚炎を起こしたという報告もある。

プロポリス中の抗原が気管支喘息を憎悪するので，気管支喘息の患者，また，ハチ蜜，マツ・モミなどの針葉樹，ポプラ，peru balsam，サルチル酸に過敏な人は，プロポリスを避けるべきである。

プロポリスの局所使用とその安全性については，P.133も参照のこと。

（田中平三）

中国産ダイエット用健康食品「茶素減肥」による急性肝障害の1例

塙 直子，滝川 一

帝京大学医学部　内科学講座

キーワード	1）症状：全身倦怠感 2）健康食品：中国製ダイエット用健康食品「茶素減肥」 3）その他：肝生検
危険レベル	判断基準Ⅰ：真正性　4（医学的に推定） 　　　　　　緊急性（重篤度）　4（重大な症状） 　　　　　　重要性（情報数）　1（1～3） 判断基準Ⅱ：レベル4（注意喚起）
コメント	2002年7月に本邦厚生労働省から，数種類の中国製ダイエット用健康食品に起因する，肝障害を中心とした健康被害の状況が報告された。しかし同薬物の人体への影響を検討したデータは存在せず，肝障害の発生機序は不明である。本症例の肝障害にはアレルギーが関与していると考えられた。

症例報告

症　例	55歳，女性
主　訴	全身倦怠感
既往歴	薬疹（原因薬剤不明），アレルギー性鼻炎あり。1994年に一過性脳虚血発作。最近の服薬歴なし。輸血歴なし。
生活歴	最近の海外渡航歴なし。飲酒歴なし。
現病歴	2000年7月の健康診断では，肝障害はみとめられなかった。2002年6月26日から茶素減肥6カプセル（約1.4gに相当）／日（通常量）の使用を開始した。7月1日より全身倦怠感が出現したため7月8日には茶素減肥の使用を中止し，7月18日に近医を受診した。近医にて高度の肝障害を指摘され，同日当院紹介入院となった。
現　症	身長156.5cm，体重56.7kg，体温37.2℃，意識清明。皮膚，眼球結膜に黄染あり。
検査所見	（血液・尿所見）入院時検査所見を表1に示す。好酸球増多，総ビリルビンとトランスアミナーゼ，胆道系酵素の上昇をみとめた。A，B，C型肝炎およびEBウイルス，サイトメガロウイルスの急性感染も否定された。入院7日目に行った，茶素減肥に対するリンパ球刺激試験は陰性であった。 　（肝生検）肝実質の変化としては，肝細胞の壊死および変性所見が目立ち，single cell necrosisが多数みられ，肝細胞が風船状に腫大した変性像もみられた。リンパ球および好酸球浸潤がみとめられた。門脈域は浮腫状で高度に拡大しており，リンパ球と好酸球の浸潤がみとめられた。小葉間胆管上皮は不整で，上皮内にリンパ球および好中球浸潤がみとめられた（図1）。
診　断	茶素減肥の使用開始後に出現し，中止により改善した急性肝障害であったこと。好酸球増多を伴っていたこと。他の肝障害の原因がなかったことから本症例の肝障害は茶素減肥によるものと診断した。DDWJ-2004ワークショップの薬物性肝障害スコアリング[1]では，肝細胞障害型の7点であり，可能性が高いと判定した。
対応と治療	入院前にすでに茶素減肥の使用は中止しており，肝合成能の低下もみられないため安静のみで経過を観察した（図2）。肝障害は入院時がピークであり退院時の8月29日にはALT47IU/l, ALP728IU/lと改善した。総ビリルビン値は入院10日目に16.7mg/dlとピークとなり，退院時には2.2mg/dlまで低下した。好酸球も2%と減少した。

Hb	13.9 g/dl	IgG	1350 mg/dl
WBC	6300 /μl	IgA	231 mg/dl
（Eosino	10 %）	IgM	118 mg/dl
Plt	15.8 ×10^4	IgE	103 IU/ml
PT	90.0 %	抗核抗体	(−)
APTT	33.0 sec	AMA M2	(−)
T-bil	3.6 mg/dl	IgM-HA Ab	(−)
D-bil	2.5 mg/dl	HBs Ag	(−)
TTT	3.6 U	HBs Ab	(+)
ZTT	5.9 U	IgM-HBc Ab	(−)
AST	4311 IU	HCV Ab	(−)
ALT	4074 IU	HCV-RNA	(−)
LDH	1744 IU	EB-VCA IgG	80倍
ALP	1370 IU	EB-VCA IgM	(−)
γGTP	519 IU	EBEA-DR IgG	(−)
LAP	219 IU	CMV-IgM	(−)
CRP	1.58 mg/dl	CMV-IgG	(+)
		DLST（茶素減肥）	(−)

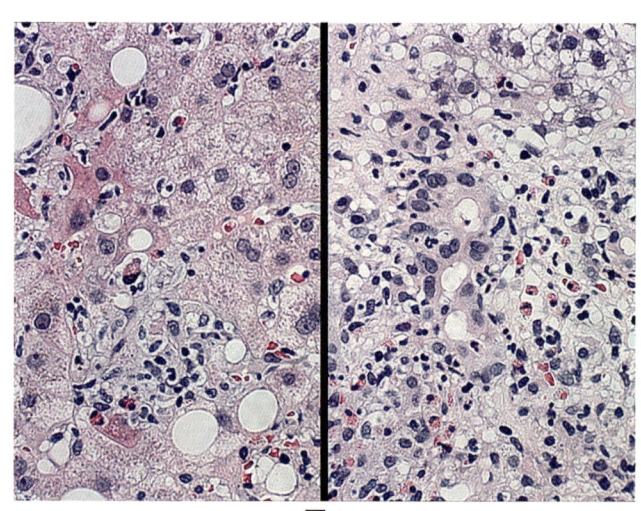

表1

図1

図2

解説

本症例での考察

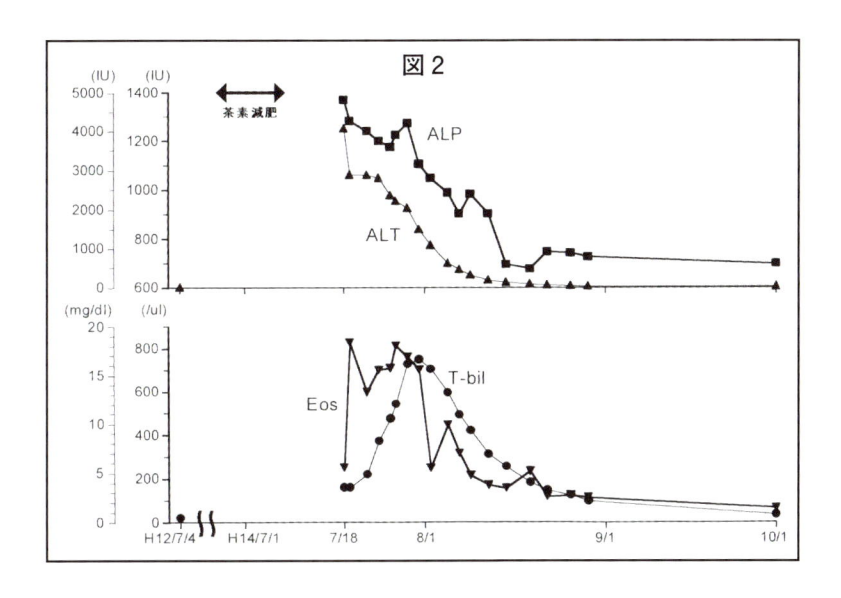

　本症例の肝障害の特徴は，1）肝細胞障害と胆汁うっ滞の混合型を呈する急性肝障害であり，2）末梢血中の好酸球増多および肝組織中の好酸球浸潤からアレルギーの関与があると考えられた。

　本症例が使用していた茶素減肥に原料として表記されていたのは，緑茶，エビス草，クコの実，サンザシおよび菊の花の5種類の植物であった。フランスで薬草として用いられるGermanderは，その成分であるneo-clerodane diterpenoidにより急性および慢性の肝障害を起こすことが報告されている[2)3)]。本邦でも，プアール茶の一種である沱茶による重症肝炎の1例が報告されている[4)]。茶素減肥の原料である5種類の植物が肝毒性を有するとの報告はみられないが，茶素減肥による肝障害の原因が特定されていない現段階ではその可能性も考えに入れるべきである。

　本症例の肝障害は経過観察のみで改善したが，肝移植に至る例[5)]や死亡例もあるとされている。急性肝不全を含む原因不明の肝障害の原因として健康食品の可能性も考慮すべきであると考えられた。

参考文献
1) 塙　直子，永山亮造，高森頼雪，栗原裕子，高柳もとえ，立澤英貴，滝川　一，福島純一，福田利夫，志賀淳治．中国産ダイエット用健康食品「茶素減肥」による急性肝障害の1例，肝臓 44巻：3号 109-112, 2003.
2) 滝川　一，恩地森一，高森頼雪，他：DDW-J 2004 ワークショップ薬物性肝障害診断基準の提案．肝臓 2005; 46 :85-90.
3) Larrey D, Vial T, Pauwels A, et al. : Hepatitis after germander (teucrim chamaedrys) administration: another instance of herbal medicine hepatotoxicity . *Ann Intern Med* 117:129-132, 1992.
4) Loeper J, Descatoire V, Letteron P, et al.：Hepatotoxicity of germander in mice. *Gastroenterology* 106:464-472, 1994.
5) 川崎靖子，木岡清英，青松和揆，他：沱茶による重症肝炎の一例，第76日本消化器病学会近畿支部例会抄録集 p45 演題番号 86, 2002.
6) 西村知泰，足立雅之，小林　央，他：中国産ダイエット薬品が原因と思われる亜急性型劇症肝炎および重症肝炎の2例，第270回日本消化器病学会関東支部例会抄録集 p28 演題番号 41, 2002.

安全性と健康障害（副作用，有害反応）

　緑茶（green tea）は，通常1～10コップ/日（平均3コップ/日）飲まれており，健康障害のないことは周知のことである「おそらく安全であると思われる（likely safe）」。健康障害は，大量（5～6リットル/日）摂取した場合に，主としてカフェインによってもたらされる。吐き気，嘔吐，腹部膨満感，腹痛，消化障害，放屁，下痢である。さらに，めまい（dizziness），不眠，疲労，興奮，振戦，不穏状態，錯乱等の中枢神経症状を示す。

　丸剤型（pill）で，緑茶抽出物を摂取した人々（14例の報告がある）が肝毒性を示したという。多くの製品については分析されてはいないが，製造過程（例えばエタノール抽出）での有害性物質の汚染も考えられた。

　緑茶に対するアレルギー反応としては，咳，呼吸困難，意識障害，喘息がある。

　緑茶中のカフェインは女性の線維嚢胞性乳腺症，乳がん，子宮内膜症あるいは骨粗鬆症と関連しているという報告があるが，否定している報告もある。

　緑茶は他の健康食品・サプリメントと相互作用を示す。ダイダイ（bitter orange）と血圧上昇，心拍数増加，冠動脈性心疾患リスク増加，カフェイン含有食品（コーヒー，紅茶，ウーロン茶，ガラナ，マテ茶，コーラ）とカフェイン副作用の増強，クレアチンと脳梗塞，エフェドラと高血圧，心筋梗塞，脳卒中，発作，突然死，肝毒性を示す健康食品・サプリメント（bishop's weed，ルリヂシャ，chaparral, uva urusi 等）と肝毒性リスク増加等である。緑茶中のカテキンは，ジヒドロ葉酸還元酵素の活性を阻害する。緑茶は，非ヘム鉄の吸収を減少させる。

　医薬品との相互作用も多い。アンフェタミン，抗血液凝固薬・血小板凝集抑制薬，糖尿病治療薬，cimetidine（Tagamet），clozapine，コカイン，経口避妊薬，disulfiram，エフェドリン，エストロゲン，fluconazole，fluvoxamine，肝毒性医薬品（アセトアミノフェン，amiodarone, carbamazepine, INH, methotrexate, メチルドーパ等），mexiletine, NAOI等である。緑茶中のカフェインは，dipyridamoleによる血管拡張作用を阻害する。急激にカフェイン離脱をはかると，血清リチウム濃度が増加する。

　臨床検査値にも影響を及ぼす。緑茶により増加するものは，尿中5-ヒドロキシインドール酢酸，出血時間，血漿カテコラミン，尿中クレアチン，血糖値，血中乳酸，血清アルカリフォスファターゼ，ALT（GPT），AST（GOT），ビリルビン，尿中カテコラミン，尿中バニルマンデリン酸（VMA），肺機能検査（FEV1等），血清テオフィリン濃度，Bitter法による血清尿酸，そして，眼圧である。低下するものは，鉄欠乏性貧血患者の血清フェリチン・ヘモグロビン，血糖値等である。

（田中平三）

痩せ薬「スーパースレンダー45」による肝障害

高橋秀明[1]，四柳　宏[2]，鈴木通博[1]，伊東文生[1]
1) 聖マリアンナ医科大学　消化器・肝臓内科　2) 東京大学　感染症内科

キーワード	1) 症状：無症状　肝障害 2) 健康食品：スーパースレンダー45 3) その他：肥満，痩せ薬，QT延長
危険度 レベル	判断基準Ⅰ：真正性　4（医学的に推定） 　　　　　　緊急性（重篤度）　4（重大な症状） 　　　　　　重要性（情報数）　1（1～3） 判断基準Ⅱ：レベル4（注意喚起）
コメント	飽食の時代を迎え，肥満者が増加しメタボリック症候群を有する患者が急増している。それに伴い，ダイエットを目的としたものなどを中心に健康食品への関心も高まっている。しかしそれらの中には健康被害を来すものもあり注意が必要である。本症例はN-nitoroso-fenfluramine，fenfluramineの2成分を含む未承認医薬品「スーパースレンダー45」による肝機能障害と考えられた。

症例報告

症　例	48歳，女性
主　訴	なし，肝機能障害精査依頼
既往歴	糖尿病，高血圧，高脂血症，脂肪肝，肥満
生活歴	飲酒ビール1L/日，週2回。喫煙歴，輸血歴，入れ墨歴，鍼治療歴なし。半年以内の海外渡航歴なし。
現病歴	46歳より上記疾患にて代謝内分泌内科通院中に，痩身目的にて市販の健康食品であるスーパースレンダー45を2002年7月10日より13日まで4錠/日，7月14日より8月12日まで6錠/日内服した。8月13日の採血にて，肝障害がみられ，精査加療目的に当科紹介された。スーパースレンダー45の服用を中止して経過観察していたが，改善が認められないため，8月27日入院となった。
現　症	身長151.3cm，体重67.35kg，Body Mass Index 29.4。その他身体所見に異常は認めない。
検査所見	1）血液・尿所見（Table.1）： 　生化学検査ではALP：267 IU/lと正常であったが，T.Bil.4.3mg/dl，D.Bil.3.2mg/dlと黄疸が認められ，またAST：806IU/l，ALT：1014IU/l，LDH：386IU/l，γ-GTP：334IU/lと肝胆道系酵素は高値を示していた。その他の血液生化学，尿検査は正常範囲であった。肝炎ウイルスマーカーはA型，B型，C型はいずれも陰性，EBウイルス，サイトメガロウイルスは既感染の所見であった。血清学検査ではIgG，IgM，IgEはともに正常であり，抗核抗体，抗ミトコンドリア抗体，抗LKM-1抗体はいずれも陰性であった。 2）画像所見： 　腹部超音波・CT検査では脂肪肝と軽度の脾腫が認められた。 3）心電図所見： 　心拍数52回/分と洞性徐脈であった。T波はV1-5で陰転化しており心筋障害が疑われた．QT時間の延長も認められた。 4）DLST： 　測定値（cpm），S.I.122（％）であり陰性であった． 5）肝生検： 　門脈域の線維性拡大に加え一部に線維性架橋形成を認めるが小葉構造は保たれている。細胆管増生像，胆管障害像を認める。類洞内炎症性細胞浸潤（単核球主体で好中球もみられる），層状壊死，癒合性壊死が散在している。また肝細胞の水腫様腫大と多核肝細胞，核空胞化もみられた。脂肪化はほとんど認めなかった。以上から薬剤性肝障害に矛盾しない所見と考えた（Fig.1）。
診　断	1）画像検査による胆膵系などの器質的疾患の除外，血液検査によるウイルス性および自己免疫性肝疾患の除外，飲酒歴の除外，痩せ薬「スーパースレンダー45」の摂取歴，肝生検所見などを総合的に判断し，DLST試験は陰性であったが，スーパースレンダー45による肝障害と診断した。 2）DDWJ-2004薬剤性肝障害診断基準案ではスコア：6点，判定：可能性は高いとの結果であった。
対応と治療	1）外来での肝障害出現時よりスーパースレンダー45の服用を中止とし，経過観察を行った。 2）肝障害の遷延化，黄疸の出現などを認めたため入院とし，肝生検施行後よりプレドニゾロン50mg/日とウルソデオキシコール酸600mg/日投与を開始とした。肝機能，黄疸とも速やかに改善し，約1ヶ月後には両剤とも中止することが可能であった（Fig.2）。また退院時の心電図ではQT延長は改善していた。 3）以後経過良好で，以前と同様の値まで改善するのを確認し，終診とした。

Table 1. Laboratory data on admission

Urinalysis	
Sugar	(−)
Protein	(−)
Bilirubin	(−)
Urobilinogen	(±)
Blood	(−)
Sediment	n.p.

Peripheral Blood	
WBC	6100/ul
Band	54.5%
Lymph	30.3%
Mono	9.0%
Eosino	5.5%
Baso	0.7%
RBC	$474 \times 10^4/\mu l$
Hct	39.1%
Hb	12.9g/dl
Platele	$26.9 \times 10^4/\mu l$
ESR	4mm/hr

Coagulation	
PT	84%
APTT	33.7sec (cont. 29.4sec)
Fibrinogen	192mg/dl
Hepaplastin test	63%

Blood Chemistry	
T.P	6.5g/dl
Alb	3.7g/dl
T.Bil	4.3mg/dl
D.Bil	3.2mg/dl
AST	806IU/l
ALT	1014IU/l
LDH	386IU/l
ALP	267IU/l
γ-GTP	334IU/l
Ch-E	200IU/l
Cr	0.44mg/dl

BUN	10.2mg/dl
Na	141mEq/l
K	3.6mEq/l
T.C	154mg/dl
T.G	149mg/dl
Fe	177μg/dl
Ferritin	50ng/ml
FBS	109mg/dl
NH3	58μg/dl

Protein Electrophresis	
Alb	58.0%
α1	4.0%
α2	7.2%
β	13.8%
γ	17.0%

Serological Study	
CRP	< 0.3mg/dl
IgG	1402mg/dl
IgA	159mg/dl
IgM	92mg/dl
IgE	62mg/dl
ANA	(−)
AMA	(−)
anti-LKM-1	(−)
HbA1c	5.9%

Viral Markers	
HBsAg	(−)
IgM anti-HBc	(−)
IgM anti-HA	(−)
anti-HCV-II	(−)
HCV-RNA	(−)
EBV VCA IgM	<10
EBV VCA IgG	×40
EBV EBNA	<10
CMV IgM	<10
CMV IgG	×40

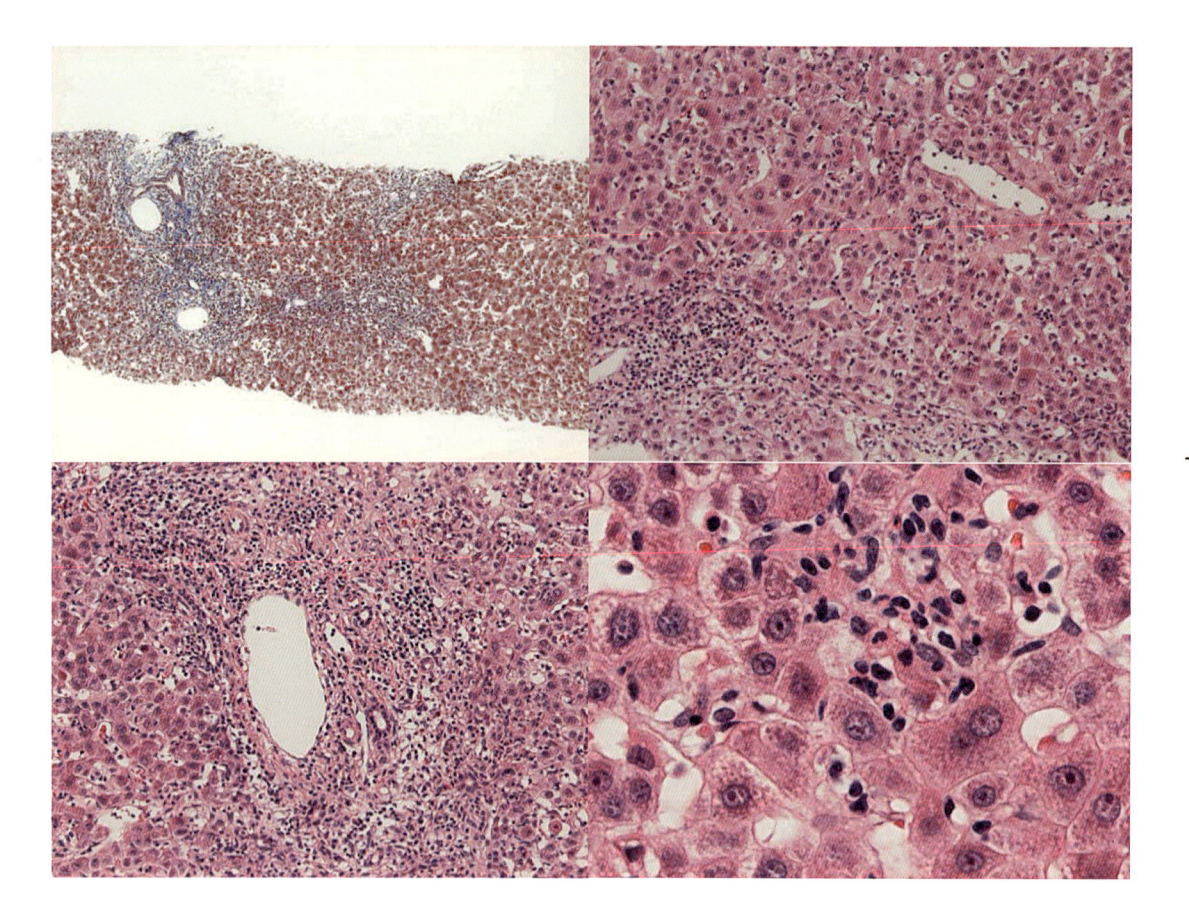

2a	2b
c	d

Fig.1

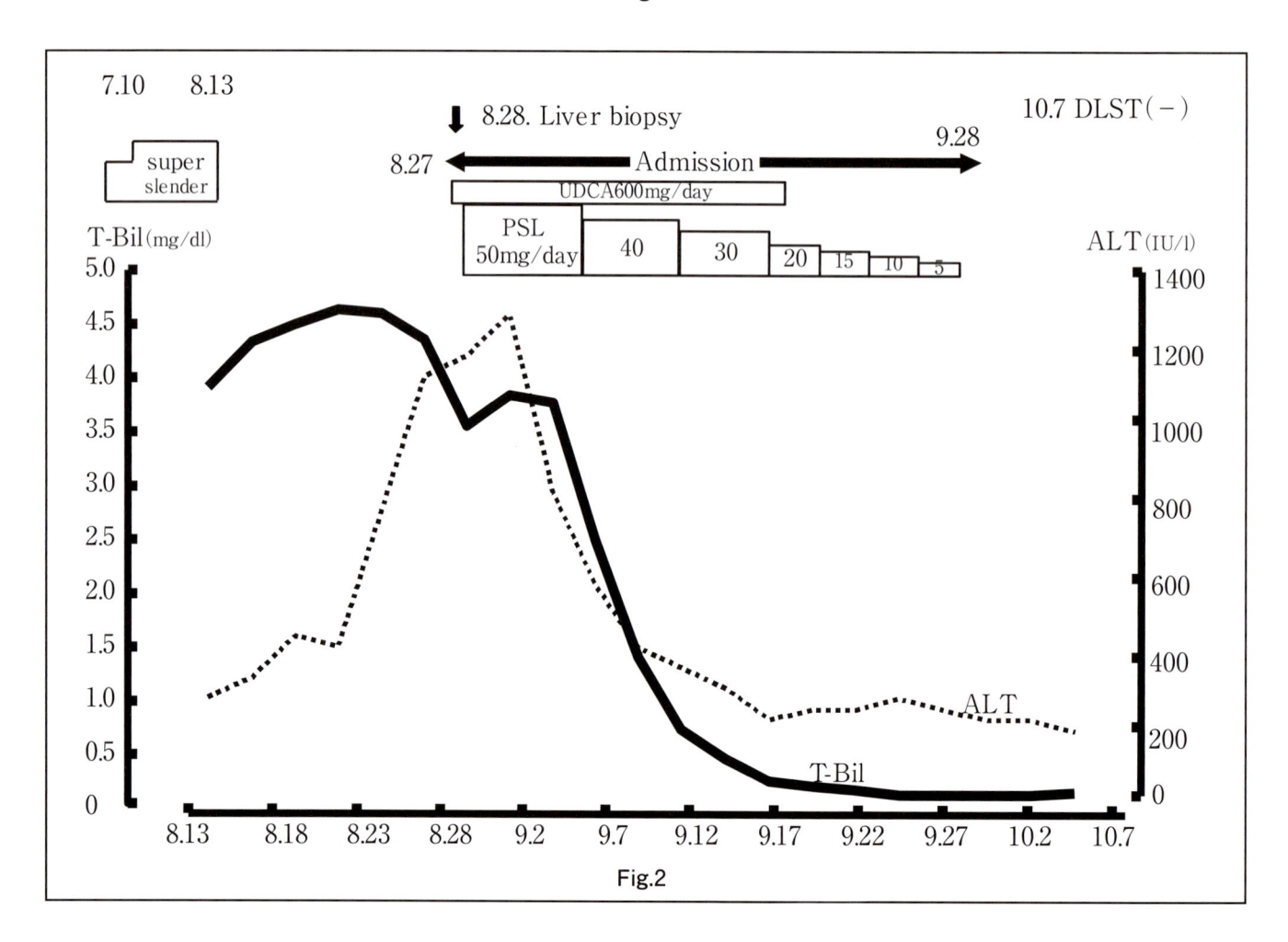

Fig.2

解　説

本症例での考察

　「痩せ薬」などによる肝障害は2002年春以来日本各地から報告されており，海外からの報告もみられる。厚労省ホームページ上の報告では，本症例が服用していた「スーパースレンダー45」は2例であった。

　本症例も生活習慣病のため，痩せるよう指導を受けていたが食事，運動療法が実効をあげないため，健康食品を服用したとのことであった。「スーパースレンダー45」服用4週間後に肝障害を指摘されていること，ALT優位の肝胆道系酵素上昇を認めること，ステロイドが著効していること，組織所見で激しい急性実質炎の所見であることを考えると，D-LSTは陰性であるが，本症例の肝機能異常の原因は「スーパースレンダー45」によると断定してよいと思われる。

　未認可健康食品としての「痩せ薬」には，甲状腺ホルモン（サイロキシン），N-nitoroso-fenfluramine, fenfluramineのうちいくつかが含まれている。「スーパースレンダー45」にはN-nitoroso-fenfluramine, fenfluramineの2成分が含まれている。これらは，神経終末からのセロトニン（5-HT, 5-hydroxytryptamine）分泌を促進する。中枢性に食欲抑制作用があり，マジンドールと類似した作用機序を有する。副作用としては弁膜症，肺高血圧症などのセロトニン作用，神経毒性などが報告されている。肝機能異常に関してはまとまった報告はされていないがd-fenfluramineは肝臓でのグルコースの取り込みを促進する働きがある。また，l-fenfluramineはアンチピリンなど特定の薬剤の肝臓における代謝を遅延させる。さらに本剤によって他薬剤のチトクロームP450 2D6における代謝が阻害されることも報告されている。従ってfenfluramineは肝機能異常を起こしうる可能性のある薬剤である。

　本症例の今一つの特徴は心電図でQT延長を伴っていたということである。以前の心電図で指摘のないこと，薬剤の服用中止後に回復したことを考慮すると，本剤が原因として疑われる。本症例におけるQT延長は，fenfluramincによる心筋細胞の早期後脱分極（early afterdepolarization）のためと考えられている。

　本症例は既に厚生労働省や報道機関から，警告が出された後であったため，肝障害の原因は速やかに判明したが，保健薬以外の薬剤に関しては患者自身が服用の事実を隠していたり，忘れている場合もある。原因不明の肝機能障害や心電図異常を認めた場合，健康食品を含めた詳細な薬物服用歴の聴取が必要である。

参考文献

1) 佐田通夫，久持顕子，中沼安二，鹿毛政義，各務伸一，沖田　極：痩せ薬・健康食品による薬剤性肝障害2次全国調査集計結果, 肝臓　2004；**45**（2）：96-108.
2) Kawagachi T, Harada M, Arimatsu H, Nagata S, Kago Y, Kuwahara R, Hisamochi A, Hino T, Taniguchi E, Kumemura H, Hanada S, Maeyama M, Koga H, Tomiyasu N, Toyomasu H, Kawaguchi M, Kage M, Kumashiro R, Tanikawa K, Sata M.：Severe hepatotoxicity associated with a N-nitrosofenfluramine containing weight-loss supplemen: report of three cases. *J Gastroenterol Hepatol.* 2004；**19**（3）：349-50.
3) Nadir A, Agrawal S, Kibg PD, Marshall JB.：Acute hepatitis associated with the use of a Chinese herbal product, ma-huang. *Am J Gastroenterol* 1996；**91**（7）：1436-8.
4) von Moltke LL, Greenblatt DJ, Ciraulo DA, Grassi JM, Granda BM, Duan SX, Harmatz JS, Lewis CG.：Appete suppressant drugs as inhibitors of human cytochromes P450：in vitro inhibition of P450-2D6 by D- and L-fenfluramine, but not phentermine. *J Clin Psychopharmacol.* 1998 Aug；**18**（4）：338-41.
5) 滝川　一，恩地森一，高森頼雪，他：DDW-J 2004 ワークショップ薬物性肝障害診断基準の提案, 肝臓 2005；**46**：85-90.
6) 高橋秀明，四柳　宏，折田真優，他：痩せ薬「スーパースレンダー45」による薬剤性肝障害の1例, 聖マリアンナ医科大学雑誌 2004；**32**：489-495.

安全性と健康障害（副作用，有害反応）

　健康食品あるいは有効成分そのものによる肝障害ではなく，故意に混入した医薬品によるものである。"食の倫理"にかかわる問題である。

（田中平三）

大豆健康食品による肝障害

乾　由明，西川正博

兵庫県立西宮病院　内科

キーワード	1）症状：全身倦怠感 2）健康食品：大豆健康食品 3）その他：DDW-J 2004 ワークショップ薬物性肝障害診断基準案 　　腹腔鏡下肝生検 　　リンパ球幼弱化試験（D-LST）
危険度 レベル	判断基準Ⅰ：真正性　　4（医学的に推定） 　　　　　　緊急性(重篤度)　4（重大な症状） 　　　　　　重要性(情報数)　2（4～5） 判断基準Ⅱ：レベル4（注意喚起）
コメント	健康食品は医薬品と異なり「副作用が少ない」というイメージがあるが，当科では本例を含め大豆健康食品による肝障害を4症例経験しており，留意すべきである。本症例は非肝臓病の患者であったが，肝臓病の患者は健康食品を摂取している頻度が高くさらに主治医への相談があまりなされていない状況であることから，これらの背景を十分に理解したうえで患者への問診・指導にあたる必要があると考える。

症例報告

症　例	46歳，女性
主　訴	全身倦怠感
既往歴	特記すべきことなし
生活歴	飲酒，喫煙の習慣なし
現病歴	2004年7月下旬頃より全身倦怠感，食欲不振，尿の濃染を自覚していた。同年8月5日近医を受診し肝機能異常を指摘され精査目的で当院来院となる。入院前の半年間大豆健康食品（商品名カロリージャスト　バランスプロテインミックス）を摂取していた。
現　症	身長165.0 cm，体重57.0 kg，血圧104/64 mmHg，体温36.1℃。眼球結膜に黄染を認める以外に身体所見に特記事項なし
検査所見	1）血液検査 　T-Bil: 3.9 mg/dl, D-Bil: 2.8 mg/dl AST: 665 IU/L, ALT: 1158 IU/L, ALP: 3687 IU/L, γ-GTP: 264 IU/Lと肝胆道系酵素の上昇を認めた。他の血液化学と末梢血数は正常範囲であった。IgM-HA抗体，HBs抗原，HCV抗体，HEV抗体はいずれも陰性でCMV，EBVに対する抗体検査は既感染パターンを呈した。抗核抗体，抗ミトコンドリア抗体は陰性（表1）。 2）画像検査 　腹部エコー検査およびCT検査では肝胆道系に異常を認めなかった。 3）D-LST 　カロリージャストのD-LSTはStimulation index（S.I.）592％で強陽性，バランスプロテインミックスのS.I. も380％で陽性であった。大豆健康食品にはさまざまな成分が含まれているのでエダマメとイソフラボンのDLSTを行ったが，両者とも陰性であった。 4）腹腔鏡下肝生検 　肝表面は平滑でその色調は正常肝に比べ暗赤褐色を呈していた（図1ab）。小葉構造は保たれており，門脈域の炎症性細胞の浸潤も認めなかった。中心静脈付近の肝細胞は変性しており，一部肝細胞は腫大していた。ビクトリアブルー染色では肝細胞内に色素沈着を認めたが，鉄染色で陰性であったことよりリポフスチンの沈着と考えた（図2ab）。
診　断	1）血液検査でウイルス性および自己免疫性肝疾患の否定，飲酒歴の否定，大豆健康食品の摂取およびD-LSTが強陽性であったこと，肝生検の結果から大豆健康食品による肝障害と診断した。 2）DDW-J診断基準では両食品とも8点で"可能性が高い"であった。 3）大豆健康食品にはさまざまな成分が含まれているが，エダマメに対するD-LSTが陰性であったことから本症例は豆以外の成分による肝障害と考えた。
対応と治療	両健康食品中止2ヵ月後肝機能はほぼ正常化した（図3）。

解 説

本症例での考察

　一般に健康食品は医薬品と異なり「副作用が少ない」というイメージがあるが，多くの健康食品による重篤な副作用および医薬品との相互作用が報告されている。2002年には中国製のダイエット用健康食品による重篤な肝障害や，甲状腺機能障害などがその代表例である。健康食品による肝障害の診断は困難なことが多く，ウイルス性やアルコール性，自己免疫性肝疾患など肝障害の原因を除外したのち，一般の薬物のみでなく薬剤健康食品の摂取を問診することに留意すべきである。

　当科では本例を含め大豆健康食品による薬物性肝障害を4症例経験している。いずれも診断はDDW-J 2004ワークショップ薬物性肝障害診断基準案に沿って行い，8点で「可能性が高い」を示した。1例はエダマメに対するD-LSTが陽性であったが，他の3例はエダマメに対するD-LSTが陰性であり，また商品名がすべて異なっていたため必ずしも薬剤性肝障害発症の機序は単一ではないと考えられる。つまり大豆健康食品による肝障害をきたした症例のなかには豆成分に対するアレルギー性肝障害をきたした症例と豆成分以外によるアレルギー性肝障害が混在するといえる。

　腹腔鏡下肝表面像の特徴として暗赤褐色の肝表面像を呈すること，肝組織学的特徴としてリポフスチンの沈着があげられる。原因不明の肝障害では健康食品による肝障害の可能性を考慮する必要があり，腹腔鏡下肝生検が診断の補助となりえる。

　さらに私どもの調査で肝臓病の患者は非肝臓病の患者に比べて健康食品の摂取頻度が高いことが明らかとなっており，さらに主治医への相談があまりなされていない状況であることから，これらの背景を十分に理解したうえで患者への問診・指導にあたる必要があると考える。

表1　来院時血液検査所見

CBC			Biochemistry			Serological test		
WBC	4400	/μl	T-Bil	3.9	mg/dl	IgG	1147	mg/dl
Neu	66.5	%	D-Bil	2.8	mg/dl	IgM	205	mg/dl
Lym	21.5	%	AST	665	IU/l	IgA	92	mg/dl
Mo	0.5	%	ALT	1158	IU/l	IgM HA-Ab		(−)
Eo	3.0	%	ALP	368	IU/l	HBs-Ag		(−)
Ba	0.5	%	γ-GTP	264	IU/l	HBs-Ab		(−)
RBC	454	10^4/μl	LDH	306	IU/l	HCV-Ab		(−)
Hb	15.0	g/dl	ChE	167	IU/l	CMV-IgM		(−)
Ht	33.8	%	TP	6.9	g/dl	CMV-IgG		(+)
			Alb	4.2	g/dl	EB VCA-IgM		(−)
Coagulation			T-chol	205	mg/dl	EB VCA-IgG		(+)
PT	91.0	%	TG	108	mg/dl	EBNA		(+)
			BUN	9	mg/dl	HEV-Ab		(−)
			Cre	0.4	mg/dl	ANA		(−)
						AMA		(−)

D-LST	SI	判定
バランスプロテインミックス	380%	陽性
カロリージャスト C2	592%	陽性
エダマメ	137%	陰性
イソフラボン	97%	陰性

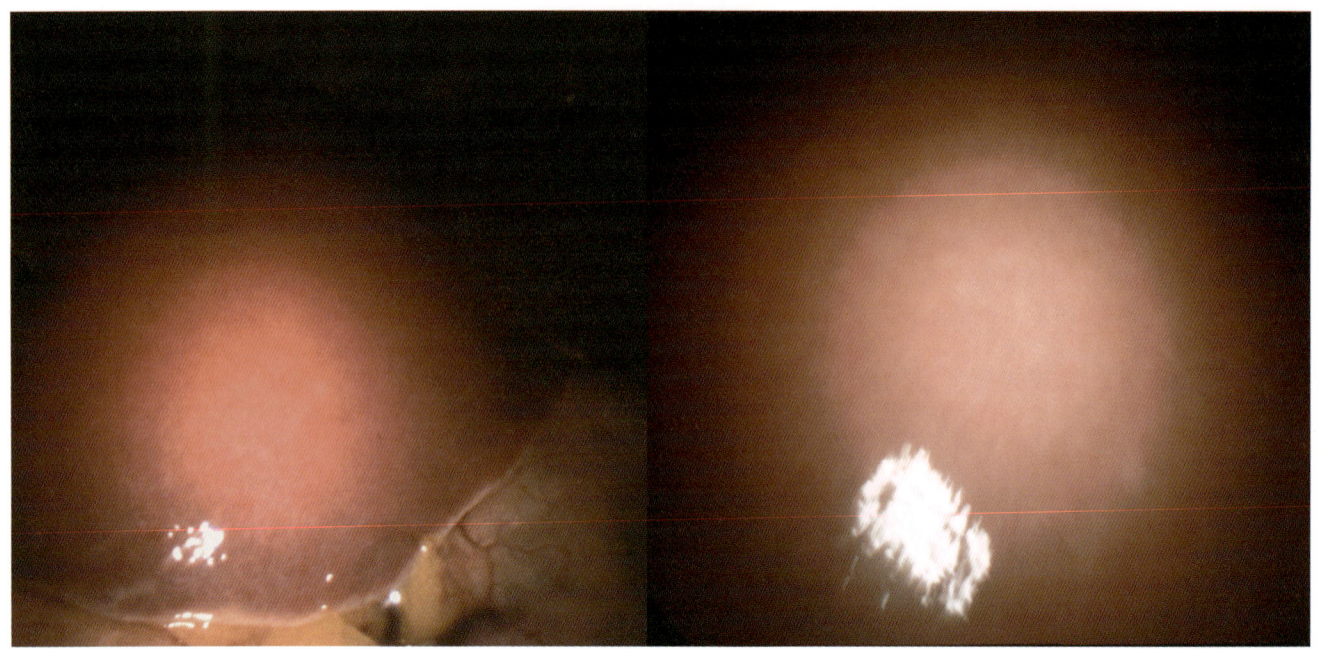

図1a

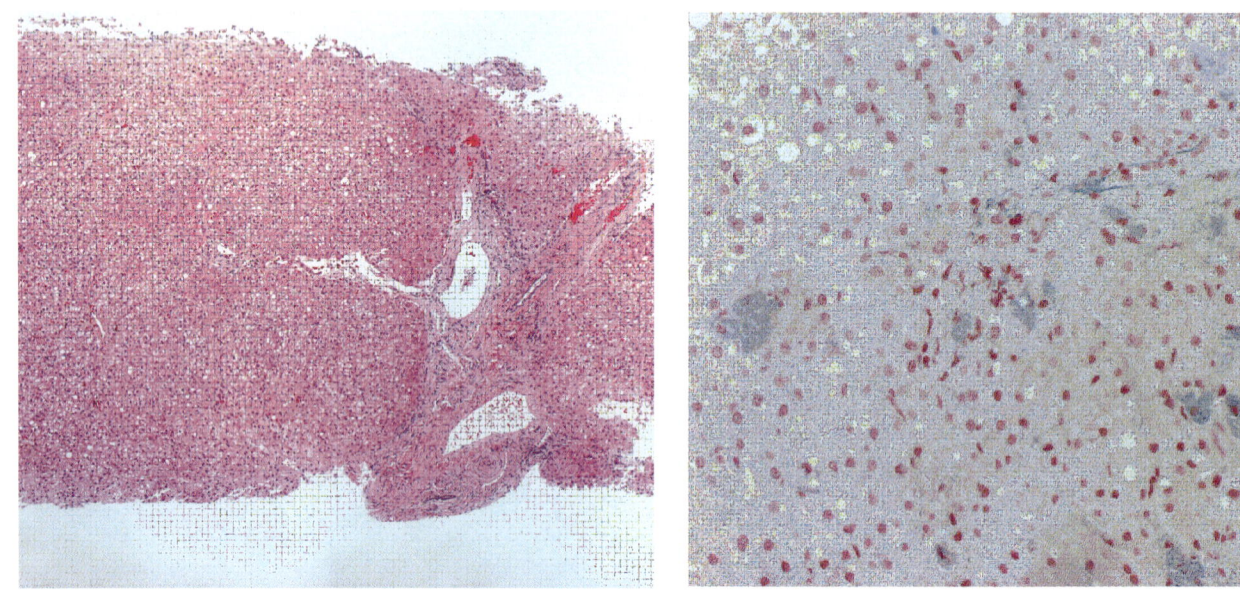

図1b

図2a

図2b

図3　臨床経過

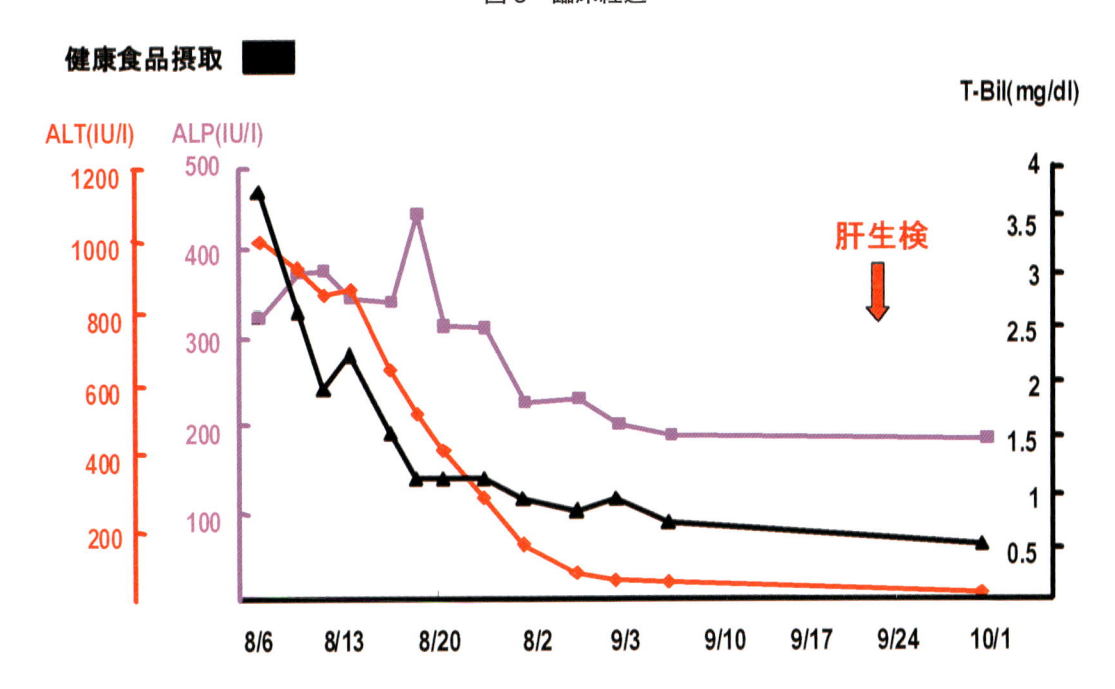

参考文献
1）http://hfnet.nih.go.jp/contents/detail147.html（独立行政法人国立健康・栄養研究所「健康食品」の安全性・有効性情報ホームページ）．
2）佐田通夫，久持顕子，中沼安二，鹿毛政義，各務伸一，沖田　極：痩せ薬・健康食品による薬剤性肝障害二次全国調査集計結果，肝臓 2004;**45**:96-108.
3）滝川　一，恩地森一，高森頼雪，村田洋介，谷口英明，伊藤　正，渡辺真彰，綾田　譲，前田直人，野本　実，村田浩之，大森　茂，久持顕子，炭田知宜：DDW-J2004 ワークショップ薬剤性肝障害診断基準の提案，肝臓 2005;**46**:85-90.
4）鳥井隆志，乾　由明，吉田直恵，東間由美，吉田真紀，高田ゆかり，臼井純一，西川正博：肝臓病患者における健康食品の摂取状況，西宮医師会医学雑誌　2006;**11**:44-46.

安全性と健康障害（副作用，有害反応）

　大豆あるいは大豆たんぱく質を経口的に適切に摂取されているときは，「おそらく安全であると思われる（likely safe）」。大豆製品 60g/日（イソフラボン 185mg/日含有）を 16 週間摂取させた数多くの研究で，健康障害は認められなかった。大豆抽出物（イソフラボン 35〜120mg/日に濃縮したもの）を 6 ヵ月間摂取させた研究でも，健康障害は認められなかった。
　通常認められる副作用は，便秘，下痢，腹部膨満感，吐き気で，不眠を訴えることもある。イソフラボンサプリメントを摂取している人は，稀に片頭痛を起こすことがある。これは，イソフラボンのエストロゲン様作用によるものと思われる。
　閉経後の女性が，150mg/日のイソフラボン錠剤を 5 年間摂取した場合，子宮内膜増殖症のリスクが増加したという報告がある。これを否定する報告もあるし，子宮内膜がんのリスクを低下させるという疫学研究もある。
　アジアの女性が，大豆の豊富な伝統的食事を摂取していると，乳がんのリスクが低減するという疫学がある。一方，大豆のエストロゲン様作用により，乳がんのリスクを増加させるという研究や乳房組織の増殖を刺激するという研究もある。
　大豆調整乳を摂った子どもに，甲状腺腫，甲状腺機能低下症が認められた。大豆摂取の閉経後女性では，甲状腺ホルモン合成が阻止され，TSH の分泌が増加した。しかし，ヨウ素欠乏症の女性のみに起こったという報告，血中ヨウ素レベルが正常範囲内の女性には認められなかったという報告がある。
　大豆を 92.5g/1,000kcal 以上の人は，36.9mg/1,000kcal 以下の人に比べて，膀胱がんのリスクが 2，3 倍であるという疫学データがある。
　味噌などの大豆発酵製品は，胃がんのリスクを増加させるという。一方，その他の大豆製品は，胃がんリスクを低下させるという。
　中年期に豆腐を 1 週間に 2 サービング以上摂取していると，高齢になってから認知機能が低下するという報告があるが，多くの生活習慣要因や健康状態が交絡してくるので，今後の検討が必要である。
　動物実験では，イソフラボンが不妊をもたらすという報告がある。
　稀ではあるが，大豆は発疹，そう痒などのアレルギー反応の原因となり得る。大豆の粉末や皮がアレルゲンとなって，喘息症状の引き金となり得る。

（田中平三）

エスタックイブと柴胡桂枝湯ならびににがり青汁による肝障害を認めたチトクローム P450 遺伝子多型の一例

犬塚貞孝[1]，角野通弘[1]，上野隆登[2]，熊本正史[3]，佐田通夫[3]

1) 医療法人犬塚病院，2) 久留米大学先端癌治療研究センター　肝癌部門
3) 久留米大学医学部　消化器内科部門

キーワード	1) 全身倦怠感 2) 健康食品：にがり青汁 3) その他：肝障害，チトクローム P450 遺伝子多型，リンパ球刺激試験
危険度レベル	判断基準Ⅰ：真正性　　　4（医学的に推定） 　　　　　　緊急性(重篤度)　4（重大な症状） 　　　　　　重要性(情報数)　1（1～3） 判断基準Ⅱ：レベル4（注意喚起）
コメント	薬物性肝障害はその発症機序により，予測可能なものと特異体質によるものに大きく分類される。多くは特異体質に基づく予測の出来ない薬物性肝障害である。特異体質による薬物性肝障害は従来，多くはアレルギー機序によるものと考えられてきたが，最近では特有の薬物代謝酵素の遺伝的傾向に基づくと考えられる薬物性肝障害の存在が明らかとなってきている。

症例報告

症　例	46歳，男性
主　訴	全身倦怠感，黄疸
既往歴	小児期より風邪を引き易い
喫煙歴	無し
家族歴	特記事項無し
アルコール歴	ビール1本/週
現病歴	2004年4月20日より感冒を繰り返し，市販の感冒薬内服や近医受診治療を続けていた。5月下旬より発熱，倦怠感，尿黄染に気づいていた。6月4日飲酒したところ翌日より自覚症状が著明となり，眼球結膜の黄染にも気づき当科を受診。血液生化学検査にて肝障害を認めたため精査加療目的で入院となった。感冒薬として，エスタックイブ，柴胡桂枝湯を内服していた。治療により症状ならびに肝機能検査値に改善を認め7月26日退院したが，11月2日の定期検査で，再び肝機能増悪を認めたため精査加療目的にて入院となった。8月より通信販売で購入したにがり青汁を常用していた（Figure1.）。
現　症	身長182cm，体重71kg，体温36.1℃，脈拍50/分，血圧126/78mmHg，意識清明，皮膚・眼球結膜黄染，腹部では右肋骨弓下中鎖骨線上に肝を1.5横指触知し辺縁鈍，弾性軟，圧痛認めず
検査所見	1回目の入院では胆道系酵素と AST, ALT の上昇を認め，柴胡桂枝湯の薬剤性リンパ球刺激試験（DLST）で陽性あった。2回目の入院でも初回入院時と同様の検査所見で，にがり青汁に関して DLST を行ったところ陽性であった。一方，2回目の入院19日目に行った肝生検にて慢性の肝障害も認め（Figure2.），何らかの代謝障害が存在する可能性も示唆されたためチトクローム P450(CYP) 遺伝子多型に関する検討を行った。その結果，CYP2D6，CYP2C19 の遺伝子型に変異を認めた。
対応と治療	1) 一回目入院ではエスタックイブ，柴胡桂枝湯の内服を，2回目入院ではにがり青汁の常用を中止し，ネオファーゲン注と UDCA を投与しながら安静臥床で経過をみたところ病態は順調に改善した。 2) 退院後，健康食品や内服薬の安易な常用を避けるように指導している。経過は良好であり，UDCA 内服中止後も肝機能異常を認めない。

血液検査成績

A. 初回入院時検査成績

T.Bil 12.6mg/dl　D.Bil 9.1mg/dl　AST 2986U/l　ALT 2986U/l　ALP 441U/l　γGTP 260U/l　LDH 1629U/l
ChE 0.94U/l　AMY 121U/l　胆汁酸 257.8μmol/l　BS 72mg/dl　PT 110%　HPT 90%
RBC 479×10⁴/μl　Hb 15.1g/dl　Ht 42.3%　Plate 18.2×10⁴/μl　CRP 0.2mg/dl
WBC 3900/μl　st 2.0%　seg 51.0%　Ly 39.0%　Mo 7.0%　Eo 1.0%
IgMHA 抗体 0.1 以下　HBs 抗原（－）　IgMHBc 抗体 0.1 以下　HCV 抗体 0.04　HCV 核酸同定（－）
EB 抗 VCAIgM 10 倍未満　EB 抗 EBNA 40 倍　サイトメガロウイルス抗 IgM 0.8 未満
抗核抗体 20 倍未満　抗 DNA 抗体 80 倍未満　抗 LKM-1 抗体 17 未満　抗ミトコンドリア抗体 20 倍未満
抗平滑筋抗体 40 倍未満

B. 薬剤性リンパ球刺激試験
エスタックイブ 151%　柴胡桂枝湯 227%　にがり青汁 419%

C. チトクローム P450（CYP）の遺伝子多型検査
CYP2D6＊1/＊5（片アレルの欠損型）　CYP2C19＊1/＊3（m2 アレルの変異あり　ヘテロ型）　CYP2C9＊1/＊1（正常）

Figure 1. 臨床経過

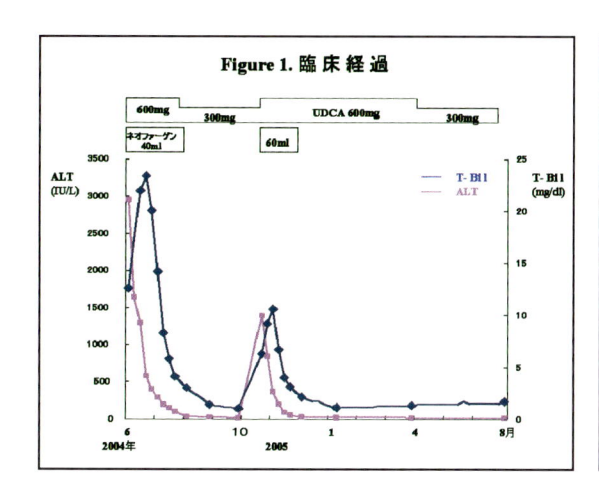

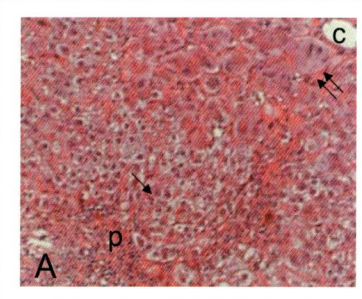

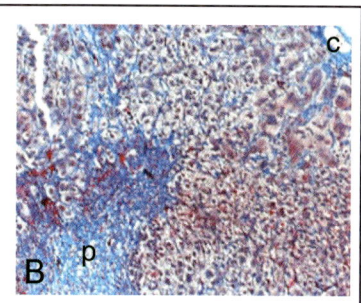

Figure2. 生検肝組織所見 ×100　A：H.E.染色　B：Azan染色
門脈域には犬山分類でF3相当の線維化とリンパ球主体の炎症細胞浸潤やロゼット形成（↑）を認め、中心帯には融合による多核化した肝細胞の変性と再生像（↑↑）を認める。

解　説

本症例での考察

　本症例はCYPの関与する薬物代謝遺伝子CYP2D6の遺伝子型に変異を認め，DLSTにおいて柴胡桂枝湯とにがり青汁で陽性であった。以上のことより，初回の肝機能急性増悪の原因としてエスタックイブの成分による代謝異常の機序と柴胡桂枝湯によるアレルギー機序によるものが，2回目の急性増悪の原因としてにがり青汁のアレルギー機序によるものが推察される。にがり青汁は，市販用に精製されたもので，その成分に薬効は見られないことより，青汁の原料となっている大麦などに使われる農薬などの可能性についても考慮しておく必要がある。

　DLSTによる診断に関して，柴胡剤自身が持つリンパ球刺激作用によってDLSTが偽陽性になることが報告されている。本症例においても偽陽性の可能性は残ると思われる。一方本症例のCYP2D6とCYP2C19の遺伝子型変異はヘテロであり，薬物代謝障害はホモの場合ほど高度ではないことが推察され，柴胡桂枝湯によるアレルギー機序による急性肝障害が考えられるが，飲み合わせ（薬物相互作用）の要因や遺伝子変異と表現型が相関しない場合が多いと言われることより，エスタックイブの代謝障害による可能性は否定できない。また，表現が飲酒，疾病，環境因子によっても影響を受けることもあるため，発症前の感冒や飲酒により，エスタックイブの代謝異常が増強したことも考えられる。

　本症例では肝線維化が進んでおり慢性肝障害の所見も認められた。幼少期から風邪を引き易いため，エスタックイブなどの感冒薬や鎮咳薬をしばしば内服してきたことより，CYP2D6の関与するクロルフェニラミンやコデイン製剤の内服を繰り返していた可能性が考えられ，生検肝組織に見られる慢性肝障害の原因としてCYP2D6やCYP2C19の遺伝子変異が関与する薬物代謝変異による肝障害が繰り返し引き起こされていたことが推察される。

　日本人の20%がCYP2C19の，0.7%がCYP2D6のpoor metabolizerである。近年，いわゆる健康食品やサプリメントによる健康被害の報告が絶えない。多くの場合においては，これらの製品に原因を発する副作用と思われるが，中には本症例のようにヒト個人特異性のアレルギー機序やCYPの関与する薬物代謝遺伝子変異による肝障害も存在することを忘れてはならない。

参考文献
1）神代龍吉，久持顕子，佐田通夫：健康食品による肝障害，総合臨床 2006;55:150-151.
2）K.Nakamura et al.：Clin. Pharmacol. Ther., **38**：402, 1985.

安全性と健康障害（副作用，有害反応）

　青汁の安全性，副作用についてはP.57を参照のこと。
　にがりは，海水から食塩を精製するときに残る液体部分で，主成分は塩化マグネシウムである。豆腐を製造する過程で凝固剤として使用される。わらび等のアク取りに使用される。
　ここでは，マグネシウム塩，特に塩化マグネシウムの安全性について記述する。マグネシウムの上限量（UL）は350mg/日である。主として，サプリメントからの摂取を念頭においたもので，350mg/日未満であると「おそらく安全であると思われる（likely safe）」と評価されている。
　経口的にマグネシウムを摂取していると，胃腸刺激症状，吐き気，嘔吐，下痢を起こすことがある。稀ではあるが，大量摂取により，高マグネシウム血症となり，口渇，低血圧，嗜眠状態，錯乱，腱反射消失，筋力低下，呼吸困難，不整脈，昏睡，心停止，死亡等が起こる。
　他の健康食品・サプリメント，医薬品と相互作用を示すことがある。リンゴ酸と線維筋痛の痛みや圧痛，ビタミンDとマグネシウム吸収増加，亜鉛とマグネシウム吸収低下，アミノ配糖体抗生薬と神経筋衰弱・麻痺，カルシウムチャンネル阻害薬と低血圧・神経筋接合部遮断，ループあるいはサイアザイド系利尿薬とマグネシウム排泄低下，キノロン系抗生薬の吸収低下，骨格筋弛緩薬と運動神経終末からのアセチルコリン放出減少，テトラサイクリンの吸収低下等である。
　マグネシウムの血中濃度，尿中排泄量に影響を及ぼす薬剤も多い。
　マグネシウム塩は，臨床医学検査値に影響を及ぼすことがある。血清アルカリフォスターゼ，血清カルシウムを誤って増加させる（false increase）。血清ACE，血圧，血漿コルチゾール，血清テストステロンを低下させる。血清マグネシウム濃度が低下すると，副甲状腺ホルモン（PTH）の分泌を刺激する。マグネシウムは，狭心症患者の心電図所見を正常化させてしまうこともある。

（田中平三）

いわゆる健康食品・サプリメントによる健康被害症例集

内分泌・代謝領域

領域担当　西川哲男
（横浜労災病院　内科, 副院長）

内分泌代謝領域
いわゆる健康食品，サプリメントによる副作用，被害

西川哲男

横浜労災病院　内科

内分泌代謝領域でのサプリメント使用状況

　内分泌代謝異常として，生活習慣病が最も注目されている疾患である。

　生活習慣病に対しては，フラクトオリゴ糖（整腸作用），EPA，DHA（抗血栓作用，抗酸化作用），マイタケ，アスタキサンチン（免疫力増強作用）等がサプリメントとして良く知られている。本来は肥満が原因となる，所謂メタボリックシンドロームの病態を示す例が多い。内蔵脂肪の蓄積が主な原因で，ウエスト周囲径が増加し脳心血管系の障害すなわち脳梗塞，心筋梗塞の予備群となる。さらに，近年増加している乳癌や大腸癌の発症にも関わっている。生活習慣病の予防には，偏食せず，運動習慣を身につけてよく身体を動かし，心身共に安らかな日々を送る事で防げる病気でもある。

　次に国民病と言われる高血圧に対しては，サプリメントとして，カリウム，カルシウム，マグネシウムが知られている。野菜に含まれているカリウムは高血圧の原因である食塩を体外に追い出す作用がありカリウムの補給が重要である。塩分摂取過剰が高血圧の原因であり且つ動脈硬化や臓器障害を惹起する。その塩分を体外に排泄させるにはカリウムの補給が重要であり，DASH食としてマグネシウムも大切なミネラルと考えられている。しかし，ある種の不整脈や腎不全では例え高血圧であってもカリウム摂取は控える必要がある。

　さらに，最近では肥満，栄養過多，過食，によって糖尿病患者が著しく増加している。生活習慣としては魚や野菜を中心としたバランスのよい食事と適度な運動習慣である。食物繊維も，血糖や血中コレステロールを下げると考えられている。EPA/DHA，また抗酸化物質であるベータカロチン，ビタミンE，アスタキサンチンも糖尿病治療に良いとされている。しかし，血糖降下剤と称した複合漢方薬にSU剤を混ぜて販売した事件も報告されている。サプリメントにすがる思いの人も多いのが糖尿病患者でもある。

　その他として，ヨードが健康に良いという事で海藻エキス等が好まれている。根昆布を食べ過ぎれば甲状腺異常に陥る事も良く知られている。

サプリメントによる問題点

　ところで，米国では55歳以上の65％は，特定の健康目的で機能性食品を使っていると報告され，心臓病とがんの予防を主目的としている。欧米諸国の食習慣は，高カロリー，高脂肪食が中心である事は良く知られた事実でもある。すなわち，ビタミン，ミネラル等の栄養素が不十分となる。その為多くの人は，サプリメントを摂取しつつ，ジョギングに励むという姿をしばしば見かける事となる。一方，食生活が欧米化している日本でも，サプリメントに興味を示し実行している人口が増えている現状である。高齢化社会，年金問題，核家族化，救急医療体制の不備等は健康維持への関心を否が応でも高めるものである。サプリメントへの期待が高まっている時代である。しかし，その効能と安全性については必ずしもrandamized control trialが行われてない。すなわち，大規模臨床試験をプラセボ対象に前向き試験がなされていないため明確なそのサプリメントの治療効果は曖昧なままである。その上，食品に類似する故に単剤或は各種薬剤との併用にてどのような副作用が発現するかは経験不足にて充分な情報が無い。サプリメントは医薬品と比べるとはるかに安全性が高いと考えがちであるが全く根拠も無いのも事実である。一般人に取っては医師，薬剤師の指導が無いため経験則に従って効能や副作用を安易にとらえられがちである。

　例えば，中国原産のハーブ「エフェドラ」に関しては，米国で抗肥満薬として幅広く用いられていたが（現在は，販売中止）内服中に10人が死亡，13人に重い障害が残ったと報告されている。此の事実はサプリメントが健康食品に位置付けられている為の安易な使用に警鐘をならすものでもある 。

一般的には，内分泌代謝疾患では以下の注意が必要とされている．
　糖尿病：クロムにてインスリン量が変化する．
　動脈硬化：飽和脂肪酸の過剰摂取にて，中性脂肪，コレステロールの増加をもたらす．
　血栓症：ビタミンKは，治療薬の効果を低下させる．
　腎臓結石：カルシウム摂取にて，症状が悪化する．
　高コレステロール血症：ナイアシンにてメバチロンの副作用を増強する．
これらの事実を知った上でのサプリメントの選択とその効能を吟味すべきである．

　ここでは，内分泌代謝領域でのサプリメント被害（副作用）に関して，各々の領域の専門家が実際に経験された健康被害について詳述していただきました。例えば，α-リポ酸によるインスリン自己免疫症候群に関する報告等であり，学問的にその因果関係を考える上で大変興味深い検討がなされている．今回のいくつかの事例を参考に具体的な副作用に関して広く知ってもらう必要性を痛感する．今後，効能効果の臨床的証明とともに，各々の健康食品やサプリメントに副作用情報を明記した添付文書の充実が期待される．

α-リポ酸が原因と考えられるインスリン自己免疫症候群（IAS）の2例に関する臨床的解析

宮田由紀[1]，松下美加[2]，菅野一男[3]，平田結喜緒[4]

1)草加市立病院　内分泌代謝内科，2)首都圏郵政健康管理センター，3)武蔵野赤十字病院　内分泌代謝科，4)東京医科歯科大学大学院分子内分泌内科学　内分泌・代謝内科

キーワード	1) 症状：低血糖発作 2) 健康食品：α-リポ酸 3) 病名：インスリン自己免疫症候群
危険度レベル	判断基準Ⅰ：真正性　4（医学的に推定） 　　　　　　緊急性（重篤度）　4（重大な症状） 　　　　　　重要性（情報数）　2（4～5） 判断基準Ⅱ：レベル4（注意喚起）
コメント	α-リポ酸はその抗酸化作用が注目をあび，2004年6月から保健機能食品として市販され，一般に普及している。それに伴いα-リポ酸が誘因と考えられるインスリン自己免疫症候群（以下IAS）の報告も増えている。両者の因果関係が否定されるまでSH基を有するα-リポ酸をサプリメントとして服用することには慎重であるべきである。

症例報告

症例1	66歳，男性
主訴	低血糖発作
既往歴	高血圧，心房細動，一過性脳虚血，インスリン治療歴（−）
生活歴	喫煙歴（−），飲酒歴（機会飲酒），アレルギー（−），輸血歴（−），サプリメントとして2005年5月頃よりオロナミンC®（2-3本/週），α-リポ酸（200mg/日）内服
薬剤歴	ワーファリン（2.5mg），ファモチジン（20mg），ピタバスタチン（1mg），アムロジピン（5mg），フロセミド（40mg）
現病歴	2005年7月上旬より頻回に空腹時及び運動時に気分不快感とともに冷汗が出現し，食事により症状は改善していた。7月21日，朝食を摂取せず来院したところ同様の症状が出現，血糖（53mg/dl）であった。（この時の血液検査で：FPG 53mg/dl, IRI 660μU/ml, 抗インスリン抗体88%） 　低血糖の原因として薬剤性の要因も疑われたため，サプリメントの内服を中止。7月26日に当科を紹介受診。IAS疑いで精査目的に入院とした。
現症	身長172cm，体重80.35kg，BMI 27.2，体温35.7℃，脈拍72/分，不整あり，血圧120/71mmHg，胸部・腹部の異常（−）。
検査所見	1) 検査所見（表1）48時間絶食試験で低血糖症状を認めず，血糖（61～95mg/dl），IRI（59.2～106μU/ml）。HbA1c（5.1%）。75gブドウ糖負荷試験（2時間値224mg/dl）。自己抗体は抗インスリン抗体（79.0%），抗核抗体（40倍），抗胃壁細胞抗体（10倍），サイログロブリン抗体（7.3U/ml），抗GAD抗体（−）。 2) HLA抗原はHLA-DR4とClassII, HLA-DNA Typingでは，DRB1＊0406。 3) 腹部超音波検査及び腹部造影CTで明らかな腫瘤性病変（−）。 4) インスリン抗体のScatchard plot解析（表2）高親和性部位の親和性k1（0.042×10^9 l/mol），結合能b1（4.45×10^{-8} mol/l）。
診断	インスリン注射歴がなく，低血糖，IRI高値，インスリン抗体陽性によりIASと診断した。
対応と治療	α-リポ酸の内服中止にて低血糖発作は消失し，インスリン抗体結合率も図1に示すように約1ヵ月後には60%，6ヶ月後には32%と漸減した。Scatchard解析では発症時と比較し高親和性部位を示す親和性（k値）が増加し，結合量（b値）が減少した（表2）。

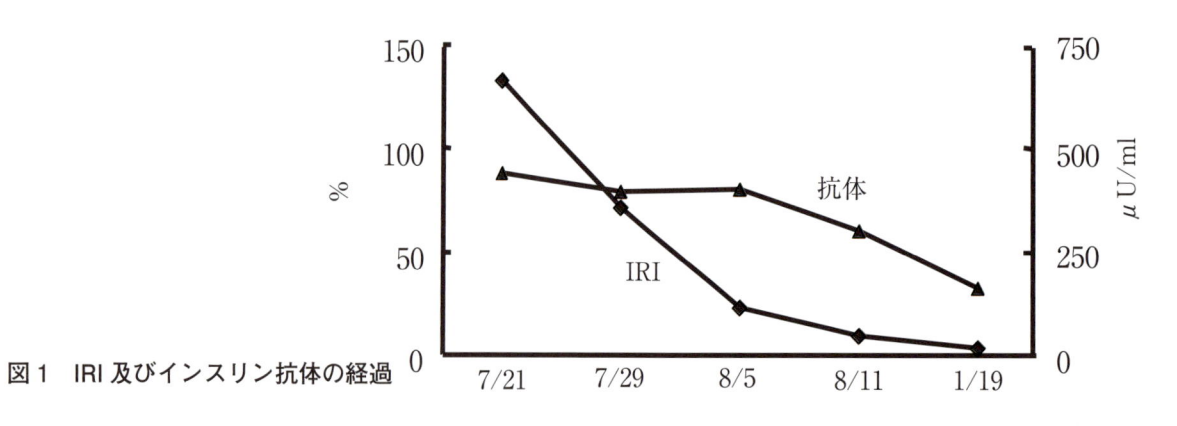

図1　IRI及びインスリン抗体の経過

表1 症例1 検査結果

尿定性					
蛋白	(−)	P	2.0mg/dl	免疫	
糖	(−)	AMY	39IU/l	IgG	1187.1mg/dl
ケトン	(−)	TP	7.0g/dl	IgA	323.4mg/dl
潜血	(−)	Alb	3.9g/dl	IgM	67.3mg/dl
		T-Chol	164mg/dl	ANA	40倍
血液		LDL-C	86mg/dl	抗DNA抗体	<2IU/ml
WBC	6400/μl	TG	288mg/dl	抗サイログロブリン抗体	7.3U/ml
RBC	454×10^4/μl	FPG	95mg/dl	抗TPO抗体	<0.3U/ml
Hb	14.2g/dl	CRP	0.33mg/dl	TSHレセプター抗体	8.5%
Plt	21.7×10^4/μl			抗GAD抗体	<0.3 U/ml
		その他		RA	陰性
生化		HbA1c	5.1%	抗SS-A/RO抗体	9.4U/ml
T-bil	1.1mg/dl			抗SS-B/La抗体	7.0u/ml
AST	24IU/l	内分泌		抗胃壁細胞抗体	10X
ALT	21IU/l	IRI	358.0μU/ml	抗内因子抗体	陰性
LDH	226IU/l	U-CPR	52.6μg/day	インスリンレセプター抗体	陰性
Che	323IU/l	GH	0.05ng/ml	インスリン抗体	79.0%
ALP	267IU/l	TSH	2.38μU/ml		
γGTP	27IU/l	FT3	2.34pg/ml	HLAタイピング	
CK	119IU/l	FT4	1.18ng/ml	HLA-A	A2, A11
BUN	11.3mg/dl	Tg	40ng/ml	HLA-B	B62, B61
Creat	0.86mg/dl	IGF-1	60ng/ml	HLA-DR	DR4, DR9
Na	145mEq/l	グルカゴン	99pg/ml	HLA-DNAタイピング	DRB1*0406
K	2.8mEq/l	ガストリン	47pg/ml		
Cl	108mEq/l	VIP	5pg/ml		
Ca	8.8mg/dl	ACTH	29.0pg/ml		
		コルチゾール	14.5μg/dl		

症例2	38歳 男性
主訴	低血糖発作
既往歴	インスリン治療歴(−)
生活歴	喫煙歴(−),飲酒歴(ビール2杯 週に3回),アレルギー(−),輸血歴(−),サプリメントとして2004年(詳細不明)よりα-リポ酸,総合ビタミン,ビタミンB群,ライフパック®,デキストリン内服(2005年9月6日より内服中止)。
薬剤歴	(−)
現病歴	2003年に健康診断にて高血糖を指摘されていたが,放置していた。2004年4月14日低血糖(26mg/dl)発作のため,近医に入院。絶食試験施行で低血糖(26mg/dl)を認めたが,インスリノーマは否定されたため退院した(詳細不明)。 2005年9月5日朝食摂取せずに運転していたところ意識消失が出現し,救急車にて近医受診時に低血糖(26mg/dl)を認めた。ブドウ糖静注にて意識レベル改善したため帰宅となった。低血糖発作の原因精査目的にて9月6日当院受診となった。
現症	身長178cm,体重62kg,BMI 19.6,身体所見に特記すべき所見なし
検査所見	1) 一般検査所見(表3)で随時血糖(253mg/dl),IRI(22.70μU/ml),HbA1c(7.7%),抗インスリン抗体(36.0%)。 2) HLA抗原はHLA-A:A24, A31 HLA-B:B7, B71 HLA-DR:DR1, DR9, Class II, HLA-DNAタイピングでは, DRB1*010101, 090102 3) インスリン抗体のScatchard plot解析(表2)高親和性結合部位の親和性k1値(0.152×10^9l/mol),結合能b1値(0.28×10^{-9}mol/l)。
診断	インスリン治療歴がなく,低血糖,IRI高値,インスリン抗体陽性よりIASと診断した。
対応と治療	外来受診時より全てのサプリメントの摂取を中止したところ,以降低血糖発作は認めなかった。糖尿病も発症し,低血糖発作の再発の可能性もあるため入院精査加療を勧めたが本人の希望により近医にて経過観察している。

表2 症例2 検査結果

尿定性		
蛋白	（±）	
糖	（3+）	
ケトン	（－）	
潜血	（－）	

血液	
WBC	5000/μl
RBC	474×10⁴/μl
Hb	15.5g/dl
Plt	20.1×10⁴/μl

生化	
T-bil	1.4mg/dl
AST	20IU/l
ALT	18IU/l
LDH	164IU/l
Che	253IU/l
ALP	256IU/l
γGTP	13IU/l
CK	164IU/l
BUN	6.4mg/dl
Creat	0.75mg/dl
Na	141mEq/l
K	4.7mEq/l
Cl	102mEq/l

Ca	10.0mg/dl
P	3.0mg/dl
AMY	63IU/l
TP	7.9g/dl
Alb	4.7g/dl
T-Chol	200mg/dl
HDL-C	89mg/dl
TG	83mg/dl
FPG	253mg/dl
CRP	0.04mg/dl

その他	
CPR	0.34ng/ml
HbA1c	7.7%

内分泌	
IRI	22.70μU/ml
GH	0.18ng/ml
TSH	2.48μU/ml
FT3	2.09pg/ml
FT4	0.82ng/ml
グルカゴン	95pg/ml
ガストリン	42pg/ml
VIP	6pg/ml
ACTH	26.7pg/ml
コルチゾール	22.3μg/dl

免疫	
IgG	1197.0mg/dl
IgA	460.0mg/dl
IgM	44.0mg/dl
抗GAD抗体	0.3U/ml
インスリン抗体	36.0%

HLAタイピング	
HLA-A	A24, A31
HLA-B	B7, B71
HLA-DR	DR1, DR9
HLA-DNAタイピング	DRB1*010101, 090102

表3 症例1, 2におけるインスリン抗体のインスリン結合によるScatchard解析

	高親和性部位		低親和性部位	
	k1 （10⁹l/mol）	b1 （10⁻⁹mol/l）	k2 （10⁹l/mol）	b2 （10⁻⁹mol/l）
症例1 発症期	0.042	4.45	0.0001	549.8
改善期	0.206	0.34	0.0002	156.3
症例2 発症期	0.152	0.28	0.0002	187.7

解説

本症例での考察

α-リポ酸はその抗酸化作用が注目をあび、2004年6月から保健機能食品として市販されるようになった。しかしその副作用は明記されていない。図2のようにα-リポ酸は体内に還元型として存在し、ジヒドロリポ酸がSH基を有している。SH基を有するα-リポ酸を内服したことがIAS発症の契機となった可能性が強く示唆された。2例の患者血中にIASに特徴的なインスリン親和性と結合能を持つ自己抗体を検出した。IASは日本で平田らによって最初に発見され、その後日本を中心に多くの症例が報告されているが、欧米でのIASの報告は少ない。その理由として、HLA class II遺伝子のDRB1*0406がインスリン自己抗体の産生に関係が深く、その頻度は日本人では8％程度存在するのに対して白人ではきわめて少ないことが指摘さている。またはアジア人（韓国、中国）でのHLADRB1*0406の陽性率が高い。症例1ではDRB1*0406を認めたが、症例2では認めなかった。しかしIASの4％はDRB1*0406を有していないとされる。

α-リポ酸が健康食品として広く用いられるようになり、α-リポ酸が誘因と考えられるIASの症例報告も増えつつある。低血糖を示すIASの症例ではSH基を持つ薬剤（メチマゾール、チオラ、タチオンなど）の投薬歴だけでなく、SH基を持つ保健機能食品などのサプリメントの内服も確認する必要がある。

α-リポ酸　　　　（酸化型の構造式）

酸化型

ジヒドロリポ酸　　（還元型の構造式）

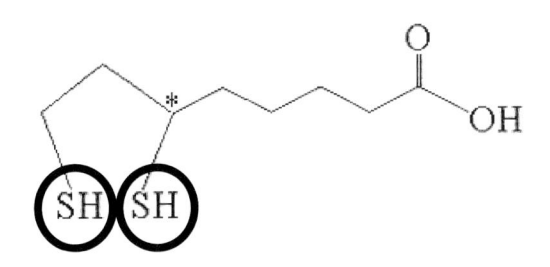

還元型

図2　αリポ酸（チオクト酸）

参考文献
1) 江口洋子：インスリン自己免疫症候群におけるインスリン自己抗体のScatchard 解析について，東京女子医大誌，59：1296-1305, 1989.
2) Yasuko Uchigata, Yukimasa Hirata, Yasue Omori, Yasuhiko Iwamoto, and Katsushi Tokunaga : Worldwide Differences in the Incidence of Insulin Autoimmune Syndrome (Hirata Disease) with Respect to the Evolution of HLA-DR4 Alleles. *Human Immunology*;61:154-157, 2000.
3) Yasuko Uchigata, Shoji Kuwata, Katsushi Tokunaga, Yoko Eguchi, Sumiko Takayama-Hasumi:Strong association of insulin autoimmune syndrome with HLA-DR4. *Lancet* ; **339** : 393-94, 1992.
4) Yuichiro Takeuchi, Takahide Miyamoto, Tomoko Kakizawa, Satoshi Shigematsu and Kiyoshi Hashizume:Insulin Autoimmune Syndrome Possibly Caused by Alpha Lipoic Acid. *Internal Medicine*;46（5）:237-239 ,2007.
5) Noboru Furukawa, Nobuhiro MIyamura, Kenro Nishida, Hiroyuki Motoshima, Kayo Taketa, Eiichi Araki:Possible relevance of alpha lipoic acid contained in a health supplement in a case of insulin autoimmune syndrome. *Diabetes Research and Clinical Practice* 75;366-367,2007.
6) 中島千鶴,橋口　裕,福留美千代,池田優子,中崎満浩,鄭　忠和：α‐リポ酸が誘因と推察されたインスリン自己免疫症候群の1例，糖尿病 50（8）:623-626,2007.

安全性と健康障害（副作用，有害反応）

　糖尿病，末梢神経障害の治療のとき，経静脈的にα‐リポ酸 600～1,200mg/日が経口投与されている。2型糖尿病患者の末梢神経障害に対しては，600～1,200mg/日が使用されている。
　臨床試験で，α‐リポ酸を経口的に4ヵ月～2年間投与したり，経静脈的に3週間投与しても，副作用が認められなかったことから，ナチュラルメディシンでは「安全であることが示唆されている（possibly safe）」と評価されている。
　経口投与後，発疹が出現したという報告がある。経静脈投与的に針を刺した部分にアレルギー反応が起こった。また，治療の初期に，一時的に錯知覚症が増悪したという報告がある。吐き気，嘔吐，頭痛などを起こし得る。チアミン欠乏症の動物にα‐リポ酸を大量に投与したところ，死亡したという。
　エフェドラ，しょうが，ツボクサ，イラクサ等は，α‐リポ酸の抗糖尿病作用と拮抗する。逆に，悪魔のつめ（devil's claw），コロハ（fenugreek），ガーリック，グアーガム，セイヨウトチノキ（マロニエ），オタネニンジン（高麗人参），サイリウム，シベリアニンジン等の血糖降下作用を増加させ得る。
　理論的には，抗糖尿病薬の作用を増加させ，がんの化学療法の効果を減少させるかもしれない。
　HIV感染患者のヘルパーT細胞／抑制T細胞の比を増加させたという報告がある。T3を減少させるという報告も，甲状腺機能に影響を及ぼさないという報告（臨床試験のとき）もある。

（田中平三）

民間療法の漢方薬による腎障害，膀胱癌

石村栄治[1]，西沢良記[2]

1) 大阪市立大学大学院医学研究科　腎臓病態内科学　2) 同　代謝内分泌病態内科学

キーワード	1) 症状：腎不全，ファンコニ症候群，膀胱癌 2) 健康食品：中国産防己（ボウイ），中国産木通（モクツウ），中国産木香（モッコウ）など 3) その他：アリストロキア酸の含有の可能性のある中国健康食品
危険度 レベル	判断基準Ⅰ：真正性　　　4（医学的に推定） 　　　　　　緊急性(重篤度)　4（重大な症状） 　　　　　　重要性(情報数)　1（1～3） 判断基準Ⅱ：レベル4（注意喚起）
コメント	アリストロキア酸を含む生薬及び漢方製剤は日本において承認許可を受けたものとしては製造・輸入されていない。しかし，中国で個人購入されたものや，また中国より個人輸入されて国内の漢方薬局で販売される「漢方生薬」や健康食品にアリストロキア酸がふくまれているものがあり，腎障害や，さらに膀胱癌の発症をみるものがある。上記中国産の漢方生薬を含む民間療法は非常に危険である。

症例報告

症　例	35歳，男性，カメラマン
主　訴	口渇，多飲，多尿，腎性尿糖
現病歴	20歳ごろ体重は57kgであったが，徐々に増加し78kgになった。当院受診16ヶ月前より，肥満解消のために漢方薬局ですすめられた民間療法の漢方薬「防己黄耆湯」（ボウイオウギトウ）を内服するようになった。その数ヶ月後より，尿回数が多くなり，夜間尿が3－4回みられるようになった。体重は1年間で急速に減少し（約12kg減少），また，全身倦怠感が出現した。検診にて血糖値は正常であるものの，尿糖がみられ，腎性糖尿病が疑われて，当院に入院となった。
入院時現症 と検査所見	161cm，66kg，脈拍70／分，整，呼吸数19。検査所見では，尿糖（++）2.8 g／日，尿蛋白陰性，汎アミノ酸尿あり，尿中β2ミクログロブリンは上昇していた（1515μg/L）。BUN 17mg/dl，クレアチニン1.7mg/dl，と腎機能低下を認めた。尿酸は低値（2.9mg/dl），Na 134，K 3.4mEq/L，Cl 105 mEq/Lと低K血症をみとめた。動脈血液ガス分析ではpH 7.328，pO$_2$ 85 mmHg，pCO$_2$ 38.2 mmHg，HCO$_3$ 19.3 mEq/Lと代謝性アシドーシスを認めた。75g経口ブドウ糖付加試験では最高値血糖は154mg/dlであるにも関わらず，常に尿糖陽性であり，腎性尿糖の所見であった。経口重曹付加試験では，重炭酸イオン（HCO3-）の排泄閾値の低下をみとめ，近位尿細管性アシドーシスの所見であった。近位尿細管性アシドーシス，汎アミノ酸尿，腎性尿糖，低尿酸血症，低カリウム血症がみられ，成人発症のファンコニ症候群と診断した。なお，ファンコニ症候群の原因となる多発性骨髄腫や重金属中毒の検査所見は得られなかった（毛髪中のカドミウム，鉛，水銀，銅，クロム濃度は正常であった）。
腎生検所見	腎生検では糸球体の変化はほとんどみとめなかったが，尿細管の萎縮と間質の著明な線維化が見られた（図1）。電子顕微鏡所見では間質の線維化，近位尿細管細胞の萎縮と変性所見が認められた（図2）。なお，間質性腎炎の所見は認められなかった。以上の所見は，アリストロキア酸腎症（Chinese herb nephropathy）の腎病理所見に特徴的なものであった。
臨床経過	民間療法の漢方薬「防己黄耆湯」の内服より口渇，多飲，多尿が見られたため，患者本人の判断で「防己黄耆湯」の内服を中止したところ，症状は改善し，尿糖も消失したため退院した。「防己黄耆湯」による腎障害であり，内服をしないように警告していたが，退院4ヶ月後，自己判断で隠れて再び「防己黄耆湯」の内服をしはじめた。内服半年後，再び多飲，多尿，倦怠感をきたし，再入院となった。再入院時には，尿糖は25g/日，血清クレアチニン1.8 mg/dl，動脈血液ガス分析ではpH 7.310，尿中β2ミクログロブリン25,083μg/Lと上昇していた。隠れて内服していた「防己黄耆湯」を中止させたところ，尿糖は2.2g/dlに改善し，症状は消失し，退院となった。 　その後，腎機能の検査フォローを続けていたが，腎不全は緩徐に悪化進行していた。発症11年後に肉眼血尿をみとめ，泌尿器科受診し膀胱癌が発見された。経尿道的膀胱癌切除術，膀胱内抗癌剤治療注入療法の治療を受け，現在膀胱癌の再発はみとめていない。 　この間，腎不全は緩徐に悪化し，発症15年後の現在，血清クレアチニン値は6.5mg/dlである。
対応と治療	アリストロキア腎症の治療は，原因の漢方薬の中止が第一である。しかし，漢方薬を中止しても，その後，本症例のように腎不全が進行性に悪化し，末期腎不全や透析治療に進行するものが多い。また，薬剤中止後，数年後に（本症例では11年後に）尿路系の悪性腫瘍の発症がみられる。アリストロキア腎症患者は漢方薬内服中止後も厳重に経過観察が必要である。

図1　　　　　　　　　　　　図2　　　　　　　　　　　　図3

解 説

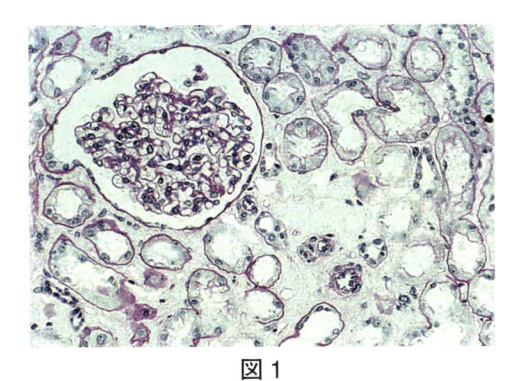

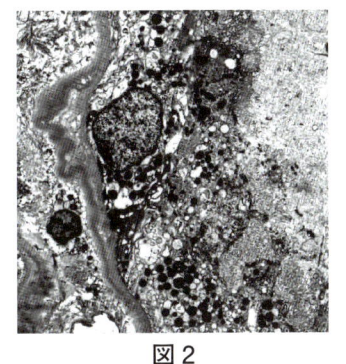

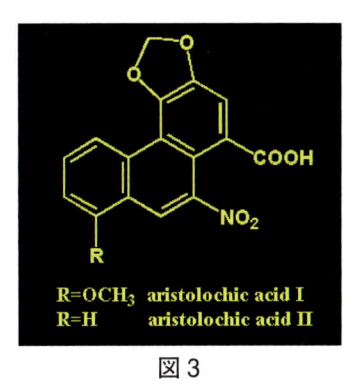

本症例での考察

　アリストロキア酸腎症（Chinese herb nephropathy）は中国産防己（ボウイ），中国産木通（モクツウ），中国産木香（モッコウ）に含まれるアリストロキア酸（図3）によって引き起こされる腎障害である。その臨床像は，1）検尿所見が乏しく，蛋白尿はないか軽微である。2）腎障害は腎不全で発症し（クレアチニンの上昇），服薬を中止しても進行性の腎不全を呈する（本症例のように）。3）ファンコニ症候群（近位尿細管性アシドーシス，汎アミノ酸尿，腎性尿糖，低尿酸血症，低カリウム血症など）を呈することがある（本症例のように）。4）腎生検の病理学的特徴は，間質の高度の線維化をみとめ，尿細管の萎縮は見られるが，糸球体の変化は乏しい。5）数年後に膀胱癌などの尿路系の悪性腫瘍や心弁膜症を合併する（本症例では服薬中止11年後に膀胱癌がみられた）。

　アリストロキア酸腎症（Chinese herb nephropathy）は，1993年はベルギーのVanherweghem JLらにより初めて報告されたものである[1]。今回提示した症例は日本において報告されたはじめてのChinese herb nephropathyの症例である[2]。本症例においては，内服した民間療法の漢方薬「防己黄蓍湯」におけるアリストロキア酸の定量は行われていないものの，その臨床経過と腎生検病理組織像はアリストロキア酸腎症に特徴的な所見である。アリストロキア酸腎症は日本でも多発していることが報告され[3]，平成12年（2000年）7月には厚生省医薬安全局より「医薬品・医療用具等安全性情報 No 161」において，注意が喚起された（http://www1.mhlw.go.jp/houdou/1207/h0726-1_a_15.html#7）。その報告書には「アリストロキア酸はアリストロキア属の植物に含有される成分で，腎障害を引き起こすことが知られている。日本においては，現在，アリストロキア酸を含有する生薬及び漢方製剤は医薬品として承認許可を受けたものとしては製造・輸入されていないが，アリストロキア酸を含む漢方薬の個人使用によると疑われる腎障害が報告されている。日本薬局方に適合する生薬が使用されていれば問題は生じないが，生薬の呼称は国により異なる場合があり，取扱いについては注意を要する。」と記載されている。日本国内で生薬・漢方薬原料として用いられる「防己，漢防己，木防己」，「木通」には，アストロキア酸は含まれていないが，中国産の，馬兜鈴科生薬である関木通（カンモクツウ），馬兜鈴（バトレイ），青木香（セイモッコウ），尋骨風（ジンコツフウ），広防已（コウボウイ），朱砂蓮（シュシャレン）からはアリストロキア酸が検出されていることが報告されている（中国国家食品薬品局（SFDA））。日本においても未だにアリストロキア腎症の発症や膀胱癌の発症が報告されており，それらは個人輸入された中国産の「漢方薬」や，安全な日本産の「防己」と中国産の「防己」が誤って混入された民間漢方生薬によるものと推測される[4,5]。ボーダーレスとなった現在において，海外からの安易な健康食品，民間療法，には注意が必要であり，「漢方薬には西洋医学にない有効性がある」，「漢方薬には副作用がない」，「自然食品は安全である」などといった誤った理解が国民一般に多い傾向にある現代においては，注意が必要である。

参考文献

1) Vanherweghem JL, Depierreux M, Tielemans C, Abramowicz D, Dratwa M, Jadoul M, Richard C, Vandervelde D, Verbeelen D, Vanhaelen-Fastre R, et al.: Rapidly progressive interstitial renal fibrosis in young women: association with slimming regimen including Chinese herbs. *Lancet* 341:387-391, 1993.
2) Izumotani T, Ishimura E, Tsumura K, Goto K, Nishizawa Y, Morii H: An adult case of Fanconi syndrome due to a mixture of Chinese crude drugs. *Nephron* 65:137-140, 1993.
3) 田中敬雄，新開五月，糟野健司，前田康司，村田雅弘，瀬田公一，奥田譲治，菅原　照，吉田壽幸，西田律夫，桑原　隆：関西地方におけるChinese herbs nephropathyの多発状況について，日本腎臓学会誌 39（4）：438-440, 1997.
4) 藤村敏子，玉置清志，飯田修司，田中英晴，池堂博文，高宮良美，加藤誠也，田中敬雄，奥田誠也：民間療法によって末期腎不全に至ったアリストロキア酸腎症の1例，日本腎臓学会誌 47（4）：474-480, 2005.
5) 任　幹夫，河嶋厚成，塩塚洋一，小角幸人：漢方薬内服により腎不全，さらに尿路上皮癌を発症した1例，泌尿器科紀要 50（11）：831, 2004.

安全性と健康障害（副作用，有害反応）

　アリストロキア（aristolochia）には，アリストロキア酸が含まれていて，アリストロキア酸は腎毒性および発がん性（膀胱がん）を示す。米国のFDA（Food and Drug Administration）は，「安全でない（unsafe）」としている。したがって，アリストロキア酸を含んでいる，あるいは含んでいると疑われる植物を含んでいる製品は，いかなるものでも回収，廃棄される。日本をはじめとする各国では，アリストロキアは焼却処分される。

　アリストロキアを経口的に摂取すると，末期腎不全および膀胱の尿路上皮がんを起こす。アリストロキアが混入した中国茶を飲んだために，間質線維化した腎障害（nephropathy）は，100症例以上も報告されている。このうち43例は，末期腎不全で，透析あるいは腎移植を受けた。18例は，膀胱，尿管，あるいは腎孟の尿路上皮がんであった。

（田中平三）

ビタミンD含有サプリメントによる高カルシウム血症，腎不全

福本誠二，竹内靖博*，藤田敏郎
東京大学医学部附属病院　腎臓・内分泌内科（*現虎の門病院　内分泌センター）

キーワード	1）症状：食欲不振，全身倦怠感，多飲 2）健康食品：ビタミンD，カルシウム 3）その他：腎不全，サルコイドーシス，高カルシウム血症
危険度レベル	判断基準Ⅰ：真正性　　　　4（医学的に推定） 　　　　　　緊急性（重篤度）4（重大な症状） 　　　　　　重要性（情報数）1（1〜3） 判断基準Ⅱ：レベル4（注意喚起）
コメント	サルコイドーシス患者は，1,25-水酸化ビタミンD[1,25(OH)$_2$D]産生亢進による高カルシウム尿症や高カルシウム血症を示す場合があることが知られている。本症例は，1,25(OH)$_2$D産生の基質となるビタミンD含有サプリメントにより，高1,25(OH)$_2$D血症，高カルシウム血症，腎不全を呈した症例である。

症例報告

症　例	74歳，男性
主　訴	食欲不振，全身倦怠感，多飲
既往歴	尿路結石（68歳，74歳）
現病歴	1993年（64歳時）他院で肺，及び眼サルコイドーシスと診断。ステロイド内服治療をうけ寛解した。2003年8月13日頃より徐々に食欲不振，全身倦怠感，多飲が出現。8月22日当院受診。血清Ca 16.7mg/dlと著明高値で，Cr 4.3mg/dlと腎機能障害をきたしており，8月24日入院となった。
現　症	身長161.5cm，体重68.1kg（2kgの減少），血圧136/88mmHg，身体所見に特記すべきことなし
検査所見	Na 135mEq/l，K 3.7mEq/l，Cl 100mEq/l，cCa 15.0mg/dl，Cr 4.40mg/dl，BUN 43.4mg/dl，尿中Ca 400mg/day，CCr 12.6ml/min ACE 17.1 IU/l(8.3-21.4)，Intact PTH 15pg/ml(10-65)，PTHrP<1.1pmol/l(<1.1)，1,25(OH)$_2$D 86.3pg/ml(20-63)，25(OH)D 25.4ng/ml(9.0-33.9) 胸部レントゲン：肺門リンパ節腫脹なし，肺野病変なし ガリウムシンチグラフィー：異常集積なし
診　断	入院後の問診で，カルシウムとビタミンD含有サプリメントであるトリプルX（1日あたりカルシウム700mg，ビタミンD 400IUに相当）を平成15年7月から服用していたことが判明した。PTHやPTHrPが高値を示さなかったことから，原発性副甲状腺機能亢進症や悪性腫瘍に伴う高Ca血症の中のhumoral hypercalcemia of malignancyは否定された。一方25(OH)Dは基準値内であったにも拘わらず1,25(OH)$_2$Dが高値であったことから，サルコイドーシスに伴う1,25(OH)$_2$D産生亢進，サプリメントによるCa負荷が高Ca血症の原因と考えられた。
対応と治療	入院後サプリメントの中止，補液により，血清Ca濃度は低下したが，基準値内には復さなかった。ビタミンD代謝物濃度の結果により，サルコイドーシスによる高Ca血症である可能性が考えられたため，プレドニゾロンを1日20mgから開始し，Ca，1,25(OH)$_2$Dは，速やかに基準値内へと低下し（図1），Crも1.3台へと低下した。

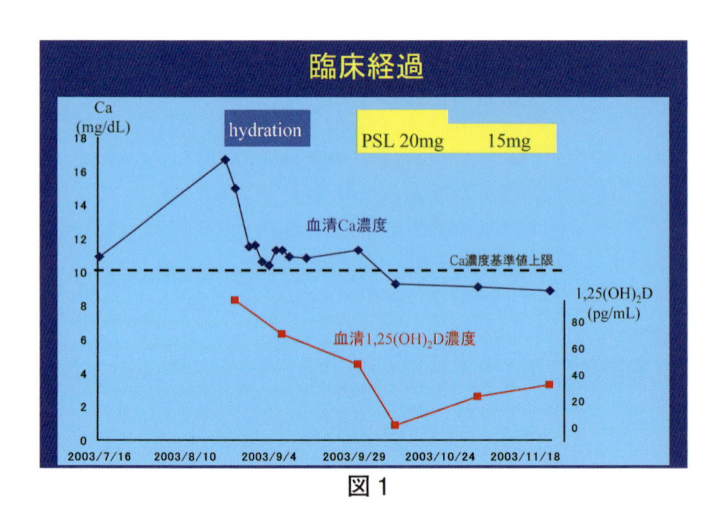

図1

解　説

本症例での考察	1,25(OH)$_2$Dは，ビタミンDが肝臓で25位に水酸化を受け25(OH)Dとなり，さらに腎近位尿細管で25(OH)D-1α-hydroxylaseにより1位に水酸化を受けることにより産生されるCa調節ホルモンである。このうち肝臓での25位の水酸化は厳密な調節を受けておらず，基質依存性に進行する。一方近位尿細管での1位の水酸化は，PTHや低リン血症などにより促進され，逆に1,25(OH)$_2$D自身や高Ca血症，fibroblast growth factor（FGF）23により抑制されるなど，厳密な調節を受けている（図2）。このため生理的には，1,25(OH)$_2$D濃度は一定の範囲に維持されるものと考えられている。この1,25(OH)$_2$Dは，腸管でのCa吸収促進，腎遠位尿細管でのCa再吸収促進などにより血中Ca濃度を上昇させるように作用する。 　サルコイドーシスなどの肉芽腫性疾患では，肉芽腫内のマクロファージに25(OH)D-1α-hydroxylaseが発現し，高1,25(OH)$_2$D血症による高Ca血症や高Ca尿症が惹起される場合があることが知られている。このマク

| 本症例での考察 | ロファーに発現する25(OH)D-1α-hydroxylase活性は1,25(OH)$_2$Dなどによる生理的調節を受けないことから、1,25(OH)$_2$D濃度が異常高値となるものと考えられている。サルコイドーシスなどによる高1,25(OH)$_2$D血症は、グルココルチコイドにより速やかに改善する。本患者では、ACE活性やガリウムシンチグラフィーの結果から、サルコイドーシスの活動性は必ずしも高くないものと評価された。一方血中ビタミンD代謝物濃度の結果や、プレドニゾロンにより速やかにCaや1,25(OH)$_2$D濃度が低下したことは、本患者で25(OH)D-1α-hydroxylase活性が亢進していたことを示している。従ってサルコイドーシスでは、肺などの臓器に明らかな病変が認められない場合にも、ビタミンDの投与によりCa代謝異常が顕在化することがあるものと想定される。 | 図2 ビタミンDの代謝 |

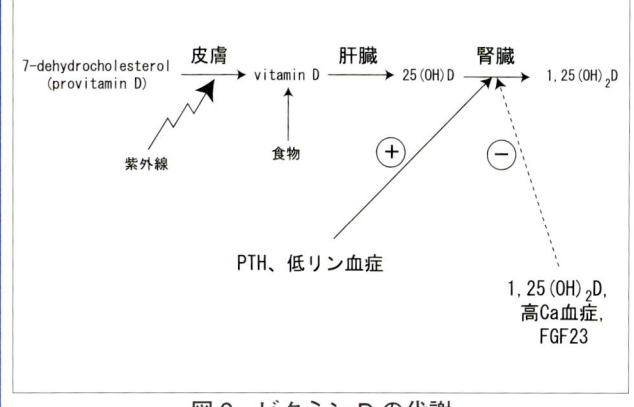

CaやビタミンD含有サプリメントの大量投与では、高Ca血症や高Ca尿症が惹起される場合がある。通常このようなCa代謝異常は、ビタミンD過剰がその一因と考えられている。ビタミンD過剰症では、ビタミンD補充状態を反映する血中25(OH)D濃度は上昇する。これに対し、高Ca血症やそれに伴うPTHの抑制などにより近位尿細管での25(OH)D-1α-hydroxylase活性が抑制されることから、血中1,25(OH)$_2$D濃度は必ずしも上昇しないのが特徴である。従って本症に認められたCa代謝異常は、ビタミンD過剰症とCa負荷により惹起されたものではないと考えられる。

高Ca血症は腎機能障害の原因であり、また腎機能障害は尿中Ca排泄を低下させることから、高Ca血症のさらなる悪化の原因となる。従って、何らかの原因による高Ca血症により一旦腎機能障害が発生した後には、高Ca血症と腎機能障害が悪循環を形成することになる。このため、補液による腎機能の保持、改善が、高Ca血症に対する治療の一つとして非常に重要である。

以上従来から、CaやビタミンD含有サプリメントは、ビタミンD過剰などによる高Ca血症、高Ca尿症を惹起することが知られていた。これに加えサルコイドーシスなどの肉芽腫性疾患患者では、ビタミンDの補充により高1,25(OH)$_2$DによるCa代謝異常が惹起されることもあるものと考えられた。

参考文献
1) Adams JS, Singer FR, Gacad MA, Sharma OP, Hayes MJ, Vouros P, Holick MF: Isolation and structural identification of 1,25-dihydroxyvitamin D$_3$ produced by cultured alveolar macrophages in sarcoidosis. *J Clin Endocrinol Metab* **60**: 960-966, 1985.
2) Dusso AS, Kamimura S, Gallieni M, Zhong M, Negrea L, Shapiro S, Slatopolsky E: γ-Interferon-induced resistance to 1,25-(OH)$_2$D$_3$ in human monocytes and macrophages: a mechanism for the hypercalcemia of various granulomatoses. *J Clin Endocrinol Metab* **82**: 2222-2232, 1997.

安全性と健康障害（副作用，有害反応）

ビタミンDは、食事摂取基準の上限量50μg/日（2,000IU/日）未満の摂取量であると、「おそらく安全であると思われる（likely safe）」。高齢者の骨粗鬆症と骨折の予防のためには、800～1,000IU/日を勧める専門家がある。転倒予防には800IU/日＋カルシウム1,200mg/日が、多発性硬化症の予防400IU/日、高脂血症400IU/日＋カルシウム1,200mg/日、閉経期以降のがんの予防ビタミンD$_3$ 1,100IU/日＋カルシウム1,400～1,500mg/日、日光に曝露されることのない高齢者1,000IU/日が利用されたことがある。

ビタミンDサプリメントの過剰摂取による毒性症状は、高カルシウム血症、高窒素血症、貧血である。高カルシウム血症が進展すると、腎尿細管にリン酸カルシウムが蓄積することによって、腎不全をもたらすことがある。しかし、ビタミンDサプリメントの摂取を中止すると、可逆性に回復するとも言われている。その他のビタミンD毒性症状としては、成人の骨粗鬆症、小児成長遅延、体重減少、結膜炎（calcific conjunctivitis）、羞明、異所性石灰炎、膵炎、全身性の血管石灰沈着、発作等がある。

ビタミンDと相互作用を営み、使用時に注意しておかなければならない医薬品は、アルミニウム（吸収促進）、calcipotriene（乾癬の塗布剤。ビタミンDサプリメントの使用により高カルシウム血症のリスクを増加させる）、cimetidine（タガメット。肝臓のビタミンD活性化酵素を阻害する）、ジゴキシン（ビタミンDサプリメントは高カルシウム血症を起こし、ジゴキシンとの併用により、致死性不整脈のリスクを増加させる）、diltiazem（ビタミンDによる高カルシウム血症は、ditiazemの心房細動への有効性を理論的に減少させる）、ヘパリン（unfractionated heparin。ビタミンD、15,000IU/日以上、3ヵ月以上投与されたとき、ヘパリンによる骨密度の減少、骨粗鬆症による骨折リスク増加を促進する。しかし、ヘパリンは、ビタミンDの活性化も抑制する）、低分子量ヘパリン（lower molecular weight heparin。unfractionated heparinよりも弱いが、骨密度を減少させる）、サイアザイド系利尿薬（サイアザイド系利尿薬は、尿中カルシウム排泄量を減少させるので、ビタミンDサプリメントとの併用は、高カルシウム血症のリスクを増加させる）、verapamil（diltiazem併用との場合と同様である）等である。

逆に、ビタミンD濃度などに影響を及ぼす医薬品は、次のようである。carbamazepine、フェノバルビタール、phenytoinは、肝臓でのビタミンD不活性化を増加させ、カルシウム吸収を減少させる。cholestyramineは、ビタミンDの吸収を減少させ、骨軟化症を起こすことがある。cholestipolもビタミンDの吸収を減少させる。ビタミンDは、コルチコスレイド（プレドニゾロン7.5mg/日以上相当量）の骨量減少、骨粗鬆症・骨折を若干減少させる。すなわちカルシウム吸収に寄与するので、プレドニゾロン7.5mg/日以上投与者には、ビタミンD800IU/日＋カルシウム1,500mg/日の併用を勧める。orlistatは、ビタミンDの吸収を減少させ、血清ビタミンD濃度を減少させる。rifampinは、肝臓での25-ヒドロキシ-ビタミンDの代謝を増加させ、血漿濃度を低下させる。緩下剤は、ビタミンDとカルシウムの吸収を減少させる。

（田中平三）

α-リポ酸による低血糖（インスリン自己免疫症候群）

山田哲也[1)3)]，片桐秀樹[2)3)]，岡 芳知[1)3)]

1） 東北大学大学院医学系研究科　分子代謝病態学分野
2） 同　附属創生応用医学研究センター　再生治療開発分野
3） 東北大学病院　糖尿病代謝科

キーワード	α-リポ酸，低血糖，インスリン自己免疫症候群，インスリン抗体
危険度レベル	判断基準Ⅰ：真正性　4（医学的に推定） 　　　　　緊急性（重篤度）　4（重大な症状） 　　　　　重要性（情報数）　2（4～5） 判断基準Ⅱ：レベル4（注意喚起）
コメント	インスリン自己免疫症候群はインスリン注射歴が無いにもかかわらずインスリンに対する自己抗体が出現し，その抗体に結合した大量のインスリンが容易に遊離することによって低血糖が誘発される疾患である。自己抗体の出現は特定のHLA遺伝子型を背景に，SH基含有薬物の摂取により誘発される。近年，抗酸化，美容，美肌，ダイエット効果をうたうα-リポ酸を配合した健康補助食品が広く普及している。α-リポ酸の還元型であるジヒドロリポ酸はSH基を2つ有しており，インスリン自己免疫症候群の原因となりうる。

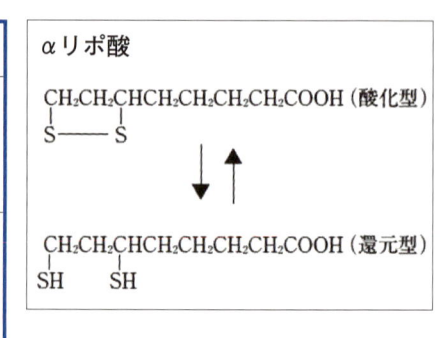

αリポ酸

$CH_2CH_2CHCH_2CH_2CH_2CH_2COOH$ （酸化型）
　　　｜　｜
　　　S——S

↓↑

$CH_2CH_2CHCH_2CH_2CH_2CH_2COOH$ （還元型）
　　　｜　｜
　　　SH　SH

症例報告

症　例	45歳，女性，会社員
主　訴	低血糖昏睡
既往歴	35歳時に子宮頸癌にて子宮全摘術施行。糖尿病の既往なく，その他の内服薬もなし。
家族歴	母親に糖尿病（インスリン加療）あり。自己免疫疾患の家族歴なし。
現病歴	2007年4月に減量目的にα-リポ酸を摂取開始した。4月下旬頃より糖質摂取により改善する空腹時・日中の冷汗，気分不快などの症状が出現するようになった。同年，5月7日に低血糖性昏睡を生じ，前医に救急搬送。低血糖を認めグルコース静注にて速やかな意識回復を認めた。また，血中インスリン値の高値認めた。5月17日に精査・加療目的に紹介入院となった。
現　症	身長156.9cm，体重72.75kg，BMI 29.55kg/m² 血圧 120/70 mmHg，脈拍75拍/分・整。身体所見に特記事項なし。
検査所見	1) 血液検査 【一般血液・生化学】 　WBC：9100 /ml, RBC：477×10⁴/ml, Hb：13.9 g/dl, Ht：41.0 %, TP：7.0 g/dl, Alb：3.9 g/dl, AST：15 IU/l, ALT：22 IU/l, LDH：205 IU/l, BUN：8 mg/dl, Cre:0.7 mg/dl, Na：143 mEq/l, K：4.2 mEq/l, Cl:103 mEq/l 【内分泌・代謝】 　空腹時血糖値：88mg/dl, HbA1c：5.7%, TG：183mg/dl, HDL：34mg/dl, LDL：88mg/dl, 空腹時血清インスリン値：13240 mU/ml, 血清CPR：2.93 ng/ml, インスリン抗体：81.2%, ACTH：43.2 pg/ml, 血清コルチゾール：17.42 mg/dl, TSH：1.34 mU/ml, FT3：3.34 pg/ml, FT4：0.95 ng/ml, グルカゴン：93 pg/ml 【インスリン抗体のスキャッチャード解析】 　$K_1 = 0.0217 \times 10^8 M^{-1}$, $B_1 = 97.6 \times 10^{-8} M$ 【HLA遺伝子型】 　DRB1*0403　*1501 2) 画像検査（下記の全ての検査で異常所見なし） 　腹部超音波検査，内視鏡的超音波断層法，造影CT検査，腹腔動脈撮影，選択的動脈内Ca注入試験，PET検査診断，対応と治療：血清インスリン値の異常高値，インスリン抗体高値，スキャッチャード解析の結果（低親和性，高結合能の性質を持ち，インスリン自己免疫症候群に特徴的），インスリン使用歴がないこと，及び疾患感受性HLA遺伝子型を有することなどから，インスリン自己免疫症候群と診断した。また，各種画像診断によってインスリノーマは否定された。α-リポ酸を約1ヶ月摂取していたことから，発症の原因と考えた。保存的治療（α-リポ酸の中止，ブドウ糖液の点滴，眠前の補食）のみで低血糖の消失や血清インスリン値，インスリン抗体の低下を認め，自然寛解した。以後，低血糖の再発を認めていない。

インスリン抗体のスキャッチャード解析

$K_1 = 0.0217 \times 10^8 M^{-1}$
$B_1 = 97.6 \times 10^{-8} M$

$K_2 = 0.000706 \times 10^8 M^{-1}$
$B_2 = 216 \times 10^{-8} M$

縦軸: Binding insulin/Free insulin Ratio
横軸: Binding Insulin (10^{-8} M)

解説

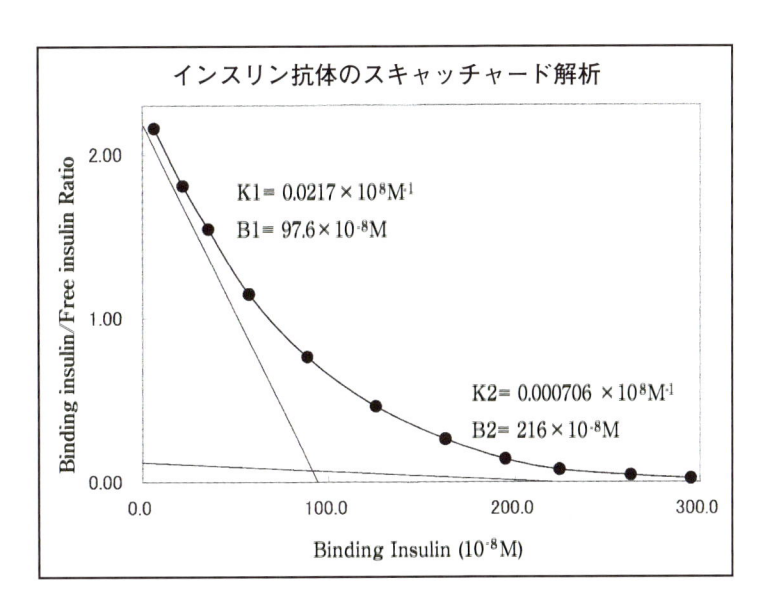

本症例での考察

インスリン自己免疫症候群はインスリン注射歴が無いにもかかわらずインスリンに対する自己抗体が出現し,その抗体に結合した大量のインスリンが容易に遊離することによって低血糖が誘発される疾患である[1]。自己抗体の出現は遺伝的背景に関連が深く,患者の96%がHLA-DR4を有しており,特にDRB1*0406との関連が強く,DRB1*0403との関連も報告されている[2]。これらの患者がSH基含有薬物を摂取するとインスリン抗体の出現が誘発されることが知られており,これまでにチアマゾール,プロピルチオウラシル,カプトプリル,ペニシリンG,イミペネムなどの薬剤がインスリン自己免疫症候群の原因として報告されている。インスリン抗体産生の機序としては,特定のHLAを有するヒトが,SH基を有する薬剤を服用するとインスリン分子内のS-S結合が還元され,α鎖とβ鎖が解離し,通常では露出しないエピトープが露出し抗原性を獲得,インスリン結合抗体の産生が惹起されると想定されている。このインスリン抗体は,低親和性,高結合能であることが特徴的で,インスリン注射によって産生される抗体とは性質が異なる。薬剤性の多くは原因薬剤の中止にて自然寛解する。α-リポ酸の還元型であるジヒドロリポ酸はSH基を2つ有しており,インスリン自己免疫症候群の原因となりうると考えられ,我々の経験[3]も含め複数の症例報告[4-6]がなされている。近年,抗酸化,美容,美肌,ダイエット効果をうたうα-リポ酸を配合した健康補助食品が広く普及しており,また日本人は疾患感受性遺伝子を有する頻度が高いことから,広く注意を喚起する必要がある。

参考文献

1) Uchigata Y, Hirata Y：Insulin autoimmune syndrome (IAS, Hirata disease). *Ann Med Interne (Paris)*. 1999;**150**:245-53.
2) Uchigata Y, Hirata Y, Omori Y, Iwamoto Y, Tokunaga K：Worldwide differences in the incidence of insulin autoimmune syndrome (Hirata disease) with respect to the evolution of HLA-DR4 alleles. *Hum Immunol*. 2000;**61**:154-7.
3) Yamada T, Imai J, Ishigaki Y, Hinokio Y, Oka Y, Katagiri H：Possible relevance of HLA-DRB1*0403 haplotype in insulin autoimmune syndrome induced by alpha-lipoic acid, used as a dietary supplement. *Diabetes Care*. 2007;**30**:e131.
4) Furukawa N, Miyamura N, Nishida K, Motoshima H, Taketa K, Araki E：Possible relevance of alpha lipoic acid contained in a health supplement in a case of insulin autoimmune syndrome. *Diabetes Res Clin Pract*. 2007;**75**:366-7.
5) Ishida Y, Ohara T, Okuno Y, Ito T, Hirota Y, Furukawa K, Sakaguchi K, Ogawa W, Kasuga M：Alpha-lipoic acid and insulin autoimmune syndrome. *Diabetes Care*. 2007;**30**:2240-1.
6) Takeuchi Y, Miyamoto T, Kakizawa T, Shigematsu S, Hashizume K：Insulin Autoimmune Syndrome possibly caused by alpha lipoic acid. *Intern Med*. 2007;**46**:237-9.

安全性と健康障害（副作用,有害反応）

α-リポ酸の安全性,副作用についてはP.85を参照のこと。

（田中平三）

ステロイド含有健康食品により副腎皮質の抑制を認めた咽頭癌外照射後の甲状腺機能低下症の1例

早川伸樹，鈴木敦詞，織田直久，伊藤光泰

藤田保健衛生大学医学部　内分泌代謝内科

キーワード	1) 症状：副腎皮質機能低下症 2) 健康食品：百歩蛇風濕丸 3) その他：健康食品，甲状腺機能低下症
危険度 レベル	判断基準Ⅰ：真正性　　　4（医学的に推定） 　　　　　　緊急性（重篤度）　3（全身的症状） 　　　　　　重要性（情報数）　1（1～3） 判断基準Ⅱ：レベル3（要監視）
コメント	医薬品成分が不当に添加されている無承認無許可医薬品が，いわゆる健康食品として販売されており，健康被害が生じている。本例でもステロイドを含有したいわゆる健康食品により副腎皮質機能異常を認めたと考えられる。

症例報告

症　例	75歳，男性，無職
主　訴	副腎皮質機能低下症精査
既往歴	61歳時に中咽頭癌手術
家族歴	特記事項なし
現病歴	高血圧症および軽度の肝障害で近医加療中であった。易疲労感を訴え採血上でTSH 5.6μU/mL，FreeT4 0.68ng/dLと甲状腺機能低下症を認めたため当科を紹介された。外来採血時にACTH 5.0pg/mL未満およびコルチゾール1.7μg/dLを呈したため，副腎皮質機能低下症を疑い精査入院した。
現　症	身長158cm，体重50kg，血圧134/70mmHg，脈拍72/分（整）。頸部に甲状腺触知せず。その他身体所見に特記事項なし。
検査所見	1) 一般検査 　末梢血検査はHb 13.0g/dLと軽度の貧血，Plt 12.7×10⁴/μLと軽度の低下を認めた。生化学検査はγ-GTP 110IU/L，HbA1c 6.0%と上昇を認めた。 2) 内分泌学的検査 　外来では副腎皮質機能の低値を認めたが，入院時採血ではACTH 47.2pg/mL，コルチゾール13.8μg/dLと正常範囲内であり，ACTH・コルチゾールの日内変動も正常範囲に保たれていた。尿中コルチゾールは14.9μg/日と低下，尿中17OHCSは3.8mg/日と正常下限を示した。CRH負荷試験および迅速ACTH負荷試験は正常反応を示した。ACTH以外の下垂体前葉ホルモンは正常範囲であり，TRH，GRH，LHRH負荷試験も正常範囲内であった。甲状腺機能はTSH 5.6μU/mLと軽度上昇，FreeT4は0.68ng/dLと低下を示した。抗TPO抗体，抗サイログロブリン抗体は陰性であった。 3) 画像検査 　下垂体MRI上で異常を認めず。甲状腺超音波で右葉に小のう胞を認めた。
診　断	1) 入院後の血中ACTHおよびコルチゾールは正常値に復していた。その後，患者はデキサメタゾンを含有している台湾名産健康食品「百歩蛇風濕丸」を数年来にわたり1週間に1回程の間隔で不定期に少量服用していたことが判明した。外来採血時は内服直後と考えられ，その影響で副腎皮質の抑制を認めたと考えられた。 2) 甲状腺機能低下症の原因は61歳時の中咽頭癌術前後の頸部放射線外照射が原因と考えられた。
対応と治療	甲状腺機能低下症の甲状腺ホルモン補充時には副腎不全の合併を除外する必要がある。今回，尿中コルチゾールの低値を認めており軽度の慢性副腎皮質機能低下症が潜在する可能性を否定できなかったが，負荷検査で副腎皮質機能低下症を認めないためそのまま「百歩蛇風濕丸」を中止し経過観察とした。幸いにも服用は少量不定期であり，中止後の経過観察中に問題は生じなかった。その後甲状腺ホルモン投与を開始し，甲状腺機能は正常に保たれている。

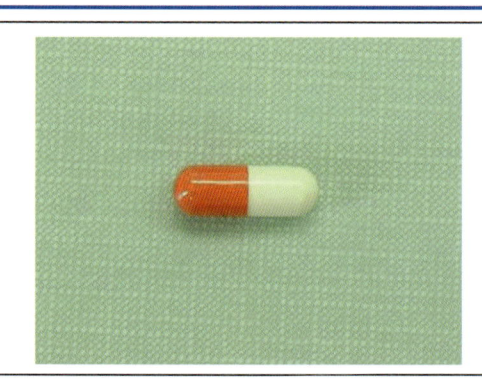

解　説

本症例での考察

　台湾名産健康食品「百歩蛇風湿丸」は台湾で製造されるいわゆる健康食品であり，デキサメタゾンおよびインドメタシンを含有している。また同製品は日本で小分けされて中国健康食品不老長寿乃源「秘宝百歩蛇全体粉」としても流通している。これらの製品はステロイドホルモンなどの医薬品成分を含むいわゆる健康食品と称した未承認医薬品であり，国内での製造・販売は薬事法により禁じられている。本例の効能書には適応症として関節炎，神経痛，リウマチ，貧血，肩こりなどが標榜され1日2錠の服用が勧められている。製造は毒蛇を原料とし漢方等を混ぜて製造と記載され，デキサメタゾンおよびインドメタシン含有の記載を一切認めない。本例では初回は海外で入手され，その後は時々個人輸入されていた。

　デキサメタゾンは副腎皮質ステロイド薬の1つであり，副作用として感染症の誘発・増悪，糖尿病の誘発・増悪，高血圧，消化性潰瘍，精神障害，骨粗鬆症，満月様顔貌，中心性肥満，浮腫，白内障などの副作用を有する。また，ステロイドの長期投与はステロイド依存を生じ，急に服用を中止すると副腎不全を生じる危険性があり，中止する場合は漸減していく必要がある。インドメタシンは非ステロイド系抗炎症薬の1つであり，消化性潰瘍，肝障害，腎障害，骨髄障害，アスピリン喘息などの副作用を持つ。

　同製品により国内で以下の健康被害が生じている。平成14年に血糖値の上昇，平成18年には長期間服用患者の服用中止によるステロイド離脱症状，平成19年に全身の浮腫，ふらつき，ムーンフェイス 多毛（幼児），顔のむくみ，足のつり，手の軽いしびれが報告されている。同製品1カプセル中の成分は複数施設から報告され，デキサメタゾン0.42～0.44mgおよびインドメタシン6.9～16mgが検出されている。また，本製品以外にもステロイドが検出されたいわゆる健康食品としては「健康飴」健康の集い（デキサメタゾン，インドメタシン），六宝仙（プレドニゾロン）が報告されている。

　本例では外来採血時には副腎皮質機能異常を認めたが，数年来の服用にも関わらず幸いに少量不定期であったこともあり，報告されたような健康被害を認めていない。しかし，軽度の副腎皮質機能低下症が潜在した可能性を完全には否定できず，今後の内服の継続により健康被害を引き起こした可能性もあった。さらに甲状腺機能低下症のホルモン補充時には副腎不全の合併をまず除外する必要があるため，その点において精査が必要な症例であった。

参考文献
1）厚生労働省ホームページ．

安全性と健康障害（副作用，有害反応）

　慢性関節リウマチ等に有効であると暗示している健康食品・サプリメントに，故意にコルチコステロイドを混入した商品は少なくない。

〔田中平三〕

いわゆる健康食品・サプリメントによる健康被害症例集

腎・泌尿器科領域

領域担当　富野康日己
（順天堂大学医学部　腎臓内科　教授，医学部長）

健康食品・サプリメントによる腎障害

富野康日己

順天堂大学医学部　腎臓内科

　自らの体調を正確に保つ基本の一つは，栄養バランスのとれた食事をすることであるが，その食事が様々な理由で摂れない場合に，その不足分を補う食品が"サプリメント"である。しかし最近は，若い女性を中心にやせ願望が強いため一番大切な食事をないがしろに（欠食）し，サプリメントを主体とした食生活をする人が増えてきている。これは，社会的にみても大きな問題である。

　厚生労働省の保健機能食品制度で定められる特定保健用食品は，臨床試験によって一定の有効性・安全性が確保されており，肝・腎障害の報告はほとんど認められないとされている。しかし，保健機能食品である栄養機能食品は，指定されている17成分のうち1成分でも含有していれば，"栄養機能食品"であることを標榜することができる。そのため，栄養機能食品の安全性が完全に保証されているとは言い難い状況と思われる。また，保健機能食品以外の"いわゆる健康食品"では，第三者機関による明確な安全性の保証はなされていない。つまり，サプリメントの服用により腎機能障害が引き起こされたり，腎臓病（腎機能低下）の患者がもし不容易にサプリメントを用いたことにより，補うよりもかえって腎臓に負担を与え，腎機能が一層低下してしまうこともあるので，十分な注意が必要である。本稿では，サプリメントによる腎障害とサプリメントによる副作用を防ぐための方策について概説する。

サプリメントによる腎障害

　近年，インターネットの普及により，国内では入手困難な健康食品や未承認医薬品を国外から容易に入手出来ようになっている。しかし，サプリメントのほとんどは臨床試験が行われておらず，服用による腎障害の有無や程度を把握していないのが現状である。これらの副作用（腎障害）情報の入手に関しては，臨床報告や海外の知見に頼らざるを得ない。サプリメントによる腎障害は，1）サプリメントについての正しい知識が欠如していたために，知らないうちに過剰に摂取してしまった場合や　2）サプリメントの服用についての注意書き等がなく，正確な知識が得られなかった場合，3）サプリメントに含まれている有害な成分を摂取してしまった場合などによって起こる。

　腎障害を引き起こす可能性が示唆されているサプリメントを表1に示した。一般的にエビデンスがそろい，安全とされているビタミンやミネラル類においても，腎障害を引き起こす可能性が報告されている。例えば，骨粗鬆症患者には医師からすでにビタミンDやカルシウム（Ca）製剤が医薬品として投与されていることが多い。また，慢性腎不全患者では低Ca血症の治療のため，活性型ビタミンD_3製剤を投与されることが多い。そこに，医師に相談することなくビタミンD含有のサプリメントを併用して服用すると過剰摂取することとなり，高Ca血症を呈し，さらに，腎結石や腎障害が起こる可能性がある。特に，骨粗鬆症のハイリスク群である高齢女性においては生理的な腎機能低下もあるため一層の注意が必要である。

　腎不全患者では，葉酸・ビタミンB_6・ビタミンB_{12}の補給は必要であるという考え方が主流である。腎不全では，ビタミンA・D・B_6・C，葉酸が不足しやすいとされている。ビタミンCの摂取が過剰になるとシュウ酸が溜まり，高シュウ酸血症を来たしやすい(表2)。また，クロムにも腎障害のあることが知られている。したがって，3ヶ月に1度は血液検査を行い，サプリメントの血中濃度を調べたうえで，不足分を補うことが基本である。また，尿検査（蛋白，潜血反応，NAG，β_2ミクログロブリンなど）とBUN，血清クレアチニンなどの測定を行い，腎機能の評価を行なうべきである。一方，腎不全患者では，カリウム（K）の尿中への排泄が低下し，高K血症となりやすいが，そこにサプリメントとしてK含量の多いものを摂取すると一層高K血症が進み，致死的な不整脈を引き起こしかねない。十分な注意が必要である。

サプリメントと医薬品の併用による腎障害

　マオウ（呼吸器疾患の要薬・植物：麻黄，薬効成分：エフェドリン）を含むサプリメントと非ステロイド性抗炎症薬（NSAID）の併用では，胃腸障害と腎障害を招きやすい。また，食欲減退・抗肥満作用があるとするマオウを含むサプリメントには問題も多く，注意が必要である。ニンジンを含むサプリメントは，高血圧や浮腫のある人では抗利尿作用により血圧の上昇や浮腫の増悪がみられる。

サプリメントによる副作用を防ぐための方策

　サプリメントは，その内容をよく確認し，通常量の半分量から十分な水とともに摂取する。もしも，サプリメントを服用し，過剰症状が出現した場合は，サプリメントの摂取を中止し，医療機関を受診する。疾病のある方（特に腎臓病，肝臓病）

で医療機関から何らかの薬物が投薬されている場合には，サプリメントの摂取について，かかりつけ医に相談する。

おわりに

サプリメントと腎障害について記載した。医師は，日常業務の中で副作用に遭遇した場合には，厚生労働省へ医薬品等安全性情報報告書にて情報を提供すべきである。また，サプリメントによる有害作用に遭遇した場合は，2002年に新たに設けられた「健康食品等に関する健康被害受付処理票」にて報告する必要がある。厚生労働省や地域の保健所と連携し，被害（腎障害）の拡大を防止することも重要である。

表1 肝・腎障害の有害作用が示唆される健康食品（○：肝・腎障害の記載がある食品）

名　　　称	代表的な別名	肝障害	腎障害	備　　考
アメリカグリ		○	○	
アリストロキア	関木通		○	
アルカネット		○		
アルパインクランベリー		○		
アンドログラフィス	穿心蓮	○		
イグナチウス豆	宋果	○	○	
イヌサフラン	秋クロッカス	○	○	
ウィッチヘーゼル	マンサク	○		大量摂取
ウッドソレル	ミヤマカタバミ		○	
ウバウルシ	ベアベリー	○		
エゴノキ	紅葉葉楓		○	
欧州サイシン			○	大量摂取
オウレン（黄蓮）	ミツバオウレン		○	日本薬局方外品種
オーク樹皮	ナラ	○	○	
オークモス	ツリーモス		○	
オオルリソウ		○		
KHAT		○		
COWHAGE		○		
カキオドシ	カントリソウ	○	○	
カバ		○		
カラマツ・テレピン油			○	
キオン		○		
キラヤ	チャイナバーク	○	○	
駆虫草	レバント		○	
クルマバソウ		○		
クレアチン			○	
グレーターセランダイン	白屈菜	○		地上部
クレソン	オランダミズガラシ		○	大量摂取
クローブオイル	丁子油	○		
クロム		○	○	大量摂取
ケイガイ（荊芥）		○		
ケーラ		○		大量摂取
ケノポジ油		○	○	
ケルセチン			○	大量摂取
ゲルマニウム			○	
ゴア・パウダー			○	
GOLDEN RAGWORT		○		
コスタス	ヤギクカ		○	
コノテガシワ	ソクハク		○	

名　　称	代表的な別名	肝障害	腎障害	備　　考
コロシント			○	
コンフリー		○		
サルオガセ		○		
サルサパリラ			○	
THUNDER GOD VINE	雷公藤		○	
シモツケソウ		○		
ジャーマンダー		○		
ジュニパー			○	長期摂取
スイートクローバー		○		大量摂取
スイバ		○	○	
ステビア			○	大量摂取
SAVIN TOPS		○		
セイヨウキンバイ			○	
セイヨウトチノキ	マロニエ	○	○	
セイヨウフキ		○		不純物による
セージ		○		大量摂取
セレン		○	○	長期・大量摂取
ダイフウシノキ			○	
ダスティーミラー		○	○	
TANSY RAGWORT	ブタクサ	○		
タンニン酸		○		大量摂取
チャパラル	クレオソート	○	○	
ツボクサ		○		
ツルニチニチソウ		○	○	
ディアタング		○		
D-マンノース			○	
テレビン油			○	
唐辛子		○	○	長期・大量摂取
トルーバルサム			○	
トンカ豆		○		
ナスタチウム			○	
ナナカマド			○	生, 大量摂取
ニュージーランド緑貝		○		
ノボロギク		○		
バーベリー	西洋メギ		○	大量摂取
バイカルスカルキャップ	オウゴン(黄芩)	○		
バジル		○		
パセリ		○	○	種
パセリ		○	○	葉・根, 大量摂取
蜂花粉		○		
バナジウム			○	
ビート	テンサイ		○	
ヒマ	トウゴマ	○	○	種の外皮
ヒメリュウキンカ		○		
ビャクダン(白檀)			○	長期摂取
ヒヨドリバナ	フジバカマ	○		
フィーバー・バーク	オーストラリアキニーネ		○	
ブークー		○	○	
ブラックコホシュ		○		

名　　称	代表的な別名	肝障害	腎障害	備　考
ブラックサイリウム	オオバコ		○	
ブラックルート		○		大量摂取
ベイベリー	シロコヤマモモ	○		
ペニーロイヤルオイル		○	○	
紅麹		○		
紅ハコベ			○	大量摂取
ヘンプ・アグリモニー		○		
ヘンルーダ	ウンコウソウ	○	○	
ポドフィルム	マンダラケ		○	
ボラージシードオイル		○		不純物による
マーキュリーハーブ		○	○	
マーシュティー	ヒメシャクナゲ		○	
マチン		○		長期・大量摂取
マテ			○	長期・大量摂取
ミルラ	没薬		○	大量摂取
メドウスイート	セイヨウナツユキソウ		○	長期・大量摂取
モリンダ		○		
モルモンティー		○	○	
ヨモギ			○	長期・大量摂取
ヨモギギク	タンジー	○	○	
藍藻	スピルリナ	○		不純物による
リアトリス	ユリアザミ	○		
リヴァーウォート	スハマソウ		○	
リュウキンカ			○	
ルリヂサ	ビーブレッド	○		長期・大量摂取
レモンバーベナ			○	大量摂取
ローズヒップ			○	大量摂取
ローズマリー			○	大量摂取
ワイルドキャロット			○	オイル,大量摂取
ワスレナグサ	ノハラムラサキ	○		

（田中平三,門脇　孝ほか監訳：健康食品のすべて―ナチュラルメディシン・データベース―,同文書院,2006より著者作成）

表2　腎不全患者にみられるビタミン摂取による問題

ビタミンA	蓄積による尿毒症
ビタミンD	過剰による異所性石灰化
ビタミンE	過剰による冠動脈疾患
ビタミンB_1	不足によるアシドーシス
ビタミンB_6	不足による貧血
ビタミンC	過剰による高シュウ酸血症
葉　　酸	不足による悪性貧血

サプリメントの多量常用により血液透析患者に発症した慢性マンガン中毒の1例

大竹剛靖, 小林修三

湘南鎌倉総合病院　腎臓内科

キーワード	1) 症状：歩行障害（こきざみ歩行），構語障害，書字障害 2) 健康食品：クロレラ 3) その他：慢性腎不全　血液透析
危険度レベル	判断基準Ⅰ：真正性　　　4（医学的に推定） 　　　　　　緊急性(重篤度)　4（重大な症状） 　　　　　　重要性(情報数)　1（1～3） 判断基準Ⅱ：レベル4（注意喚起）
コメント	一般人では何ら問題ない健康補助食品, サプリメントであっても腎不全患者では思わぬ弊害を生じることがあり注意を要する。また, 患者によってはサプリメント服用を隠している場合も有り, サプリメント服用に関する詳細な問診も非常に重要である。

症例報告

症　例	62歳　男性
主　訴	歩行障害, 書字障害, 緻密動作障害
既往歴	42歳頃から糖尿病 57歳より糖尿病性慢性腎不全のため血液透析
生活歴	飲酒は機会飲酒　喫煙なし
職　業	税理士
現病歴	1998年5月より糖尿病性腎症由来の慢性腎不全のため, 当院にて血液透析を1回4時間週3回受けていたが, 経過中特に問題となるような自覚症状はなかった。2002年12月初旬から歩行障害（小刻み歩行）, 書字障害（小字症）, 緻密な動作ができない（ボタンをうまくかけられない）などの症状が出現し, 以後段階的に悪化するため, 精査加療のため2003年2月当科入院。
現　症	身長163cm, 体重57.3kg, 血圧162/70mmHg, 脈拍76回/分, 小刻み歩行, 立ち止まり困難, 仮面様顔貌, 安静時手指振戦, 書字障害（小字症）を認めた。意識は清明で知覚障害や四肢運動麻痺は認められなかった。
検査所見	表1に示す。
診　断	1) 臨床症状からパーキンソン症候群と考えられたが, 頭部MRIで両側大脳基底核に左右対称性に, T1強調画像でlow-intensity, T2強調画像でhigh-intensityの明らかな異常信号が認められたため（図1）, パーキンソン症候群としても2次性パーキンソン症候群, 特に微量元素マンガン（Mn）の脳内蓄積による2次性パーキンソン症候群が疑われた。 2) この患者の血中Mn濃度は0.8μg/dLで, 透析患者としては血中Mn濃度は有意に高値であった（表2）。また, 透析患者での髄液中Mn濃度の基準値に関する報告はないが, 健常者 $0.88 \pm 0.76 \mu g/L$, パーキンソン病患者 $1.20 \pm 0.98 \mu g/L$ と比較し, 本患者髄液中Mn濃度は $2.0 \mu g/L$ と高値であった。 3) 患者の臨床症状, 血清及び髄液中Mn濃度, 頭部MRI所見, ならびにEDTAによる治療反応性（後述）などから, 慢性Mn中毒によるパーキンソン症候群と診断した。
対応と治療	パーキンソン症候群に対し, まずlevodopa 200mg/日内服を1ヶ月行なったが, 患者の臨床症状に改善は認められなかった。そのため, Mnキレート効果を有するEDTAを1回1g1日2回の点滴静注を10日間行った。これにより髄液中Mn濃度は治療前 $2.0 \mu g/L$ から治療10日目で $12.0 \mu g/L$ に増加した（表2）。これは脳に沈着したMnのEDTAによる髄液中への溶出と考えられた。治療終了後2週での頭部MRIでは治療前に認められた両側基底核の異常信号はほぼ消失し（図1）, また患者の臨床症状はその後1ヶ月かけ徐々に改善した。

表1. 入院時検査所見

BUN	42.3mg/dl	AST	16IU/l	RBC	$305 \times 10^4/\mu l$
Cr	11.92mg/dl	ALT	5IU/l	Hb	8.9g/dl
Na	140mEq/l	LDH	428IU/l	Ht	28.3%
K	4.4mEq/l			WBC	$8400/\mu l$
Cl	107mEq/l	FBS	151mg/dl	Plt	$15.3 \times 10^4/\mu l$
Ca	8.5mg/dl	HbA1c	7.2%		
Pi	2.8mg/dl				
TP	6.7g/dl				
Alb	4.0g/dl				
Tcho	208mg/dl				
TG	132mg/dl				

解 説

本症例での考察

　この患者は当初,医師の処方した薬剤以外に,何らの健康食品も摂取していないと言っていたが,繰り返しての質問により初めて透析導入期からのクロレラを含む3種類のサプリメント服用を認めた（透析導入されたことにより患者の健康意識がその頃から高まったため）。これらサプリメントの中ではクロレラ中のMn含有量が最も多く,原子吸光法による測定で1g当たり139μg,クロレラ60錠/日によるMn摂取量は1.7mgであった。（Mn含有量は,穀類1グラムあたり1.2-31μg,野菜では1グラムあたり0.2-13μg,肉類で1グラムあたり0-1.9μgであり,クロレラ中のMn含有量はこれら食物と比較しても多い。）

　正常人でのMn排泄経路は胆道系排泄が主であり,尿からの排泄はほとんどない[2]。このため腎不全による無尿はMn排泄には影響しない。また,この患者はクロレラを過量摂取していたわけではない。クロレラ1日あたり60錠の摂取は製造者が勧める推奨量であり,この量のクロレラを摂取する多くの一般人でMn中毒が認められたとする報告はない。

　長期血液透析患者では,脳のMnレベルが血漿の100倍以上あるとする報告があり[3],尿毒症患者におけるMnの脳への選択的結合や能動輸送が示唆されている。実際に透析患者の剖検例で脳への著明なMn沈着が報告されている[4]。Mnはtransferrin-receptorやCa^{2+}チャンネルなどを介して組織に取り込まれるが,基底核は脳内でもこのtransferrin-receptorを非常に豊富に有する部位として知られる[5]。メカニズムが完全に明らかにされているわけではないが,尿毒症環境を有する患者では,脳へのMn沈着が亢進していると考えられる。

図1

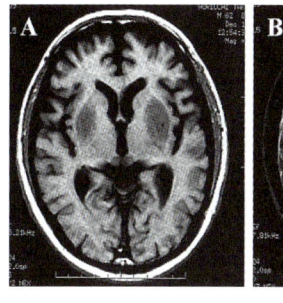

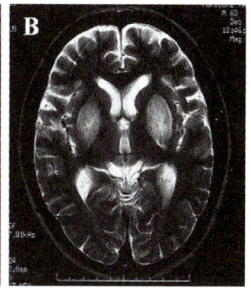

治療前後の頭部MRI画像。大脳基底核のシグナル異常（治療前：A, B）は,キレート治療で消失している（治療後：C, D）。典型的なMn中毒ではT1強調像でhigh-intensity,T2強調像でlow-intensityを呈するため,本症例MRI所見はMn中毒としては非典型的であるが,他の金属との相互作用でMRI信号が変化した可能性が考えられる。

参考文献

1) Ohtake T, Negishi K, Okamoto T, et al.: Manganese-induced Parkinsonism in a patient undergoing maintenance hemodialysis. *Am J Kidney Dis* **46**: 749-753, 2005.
2) Papavasiliou PS, Miller ST, Cotzias GC: Role of liver in regulating distribution and excretion of manganese. *Am J Phisiol* **211**: 211-216, 1966.
3) Keen C, Lnnerdal Bo, Hurley LS: manganese, in Frieden E (ed) : Biochemistry of the essential ultratrace elements. New York, NY, *Plenum*, 1984, 89-132.
4) Schabowski J, Ksiazek A, Paprzcki P, et al.: Ferrum, copper, zinc and manganese in tissues of patients treated with longstanding hemodialysis programme. *Ann Univ Mariae Curie Sklodowska* **49**: 61-66, 1994.
5) Scheuhammer AM, Cherian MG: The distribution and excretion of manganese: The effects of manganese dose, L-dopa, and pretreatment with zinc. *Toxicol Appl Pharmacol* **65**: 203-213, 1982.
6) Hosokawa S, Oyamaguchi A, Yoshida O: Trace elements and complications in patients undergoing chronic hemodialysis. *Nephron* **55**: 375-379, 1990.

表2. 血中及び髄液中マンガン濃度の経過

	EDTA治療前	治療後	透析患者の基準値
マンガン濃度			
血清（μg/dL）	0.8	0.7	0.2±0.1[6]
髄漿（μg/L）	2.0	12.0	not available

安全性と健康障害（副作用,有害反応）

　クロレラについてはP.55を参照のこと。

　マンガンは,食事摂取基準の上限量11mg/日未満の摂取量であると,「おそらく安全であると思われる（likely safe)」。わが国では,規格基準を遵守していると,栄養機能食品として自由に販売することができる。骨粗鬆症に対して,マンガン5mg/日,カルシウム1,000mg/日,亜鉛15mg/日,銅2.5mg/日が,月経前症候群には,マンガン1mg/日,カルシウム587mg/日,あるいはマンガン5.6mg/日,カルシウム1,336mg/日が投与されている。

　マンガンの過剰摂取は神経毒性,すなわちパーキンソン症候群様の錐体外路系症状を起こす。しかし,マンガンの排泄が障害されていると,上限量11mg/日未満であっても,錐体外路系症状を起こしたという報告がある。また,慢性肝臓病の患者は,マンガン蓄積により,錐体外路系症状,脳症,神経障害を発症したという。職場でのマンガン粉塵あるいはヒューム（fume）の曝露が,錐体外路系症状,起立性低血圧,心拍数減少,情緒障害,痴呆をもたらしたという報告はよく知られている。

　シリアル,ナッツ,豆類のIP-6（フィチン酸）はマンガンの吸収を減少させる。カルシウム,鉄は,マンガンの吸収を減少させ,亜鉛はマンガンの吸収と血漿マンガン濃度を増加させる。

　医薬品との相互作用としては,quinolone,テトラサイクリン抗生薬の吸収を,理論的にではあるが減少させる。

　マンガン塩は,血清アルカリフォスファターゼの値を誤って高くさせることがある。

　この症例報告のように,マンガンは,健康食品・サプリメントに含まれていることが少なくない。特に,骨関節炎,変形性関節症に有効であることを暗示している健康食品・サプリメントには,留意しなければならない。

(田中平三)

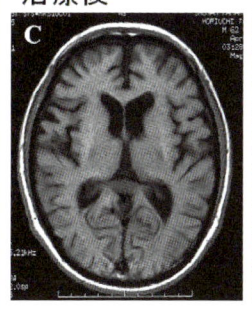

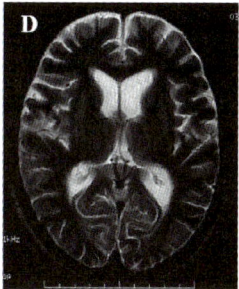

いわゆる健康食品・サプリメントによる健康被害症例集

皮膚科領域

領域担当　小澤　明
（東海大学医学部専門診療学系　皮膚科学　教授）

皮膚科総説

小澤　明

東海大学医学部専門診療学系　皮膚科学

　皮膚科領域での「いわゆる健康食品・サプリメント」によると考えられる皮膚障害の症例集を作成するにあたり，文献的検索とともに，全国の大学医学部付属病院皮膚科および皮膚科勤務医に症例の有無について調査をさせていただいた。その結果，16大学から25例の該当症例（未発表例も含めて）があることが判った。そこで，各主治医にそれらの症例の紹介を依頼し，今回は，14例に関してご執筆いただいた。

1．皮膚科領域における皮膚障害例

　実に多種多様な「いわゆる健康食品・サプリメント」によると考えられる皮膚障害例があることが判明した。その中には，いままでにすでによく知られているクロレラなどをはじめ，いままでには報告の少ない症例もあった。いずれも，皮膚障害（皮疹）が確認された症例ではあるが，他領域での健康被害症例においても，皮膚症状を伴うことも多く，まだまだ未報告の皮膚障害例が存在することは容易に推定できる。

2．原因物質の確定

　今回，掲載されている症例のほとんどは，パッチテストなどにより，原因が確定，あるいはほぼ推定できた報告である。しかし，「いわゆる健康食品・サプリメント」では，未知の物質も含めて種々の成分が含まれていることが多く，また，多種の「いわゆる健康食品・サプリメント」を摂取していることもまれではなく，日常診療でその原因確定は容易ではなく，なかなか報告はしにくいといえる。「いわゆる健康食品・サプリメント」に関する皮膚障害を検討する上では，これからは原因が確定できないまでも，疑診例についても症例の蓄積が必要であろう。

3．他領域との連携

　前述のように，「いわゆる健康食品・サプリメント」による健康被害例は他科領域でも数多く報告され，それらの症例では皮膚症状を伴うケースも少なくない。しかし，他科領域からの報告では，「皮疹」，「発疹」，「湿疹」，あるいは「蕁麻疹」などと報告され，正確な皮疹の診断が出来ていないことも多い。したがって，「いわゆる健康食品・サプリメント」の原因を検討していく上で，「皮疹の種類」を正確に記録しておくことは必要かつ重要なことであり，他科領域の症例でも，今後は皮膚科専門医との連携を密にする必要があろう。あるいは，学会活動として，日本皮膚科学会あるいは日本臨床皮膚科医会において，その連携が容易になるシステムの構築も必要となろう。

4．危険レベルの判定

　今回掲載されて症例では，いずれもその原因を確定，あるいは推定できたケースである。日本医師会「国民生活安全対策委員会」による危険レベルの判定基準によれば，「緊急度（重症度）」は，いずれも皮膚症状だけであり「局所的症状」となり比較的軽症例とはいえるものの，医学的判定がいずれも，「医学的に検証済み」あるいは「医学的に推定」となり，危険レベルは「レベル5：警告，禁止」となっている。しかし，「いわゆる健康食品・サプリメント」による皮膚被害は様々なケースがあり，これからの症例の集積を待ちたい。

５．日常診療における「いわゆる健康食品・サプリメント」への対応

いまや，これだけ多く「いわゆる健康食品・サプリメント」による健康被害の症例が報告されていることから，診療現場では，「判らない」，「適当に」，あるいは「飲みたければ飲めば」などと，その関与から回避や，単なる否定をしていても良い時代ではないことを認識すべきである。とはいうものの，その情報の入手に関しては，かなり整備はされてはきたものの，複数の薬剤との併用，多種類の「いわゆる健康食品・サプリメント」の服用など，なかなか全ての情報を得ることは難しい。したがって，日常診療では，「いわゆる健康食品・サプリメント」に関して，服用しているか否かの情報を患者から正確にききだし，皮疹の原因として，「いわゆる健康食品・サプリメント」があることを念頭に置きながら，皮膚科専門医の眼と知識で鑑別していかなくてはならないだろう。

６．行政レベルでの監視システム

「いわゆる健康食品・サプリメント」による健康被害調査，そして警告，指導などに関しては，包括的かつ実用的な監視システムが必要であり，厚生労働省，日本医師会，あるいは関連する学会との連携，強調による行政レベルでの対応が望まれる。

「いわゆる健康食品・サプリメント」による皮膚障害の症例集作成にあたり，その調査および執筆にご協力いただいた全国医学部付属病院皮膚科および皮膚科勤務医の先生に心より感謝いたします。また，本書がより臨床現場で役立つためにも，本症例集が新しい報告例を集積しながら２～３年ごとに改訂されていくことを期待したい。

ドクダミによる光線過敏症

馬渕智生[1], 高橋仁子[2], 小澤 明[1]
1) 東海大学医学部専門診療学系 皮膚科学
2) 高橋皮膚科クリニック（大阪市）

キーワード	1) 症　状：皮疹，V-neck，光線過敏症 2) 健康食品：ドクダミ，煎じ汁，長期飲用 3) その他：光活性物質，光線テスト，光パッチテスト
危険レベル	判断基準Ⅰ：真正性　5（医学的検証済み） 　　　　　　緊急性（重篤度）　2（局所的症状） 　　　　　　重要性（情報数）　1（1〜3） 判断基準Ⅱ：レベル5（警告・禁止）
コメント	民間薬として用いられているドクダミの多量，長期間の摂取による光線過敏症であり，皮膚病変の特徴的な分布から光線の関与に気付くことが慣用である。

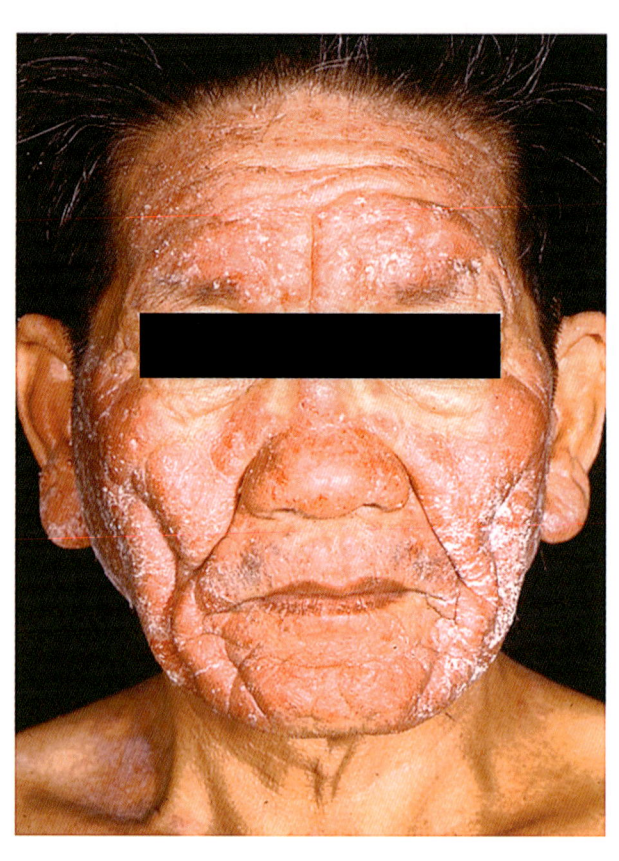

図1　初診時皮膚所見：上下眼瞼部と頤部を除いた顔面に浸潤を伴った紅斑。

症例報告

症　例	68歳，男，無職
主　訴	顔面，項部，前頸部，両上肢の皮疹
現病歴	17年前頃より項部，前腕伸側，顔面に皮疹を生じ，光線過敏症とし，近医で治療していた。9年前からブラジルに2年間滞在し，その間皮膚症状は寛解していた。帰国後，再び皮膚症状が出現，2ヶ月前から症状が悪化した。"ドクダミ"が皮膚病に有効と聞き，ドクダミを乾燥させた煎じ汁を作り，お茶代わりに，ブラジルに行く前の6ヶ月間，および帰国後，毎日約1リットル飲用していた。
現　症	皮疹は露光部に著明で，上下眼瞼部と頤部を除いた顔面に浸潤を伴った紅斑を，項部，前頸部といわゆるV-neckでは，浸潤を伴った紅斑と丘疹を認めた（図1）。上腕の末梢半分と前腕では，著明な紅斑，浮腫，小膿疱，鱗屑を認めた。全身症状に問題はなかった。
検査所見	1) 一般検査と病理所見 　末梢血数，血液生化学，血清蛋白分画，赤沈，血清反応，尿定性は正常範囲で，ポルフィリンは赤血球，便，尿では検出されなかった。前腕伸側病変の皮膚病理組織所見は，亜急性皮膚炎像を呈していた。 2) パッチテスト 　当科受診まで用いていた2種の外用薬（betamethason含有軟膏，bendazac含有クリーム）のパッチテストでは，両剤ともにアレルギー性陽性反応を認めた。 3) 光線テスト 　（1）最小紅斑量（minimal erythema dose, MED）測定：中波長紫外線（UVB）では$0.1J/cm^2$（正常人では$0.3J/cm^2$以上）と短縮，長波長紫外線（UVA）では$5.4J/cm^2$で陽性反応を認めた（正常人では$18J/cm^2$で反応なし）。 　（2）単色光照射テスト：本症例における作用波長を知るために342〜474nmまで，11nmごとに光照射（$3.6J/cm^2$）を行った。その結果，353nm〜441nmおよび474nmの照射部位で，紅斑，丘疹，浸潤を認めた。 　（3）光パッチテスト：2種の外用薬（betamethason含有軟膏，bendazac含有クリーム）と，患者が持参した乾燥ドクダミ煎じ汁と葉の光パッチテストを行った。その結果，外用薬ではいずれも陽性反応を認めたが，angry back様を呈した。ドクダミでは，煎じ汁は陰性を示したが，葉貼付部では陽性であった。なお，正常人ではいずれの場合も陰性を示した。
診　断	臨床症状，検査結果から，本症例はUVB，UVAおよび可視光線の一部分に対する光線過敏症（ドクダミ成分に対する光毒性また光アレルギー性反応）に，外用薬に対するアレルギー性接触皮膚炎が合併していたと診断した。
対応と治療	遮光とドクダミ汁の飲用を禁止し，安全性を確認したステロイド外用薬を塗布した。1年後には，症状は完全に寛解し，夏の直射日光下の5時間の戸外労働でも通常の日焼け反応以外の症状は生じなくなった。

解　説

ドクダミ成分

　ドクダミ（Houttuynia cordata Thunb.）は，別名を重薬，十薬と呼ばれ，日本と中国で見られるドクダミ科（Saururaceae）に属する植物である（図2）。その葉や地下茎は，漢方薬，民間薬としても用いられている。植物摂取による光線過敏の原因物質として，phenophorbide, furanocoumarin, extended quinon, polyacetylene, thiophen 誘導体などがよく知られている。患者が持参したドクダミの成分分析からは，pheophorbide の他には既知の光活性物質は含まれてはいなかったが，ドクダミ成分の中で quercetin, quercitrin, rutin は，その構造式，既報告からも，光活性物質になる可能性が考えられた。いっぽう，乾燥ドクダミに含まれていた pheophorbide は，エーテル抽出法で 382.5ug/g であった。本邦でこれを含むクロレラ錠内服による光線過敏症がよく知られているが，その含有量は 862ug/g といわれている。従って，ドクダミに含有されている pheophorbide の含有量は少ないが，その長期間内服による蓄積は，皮疹惹起に十分な量となる可能性はあろう。また，ドクダミに含有されている quercetin とその配糖体である quercitrin, rutin の吸収波長は，患者の UVA 領域での作用波長とほぼ一致していた。

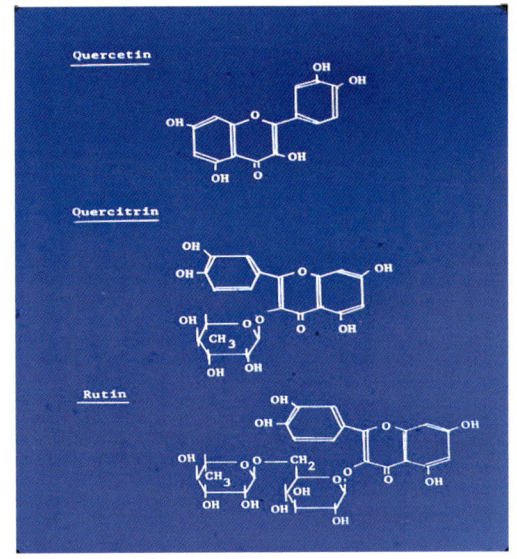

図2　ドクダミの成分
図中の成分のに，decanoyl acetaldehyde, lauric aldehyde, methyl-n-nonylketone, caprylic aldehyde, 3-ketodecanal, methyl lauryl sulfide, myrcne が含まれる。

本症例での考察

　本症例は，典型的な臨床症状，光線検査，さらには遮光と原因物質の除去による症状消失から，光線過敏症であることは間違いない。しかし，長期間の経過を取り，その原因物質として治療に用いた外用薬でも接触皮膚炎を生じたこと，また，ドクダミの成分別によるパッチテスト，光パッチテストが行えなかったことから，本症例の原因を確定するには至っていない。しかし，ドクダミの as is による検査結果，さらには遮光とドクダミ摂取禁止により，臨床症状は消失し，さらには直射日光被曝による皮疹の再燃が認められなかったことから，ドクダミによる光線過敏と結論できるだろう。なお，正常人では，quercetin とその配糖体である quercitrin, rutin は，その 0.1% 液の光パッチテストでは陰性であり，光毒性物質とは成り得ないことが確認された。しかし，患者での検査ができず，患者において光アレルギー反応か否かは確定できなかった。本症例のように，乾燥ドクダミ汁を多量に，長期間飲用することはまれと考えられるが，ドクダミが，皮膚疾患，その他の民間薬として用いられることがあることから，その光線過敏症の発症には十分注意する必要がある。

参考文献
1) 高橋仁子，松尾聿朗，大城戸宗男，服部征雄：乾燥ドクダミ煎じしるによると考えられた光線過敏症，皮膚病診療，7：21-24, 1985.

安全性と健康障害（副作用，有害反応）

　ドクダミについては，P.171, 173 を参照のこと。

（田中平三）

ハーブブレンド剤摂取による汎発性モルフェア様強皮症

浅野祐介，水川良子，塩原哲夫
杏林大学医学部　皮膚科学教室

キーワード	1) 症　状：皮膚硬化，間質性肺炎 2) 健康食品：ハーブブレンド剤
危険度 レベル	判断基準Ⅰ：真正性　　　　4（医学的に推定） 　　　　　　緊急性（重篤度）　4（重大な症状） 　　　　　　重要性（情報数）　1（1～3） 判断基準Ⅱ：レベル5（警告・禁止）
コメント	ハーブブレンド剤摂取を開始し，約一ヶ月後より，頬部，躯幹，四肢にび慢性の色素沈着と境界明瞭な皮膚硬化局面が出現した。間質性肺炎を併発し，呼吸不全を呈するまで進行した。

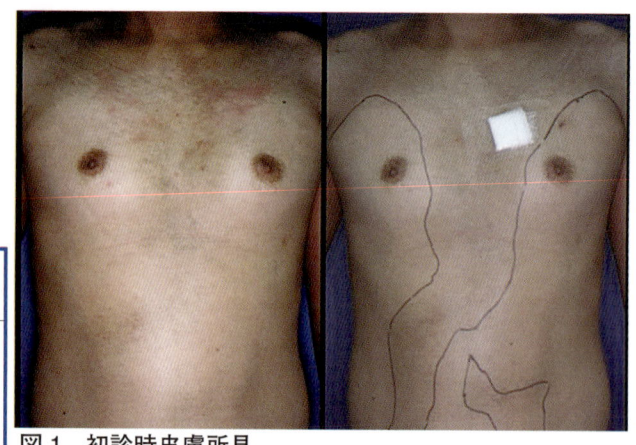

図1　初診時皮膚所見
左写真：左右対称性に色素沈着とその周辺の発赤を認めた。右写真：皮膚硬化局面の境界をマーキングした。
出典：浅野祐介，水川良子，塩原哲夫：ハーブ類摂取の関与が示唆された generalized morphea-like systemic clerosis の1例，文献の要約および図2a,b(p.504)，臨床皮膚，59(6)：503～506, 2005.

症例報告

症　例	36歳，男性
主　訴	顔面，躯幹，四肢の皮膚硬化
既往歴	輸血歴を含め特記事項なし
現病歴	半年前より両側の膝関節痛を自覚した。近医にて関節リウマチと診断され加療中に，躯幹四肢の皮膚硬化局面を指摘された。他院にて全身性強皮症の診断で加療されるも皮膚硬化は改善せず，当院内科に紹介受診となり，皮膚病変について当科依頼となった。なお，n-ヘキサン，トルエンなどの有機溶媒に暴露される機会や職業歴及び，屯用を含めた内服歴もなかった。詳細な問診の結果，発症1ヶ月前より当院内科受診時まで，健康食品としてハーブブレンド剤を摂取していた事が判明した。
現　症	頬部，躯幹，四肢に左右対称性に光沢を有するび慢性の色素沈着を認め，同部に一致して境界明瞭な皮膚硬化を伴っていた（図1）。皮膚硬化局面及びその周辺はび慢性に発赤し，発赤部は dermography alba 陽性を示した。両手指では浮腫性硬化を認めたが，明らかな関節の変形は見られず，関節痛は両膝のみに認められた。
検査所見	1) 一般検査と病理所見：好中球優位の白血球の上昇（10300/ml）以外，末血・生化学所見に異常は見られなかった。IgG の高値（1813mg/ml）を認め，リウマトイド因子は RF 1314IU/ml，RAPA 2560倍と高値を呈していた。なお，抗核抗体，抗 Scl-70 抗体，抗セントロメア抗体，抗 RNP 抗体は陰性であった。前胸部皮膚硬化局面の皮膚病理組織所見では，真皮全層にわたる膠原線維の増生と均質化とそれに伴う汗腺・毛囊などの皮膚付属器は圧排，狭小化が認められた。 2) 画像所見：胸部X線・胸部CTで下肺野の網状陰影・蜂窩肺影が認められた（図2）
診　断	時間的な経過と典型的な臨床像・組織像よりハーブブレンド剤摂取による汎発性モルフェア様強皮症と診断し，胸部X線・胸部CT所見から強皮症に伴う肺線維症の合併を考えた。
対応と治療	ハーブブレンド剤中止の上，プレドニゾロン（PSL）10mg/日及びシクロスポリン（CyA）75mg/日を行うも，間質性肺炎の急性増悪に伴う呼吸不全を呈したため，ステロイドミニパルスを行った（メチルプレドニン 250mg/日×3日間）。その後 PSL 80mg/日・CyA 150mg/日にて加療を続けたところ，呼吸不全は改善し，皮膚硬化も徐々に軽快した。

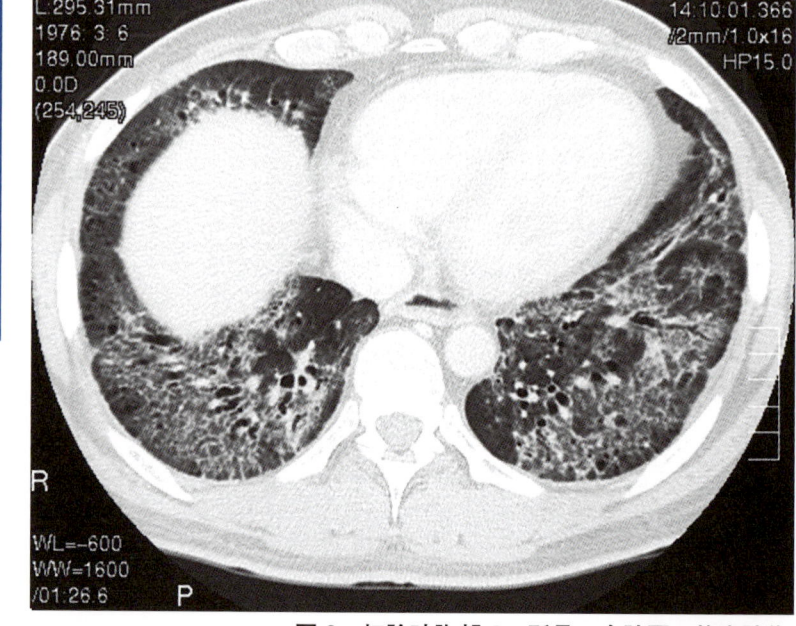

図2　初診時胸部CT所見：全肺野の蜂窩肺像

解 説

考察

　本症例では，発症の約1ヶ月前よりガラナ・ネットル・エルダベリー・ペリラシードの5種類のハーブのブレンド剤摂取歴があることが判明した．残念ながら，以上5種類のハーブを含めハーブ類摂取に関連して出現した強皮症の報告は，調べ得た範囲では確認できず，因果関係を明らかにすることは困難である．しかし，ハーブ類と線維化の関連は，Vanherweghemらが報告した間質性腎症（Chinese herb nephropathy）や，竹下らが発表した間質性肺炎など，他臓器では多くの報告がなされている．いずれも全身性強皮症の一連の病態として生じる疾患であることを考えると，ハーブ類（植物抽出物）摂取により皮膚でもこうした線維化が生じる可能性が示唆される．

　またハーブ類そのものが線維化を生ずるという可能性の他に，ハーブブレンド剤に含まれていた不純物が線維化を起こした可能性も考えられる．過去に報告されているEosinophilia-myalgia syndrome（EMS）やToxic oil syndrome（TOS）のように，健康食品中に混じた不純物によって生じた皮膚の硬化例は広く知られており，本症例でも同様の機序により発症に関与した可能性も否定できない．

　強皮症における線維化は，血管内皮細胞の障害に始まるとされており，障害された血管内皮細胞，及び修復過程で浸潤した血小板・リンパ球・単球などが放出する種々のサイトカインのうち，特に血管内皮細胞及び血小板が産生するtransforming growth factor-b（TGF-b）と線維化の関連が強く示唆されている．先に述べたように，ある種の植物抽出物あるいはそれに含まれる不純物は，腎臓や肺における血管内皮細胞を傷害し，線維化を来すと考えられており，同様の機序が皮膚の血管内皮細胞に生じれば，皮膚の硬化を来すことは十分に考えられる．

参考文献
1) Yamakage A, Ishikawa H : Generalized morphea-like scleroderma occurring in people exposed to organic solvents, *Dermatologica*, **165**：186～193, 1982.
2) 浅野祐介, 水川良子, 塩原哲夫：ハーブ類摂取の関与が示唆されたgeneralized morphea-like systemic clerosisの1例, 臨床皮膚, **59**(6)：503～506, 2005.
3) Vanherweghem JL, Depierreux M, Tielemans C, Abramowicz D, Dratwa M, Jadoul M, Richard C, Vandervelde D, Verbeelen D, Vanhaelen-Fastre R, et al. : Rapidly progressive interstitial renal fibrosis in young women: association with slimming regimen including Chinese herbs, *Lancet*, **341**：387～391, 1993.
4) Korn JH : Immunologic aspects of scleroderma, *Curr Opin Rheumatol*, **3**：947～952, 1991.

安全性と健康障害（副作用，有害反応）

　強皮症に用いられている健康食品・サプリメント，原材料・素材・関与成分には，DMSO（diemethyl sulfoxide），EDTA，γ-リノレン酸，PABA（para-aminobenzoic aid）がある．しかし，いずれも「有効でないことが示唆されている（possibly ineffective）」と評価されている．

　2%あるいは70% DMSOが強皮症の局所的治療に利用されたが，開放性潰瘍に有効であったという報告もあれば，無効であったという報告もある．EDTAを経静脈投与しても，効果が認められなかった．disodium EDTAが有益であるというエピソードがあるが，臨床試験では否定されている．γ-リノレン酸を経口投与されたが，強皮症の症状は改善されなかったという報告がある．米国のFDAは，PABAを強皮症の治療薬として承認しているが，強皮症の症状を改善しないというRCTは，いくつかある．

　50% DMSO溶液を間質性膀胱炎患者の膀胱内注入は，「おそらく安全であると思われる（likely safe）」と評価されている．EDTAは，通常の食品を摂取している場合でも，経静脈，筋肉内注射の場合でも，米国ではGRAS（generally recognized as safe）とされている．γ-リノレン酸は関節リウマチには1.1g/日，糖尿病性神経障害360～380mg/日，高脂血症1.5～6g/日使用されているが，2.8g/日，1年間の投与で安全であったことから「安全であることが示唆されている（possibly safe）」と評価されている．PABAは，1%～15%のものが局所的に使用されているが，「おそらく安全であると思われる」と評価されている．

　ガラナ（guarana）は，局所的に使用されていると「おそらく安全であると思われる」．ガラナエキスには，カフェイン，テオブロミン，テオフィリン等が含まれているので，主としてカフェインによる副作用，医薬品等との相互作用が認められる．

　ネットル（nettle, stinging nettle．イラクサ）は，関節炎，変形性関節症に対して局所的に用いられるが，強皮症には用いられていないようである．新鮮なネットルの葉は，局所的に使用すると，発疹，瘙痒，刺痛（stinging）を起こす．

　エルダベリー（elderberry．セイヨウニワトコ）は，エキスとして経口的に摂取されていると「安全であることが示唆されている」が，調理されていない果実は，吐き気，嘔吐，下痢を起こすので，「安全でないことが示唆されている（possibly unsafe）」とされている．また，免疫抑制薬を干渉する可能性がある．american elderの花は，米国ではGRASとされているが，葉，茎，未熟の果実には，シアノ産生配糖体が含まれているので「安全でないことが示唆されている」と評価されている．また，動物実験で，CYP3A4の酵素活性を阻害することが観察されている．

　ペリラシードに関する科学的根拠は不十分である．

（田中平三）

ベータカロチンによる柑皮症

佐藤隆亮, 赤坂俊英

岩手医科大学 皮膚科学講座

キーワード	1) 症　状：手掌, 足底の黄色変化 2) 健康食品：総合ビタミン剤, ベータカロチン 3) その他：血中カロチン値, 抗酸化物質, ミトコンドリア
危険度 レベル	判断基準Ⅰ：真正性　　　　5（医学的検証済み） 　　　　　　緊急性（重篤度）　2（局所的症状） 　　　　　　重要性（情報数）　5（11以上） 判断基準Ⅱ：レベル5（警告・禁止）
コメント	ベータカロチンはビタミンAのプロビタミンであるとともに抗酸化作用をもつとされ健康食品として用いられる。多量摂取による健康被害としては皮膚の黄染が一般的に知られるが, 稀に内臓障害を引き起こすこともあり, 近年, ベータカロチン多量摂取と肺癌のリスクに相関があるとの報告もある。

症例報告

症　例	18歳, 男性
主　訴	両手掌, 両足底の黄色変化
現病歴	2006年9月ころより野菜ジュースの摂取を開始, 同年10月頃より総合ビタミン剤の摂取を開始した。同年11月頃より両手掌の黄色変化に気づきはじめた。
既往歴	特記事項なし
家族歴	家族に同様の症状を認めない
現　症	手掌, 足底および耳後部の色調は黄色調を呈する。眼球結膜をふくめ粘膜の色調に変化は認められない。（図1）
検査所見	血液一般, 血清生化学検査は肝酵素を含め正常範囲内。血中カロチン濃度は1158μg／dl（正常　103〜520）と明らかな高値をみとめた。
診　断	臨床症状, 血中カロチン濃度からベータカロチン多量摂取による柑皮症と診断した。
対応と治療	総合ビタミン剤の摂取を中止させ経過を観察した。1ヵ月後には色調は淡くなり血中カロチン濃度は694.4μg／dlまで低下した。

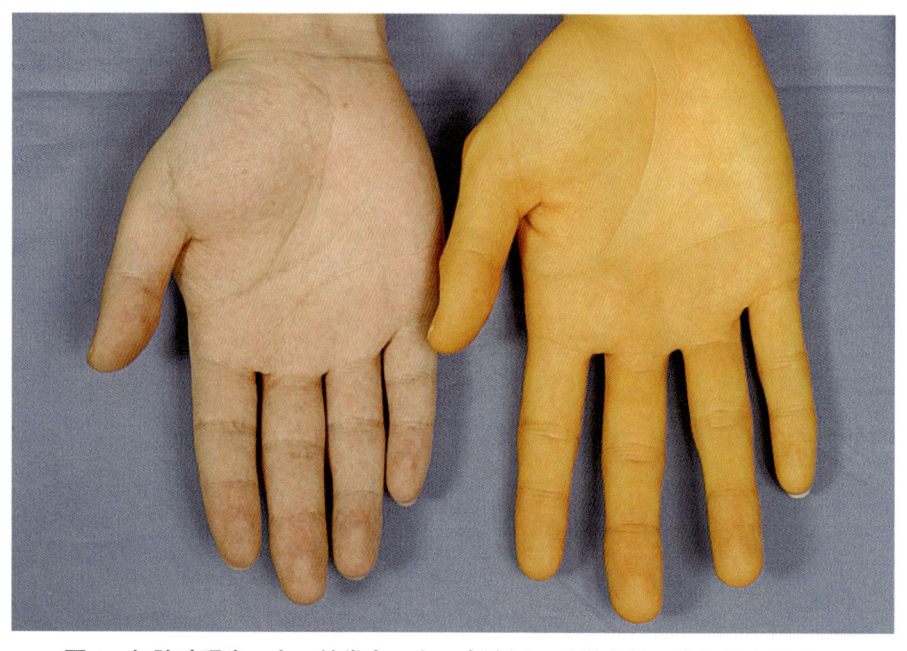

図1　初診時現症　左：健常者。右：自験例, 手掌全体は黄色調を呈する

解　説

考　察

ベータカロチンは分子量296.6の物質で(図2)ビタミンAのプロビタミンである。ビタミンAは成長，発達，視覚，精子形成など多岐にわたる生理作用をしめすが，脂溶性ビタミンであり体内に蓄積されやすく過剰摂取により皮膚剥脱などの中毒症状が出現し，妊婦では胎児の催奇形性も報告されている。一方プロビタミンであるベータカロチンは抗酸化作用による癌や血管系疾患の発症予防効果が報じられていること，一般的には皮膚の黄染以外の副作用が知られていないことなどから健康食品としてひろく内服されている。

ベータカロチンは小腸で吸収されビタミンAに変換されるが，変換効率は低いと考えられ摂取量に応じて血中濃度が上昇する。多量に摂取することによりベータカロチンは角層に沈着するため，主に角層の厚い掌蹠に黄色変化をきたすと考えられている。また，甲状腺機能低下症，糖尿病，神経性食思不振症などで柑皮症の頻度が高く，まれに転換酵素の先天欠損例も存在する。

鑑別診断として高ビリルビン血症，高リコピン血症，高リボフラビン血症が挙げられるが，前者は眼球結膜の黄染がみられ，血清生化学検査でビリルビンの高値が認められること，後二者はより赤色調がつよい皮膚色の変化を認めることから鑑別可能である。

治療としては基礎疾患を有する場合はそのコントロールと，ない場合はベータカロチンを多く含む食品の摂取中止・制限である。皮膚色の正常化までの期間は短いもので4週間，長いもので6ヶ月を要したとの報告がある。

ベータカロチンの含有量が高い食物としてはニンジン，ホウレンソウ，カボチャ，ミカンのほか海苔があげられ，これらの食物の過量摂取による柑皮症の報告に加え近年健康食品による本症の発症の報告も見られるようになっている。当科でもH18年度に本症例を含め4例を健康食品摂取による柑皮症と診断している。

ベータカロチンは抗酸化作用による癌予防効果がたかいと報道，宣伝されてきた。しかし近年その予防効果が疑わしいとされる大規模介入試験の結果とともに，逆に肺癌のリスクを上昇させるとの結果も出されている。癌のリスクの上昇の機序として，ベータカロチンの代謝産物である beta-caroten breakdownproducts が高酸化ストレス下ではミトコンドリアの機能を阻害することが示唆されている。

健康食品はメーカーによってはその成分量が他社に比べ多いことを謳い文句にするものもみられ，また消費者が容量を守らず多量に摂取することや，本症例のように複数の健康食品を摂取することも多く，安易な過量摂取には注意を喚起する必要があると考える。

図2　ベータカロチン

参考文献
1) 新井　達，向井　秀樹：βカロチンによる柑皮症。皮膚病診療　2004:26(8):1015-1018.
2) Werner Siems, Ingrid Wiswedel, Costantino Salerno, Carlo Crifo, Wolfgang Augustin, Lorenz Schild, Claus-Dieter Langhans, Olaf Sommerburg：β-Caroten brealdown products may impair mitochondrial function‐potenntial side effects of high-dose β-Caroten supplementation. *Journal of Nutritional Biochemistry* 2005: **16**: 385-397.
3) 花田勝美：最新皮膚科学大系，1版，**8**巻，玉置邦彦ほか編，中山書店，2002．118-119．

安全性と健康障害（副作用，有害反応）

β-カロチンは，経口的に摂取されていると，「おそらく安全であると思われる(likely safe)」と評価されている。しかし，20mg/日，5～8年間，β-カロチンサプリメントを摂取した喫煙者やアスベスト曝露者では，肺がん，前立腺がん，脳出血，総死亡のリスクが増加したという報告は少なくない。また，この症例報告に示されているように，大量投与により，柑皮症 (carotenoderma) を起こすことは，よく知られている。

β-カロチンは，HMG-CoA 還元酵素阻害薬（スタチン系）の効果を減少させ得る。β-カロチン，セレン，ビタミンC，ビタミンEを組み合わせると，「ナイアシン＋スタチン系薬剤」の効果を減少させる。血中HDL-2コレステロール濃度を低下させるからである。

なお，β-カロチンの吸収を減少させる医薬品は，cholestyramine, colestipol, colchicine, mineral oil, neomucin, proton pump inhibitor 等である。アルコールや olestra（脂肪代替品）は，血清β-カロチン濃度を低下させる。

世界がん研究基金・アメリカがん研究所が，2007年に発表した報告書によると，野菜，果物（詳細に分類している）と部位別がんリスク低減との関係を次のように判定している。

第1版報告書では，野菜，果物と部位別がんリスク低減の関係の多くを，convincing としていたが，probable または limited-suggestive に修正されているのが特徴的である。ここでは probable のみを記述しておく。食物繊維を含む食品‐結腸・直腸，非でんぷん性野菜 (non-starchy vegetables)‐口腔・咽頭・喉頭・食道・胃，タマネギ (allium vegetables)‐胃，ガーリック‐結腸・直腸，葉酸を含む食品‐膵臓，カロテイドを含む食品‐口腔・咽頭・喉頭・肺，β-カロチンを含む食品‐食道，リコペンを含む食品‐前立腺，ビタミンCを含む食品‐食道，セレンを含む食品‐前立腺，そして果物‐口腔・咽頭・喉頭・食道・肺・胃。　　　（田中平三）

ライフパック®（ファーマネクス社）による扁平苔癬型薬疹

谷岡未樹，宮地良樹

京都大学大学院 皮膚科学講座

キーワード	1) 症　状：皮疹，扁平苔癬型薬疹 2) 健康食品：ライフパック®（ファーマネクス社），長期内服
危険度 レベル	判断基準Ⅰ：真正性　　　　4（医学的に推定） 　　　　　　緊急性（重篤度）2（局所的症状） 　　　　　　重要性（情報数）2（4〜5） 判断基準Ⅱ：レベル5（警告・禁止）
コメント	扁平苔癬型薬疹は降圧剤，利尿剤，脳代謝改善剤などの医薬品で誘発されることが知られているが，健康食品によっても生じうる。扁平苔癬型薬疹をみた場合，医薬品の使用歴のみならず健康食品の摂取歴も詳細に問診する必要がある。医療側が積極的に問診して初めてその存在が明らかになることがある。

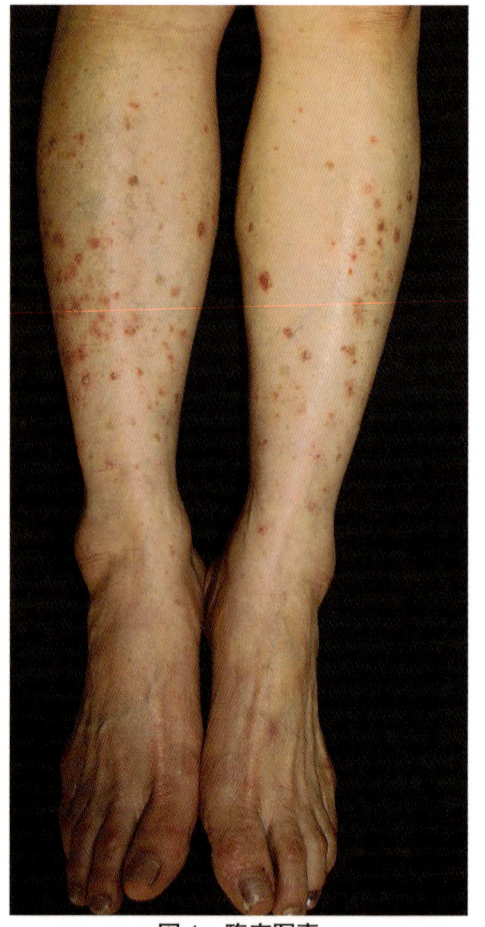

図1　臨床写真

症例報告

症　例	70歳，女性
主　訴	両側下腿の角化性紅斑
原病歴	2003年12月よりファーマネクス社のライフパック®（ビタミン，ミネラル，緑茶抽出物，柑橘類抽出物などの合剤）の服用を開始した。2004年11月頃より，両側下腿にかゆみのある紅斑が出現した。皮膚症状が改善しないため2005年6月に他病院を受診し，ステロイド外用を処方されるも改善がないため同年11月に当院受診となった。
既往歴	特記事項なし。平成15年以降，併用している医薬品なし。
現　症	両側下腿に直径5から10mmの類円形角化性紅斑が散在している（図1）。紅斑は軽度のかゆみを伴っている。口腔粘膜のレース状病変や爪の変化は伴っていなかった。
検査所見	末梢血の血算，生化学検査に異常所見なし。抗C型肝炎ウイルス抗体価は正常範囲内であった。病理組織像では真皮浅層の帯状リンパ球浸潤（図2）と表皮真皮境界部の液状変性を認めた（図3）
診　断	ライフパック®による扁平苔癬型薬疹。
対応と治療	ライフパック®を中止し，ステロイド外用を行ったところ皮膚症状は3ヶ月の経過で色素沈着を残して略治した。

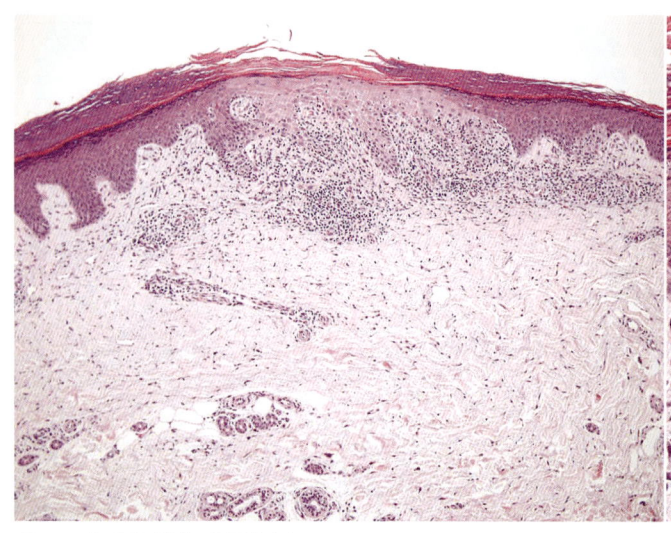

図2　病理組織像（弱拡大）　　　　　　　　　図3　病理組織像（弱拡大）

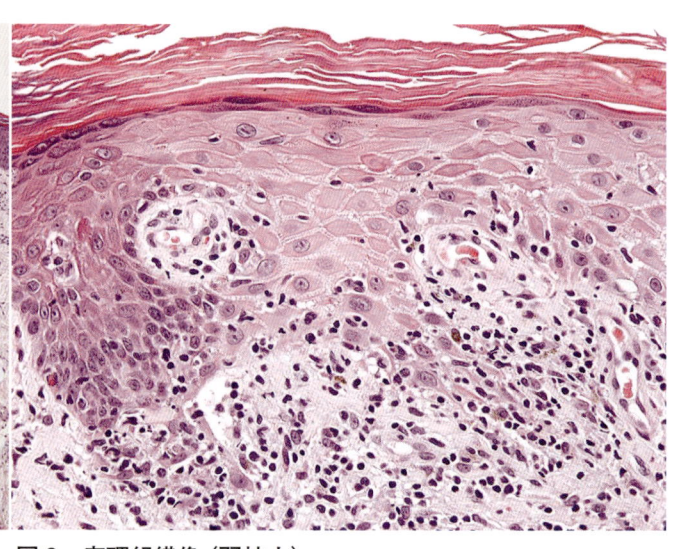

解説

考察

　扁平苔癬型薬疹は薬剤投与により誘発され，病理組織学的に扁平苔癬類似の所見を有する疾患である[1]。皮疹は体幹，四肢に対称性に多発し，個疹は均一で紅色から暗紫色を呈する。特発性の扁平苔癬と比べて口腔粘膜病変の合併頻度は低いとされている。また，消退後に強い色素沈着を残す。原因薬剤は降圧剤（βブロッカー，ACE阻害剤，カルシウム拮抗剤），利尿剤（サイアザイド），脳代謝改善剤（塩酸ピリチオキシン），SH製剤（カプトプリルやD－ペニシラミンなど）が代表的である。ただし，医薬品でないドクダミ茶[2]，缶コーヒー[3]，クロレラ[4),5)]によっても発症した例があり，健康食品についても詳細な問診が必要となる。扁平苔癬型薬疹では通常の薬疹と比較して薬剤投与から発症までの期間が長く，そのほとんどは2,3ヶ月以内に発症するが，1年以上の投与の後に発症することもある。扁平苔癬型薬疹の発症機序は確立されていないが，カプトプリルやD－ペニシラミンなどのSH基を有する薬剤が原因となっていることから，SH基が細胞表面の自己抗原を修飾することにより抗原性を獲得するとする説がある[6]。しかし，SH基を有していない多数の薬剤が原因となりうるためにSH基のみですべてを説明できない。また，インターフェロンα投与中のみにシメチジンによる扁平苔癬型薬疹が誘発できた症例[7]もあり，インターフェロンの免疫調整作用が背景にあって発症する場合もある。

　検査には薬剤添加リンパ球刺激試験（DLST）あるいは内服誘発試験がある。扁平苔癬型薬疹ではパッチテストの陽性率は低いことが知られている。またインターフェロンαの投与中のみでしかパッチテストが陽性にならなかった症例[7]も報告されている。そのためパッチテストによる原因薬剤の確定には限界がある。DLSTも陽性率は低い。そのため陰性の場合，偽陰性である可能性を考慮しなくてはならない。内服誘発試験は最も再現性の高い試験であるが，インターフェロンなどの背景因子の問題や，皮疹の再現までに長期間要するという問題がある。根本的治療は原因薬剤の中止である。併用療法としてストロンゲストレベルのステロイド外用，病変が広範囲に及ぶ場合はステロイド内服がある。

本症例における考察：

　本症例においては，皮疹は典型的で，口腔内病変がない点も扁平苔癬型薬疹に合致する。健康食品の中止により1年以上持続した皮疹が軽快したこともそれを裏付けている。本症例では医薬品の内服歴がないために詳細な問診によってのみ，初めて健康食品の摂取が明らかになった。大多数の患者はいわゆる健康食品で「健康」を害する可能性があることを全く想定していないため，こちらから積極的に問診しないとその摂取が明らかにならない場合がある。また，摂取開始後，長期間を経て発症するため，原因薬剤としての自覚が生まれにくいことも災いしている。扁平苔癬型薬疹を疑う症例には，健康食品を含めた摂取歴を詳細に問診する必要がある。

参考文献
1) 小玉　肇：最新皮膚科学大系 扁平苔癬型薬疹　16巻　中山書店　p108-113.
2) 吉岡敏子，神崎寛子，荒田次郎：ドクダミ茶による苔癬型薬疹，皮膚臨床 39：367-70：1997.
3) 浅賀美佐，サンティス知恵，新井春枝，上村仁夫：缶コーヒーの添加物（carrageenan）により特異な環状の皮疹を呈した扁平苔癬型薬疹，皮膚病診療　21：945-48：1999.
4) 武藤美香，福澤正雄，河内重雄，斎田俊明：クロレラによる扁平苔癬型薬疹，皮膚病診療　22：157-60：2000.
5) 関東裕美，栗川幸子，小関光美：クロレラによる扁平苔癬の1例，臨皮　52：1084-87：1998.
6) 塩原哲夫：扁平苔癬の病因，皮膚病診療　14：799-802：1992.
7) 青山裕美，清島真理子，北島康雄：インターフェロン－α－2b投与中にみられたシメチジンによる薬疹，皮膚　36：785-89：1944.

安全性と健康障害（副作用，有害反応）

　ナチュラルメディシンには，緑茶抽出物による扁平苔癬型薬疹の記載はない。柑橘類として，グレープフルーツ，レモン，スウィートオレンジ（sweet orange），ライムなどが掲載されているが，経口的に摂取した場合，副作用として扁平苔癬型薬疹を起こしたという報告はないようである。エキスを局所的に塗布すると，光線過敏症を起こしたという報告は認められている。（田中平三）

シークワーサージュースによる湿疹型薬疹

谷岡未樹，生駒晃彦，西脇冬子，荒木絵里，松村由美，是枝　哲，宮地良樹

京都大学大学院　皮膚科学講座

キーワード	湿疹型薬疹，シークワーサー，チャレンジテスト
危険度レベル	判断基準Ⅰ：真正性　4（医学的に推定） 　　　　　　緊急性（重篤度）　2（局所的症状） 　　　　　　重要性（情報数）　1（1～3） 判断基準Ⅱ：レベル4（注意喚起）
コメント	柑橘類（オレンジ）は食品衛生法に重篤な症状を誘発する食品19品目の一つとして記載されている。さらに，柑橘類により食物依存性運動誘発性アナフィラキシーが生じた症例も報告されている。本稿ではシークワーサージュースの摂取により生じた湿疹型薬疹を報告する。医療関係者は食物アレルギーが柑橘類でも十分に起こりうることに留意する必要がある。

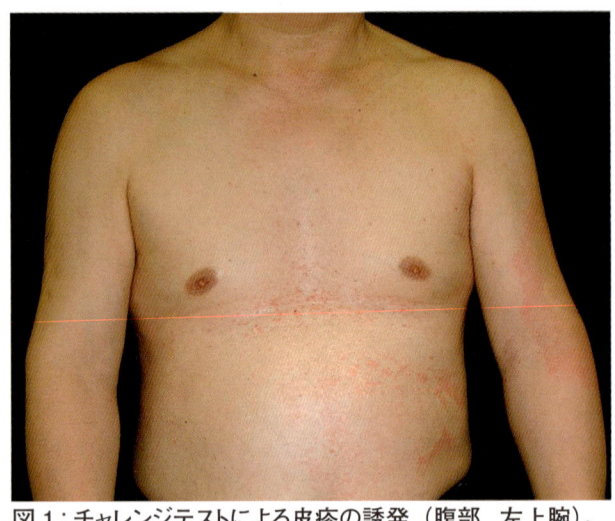

図1：チャレンジテストによる皮疹の誘発（腹部，左上腕）。

症例報告

症　例	62歳，男性。
主　訴	シークワーサージュース飲用後に出現するかゆみを伴う紅斑，丘疹
原病歴	2004年2月頃より黒豆ジュース，シークワーサージュースを毎食後に飲み始めた。同年4月頃より腹部下腿にかゆみを伴う紅斑，丘疹が出現した。黒豆ジュース，シークワーサージュースを中止したところ改善した。同年11月より様々な柑橘類を好んで摂取するようになったところ，皮膚症状が再燃したが，柑橘類の中止で改善した。2005年1月に野菜ジュースを飲み始めたところ，浮腫性紅斑が出現したが，これも中止により軽快した。いずれのエピソードにおいても口腔内の違和感や血圧低下などのアナフィラキシー症状は認めていない。そのため，シークワーサーなどの柑橘類による湿疹型薬疹が疑われ，内服チャレンジテスト目的で入院となった。
既往歴	脳出血（42歳）
現　症	頸部に軽度の湿疹病変を認める以外に皮膚症状はない。
検査所見	白血球6400（好酸球7.3%），血清総IgE値170 IU/ml，オレンジ特異的IgE抗体0.34 U/ml以下（陰性）
内服薬	ニューロタン（数年来内服）
診　断	入院後，シークワーサージュースの内服チャレンジテストを行った。まず，ごく少量のシークワーサージュースを口腔内に含んで1時間経過観察したが，口腔内の違和感やアナフィラキシー症状は認めなかった。そこで，シークワーサージュースを自宅と同様に毎食後1本飲用した。テスト4日目に大腿内側部，背部，腹部に紅色丘疹が出現した（図1・2）。その時点での白血球は7600（好酸球14.8%）であった。皮膚生検を行ったところ表皮に海綿状態を認めた（図3）。皮膚症状は短期間のステロイド内服（プレドニン10mg／日）で改善した。後日，外来にて黒豆ジュース，デコポンのチャレンジテストを行ったが，皮膚症状は誘発されなかった。外来フォロウ中にスダチの摂取で湿疹病変が誘発されたこともあった。
対応と治療	シークワーサージュースは飲用しないように指導した。また，他の柑橘類についても大量に摂取しないこととした。

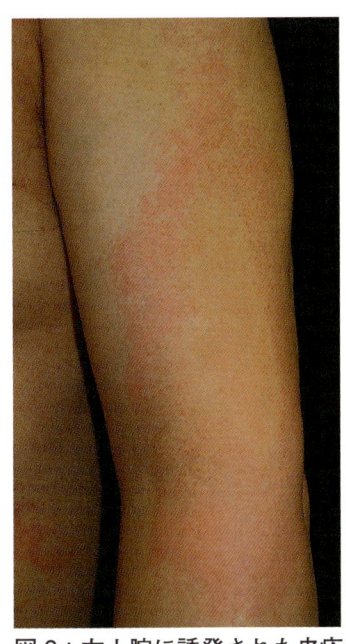

図2：左上腕に誘発された皮疹の拡大像。

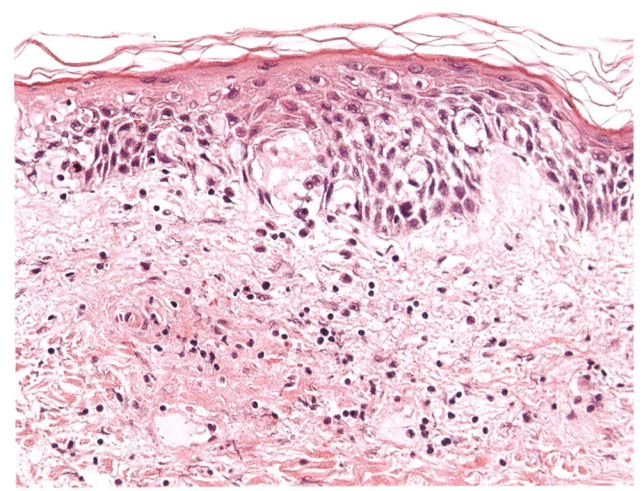

図3：チャレンジテストで誘発された丘疹（腹部）の病理組織像。

解説

考察

　平成14年4月より，わが国では食品衛生法に基づき食物アレルギーの頻度が多いものと，重篤な症状を誘発する食品に対して，微量（数 μ g/g以上）でも含有している場合は，明記表示されるようになった。対象は容器包装された加工食品のみで，店頭販売品や外食は対象外である。食物アレルギーの頻度が多いもの（特定原材料）は小麦，そば，卵，乳及び落花生の5品目，重篤な症状を誘発する食品はあわび，いか，いくら，えび，オレンジ，かに，キウイフルーツ，牛肉，くるみ，さけ，さば，大豆，鶏肉，豚肉，まつたけ，もも，やまいも，りんご，ゼラチンの19品目である。この情報は食物アレルギー除去食を実践する上で重要な情報である。

　柑橘類に関しては重篤な症状を誘発する食品にオレンジが含まれている。食物依存性運動誘発性アナフィラキシー（FDEIA）の原因となる食物としては小麦，エビの他にセロリ，トマト，リンゴなどの報告があり，柑橘類（グレープフルーツ，オレンジ）によるFDEIAも最近になって報告されている[1,2]。柑橘類においても重篤な食物アレルギーを起こす可能性があることに留意すべきである。

本症例における考察：

　本症例においても柑橘類によるアナフィラキシー症状に留意して検査に臨んだ。本症例では既往としてシークワーサージュースや柑橘類摂取時のかゆみはあったものの，摂取後，2から3日経過した時点でのものであった。さらにそれぞれのエピソードにおいてアナフィラキシー症状が伴っておらず，また，シークワーサージュース少量を口腔内に含ませても局所の違和感や喉頭の腫脹などの口腔アレルギー症候群の症状は認めなかった。そのため，本症例においてはシークワーサージュースに対するアナフィラキシー反応は起こる可能性が非常に少ないと判断しチャレンジテストを行った。シークワーサージュース毎食後の摂取開始後4日目に湿疹反応が認められ，病理組織学的にも海綿状態が認められたためシークワーサージュースによる湿疹型薬疹と診断した。本症例においては大量のシークワーサージュースを摂取したときにのみ湿疹反応が出現していることから柑橘類に含まれる何らかの成分に対する容量依存性の反応であった可能性もある。そのため他の柑橘類についても大量に摂取しないように指導した。

参考文献
1) 1, Iwamoto M, Toma S, Nara H, Sato H, Minota S：A case of Food-dependent exercise-induced anaphylaxis after grapefruit ingestion. *Allergology International* 2005: **54**(3): 495.
2) 柑橘類による運動誘発アナフィラキシー(FDEIA)の1例：アレルギーの臨床，2004：**24**(14):1147.

安全性と健康障害（副作用，有害反応）

　シークヮーサー（学名：Citrus depressa）はミカン科の常緑低木。沖縄県が特産の柑橘類の果物。沖縄方言で「シー」は「酸」，「クヮーサー」は「食わせるもの」を表し，「シークヮーサー」という名称は「酸を食わせるもの」を表す。ナチュラルメディシンには掲載されていない。

（田中平三）

スピルリナ製品によるDIHS

西尾大介, 戸倉新樹

産業医科大学 皮膚科学教室

キーワード	1) 症状：発熱, 全身の瘙痒性皮疹, 遷延する臨床経過 2) 健康食品：スピルリナ製品 3) その他：DIHS, HHV-6
危険度 レベル	判断基準Ⅰ：真正性　5（医学的検証済み） 　　　　　　緊急性（重篤度）　3（全身的症状） 　　　　　　重要性（情報数）　1（1～3） 判断基準Ⅱ：レベル5（警告・禁止）
コメント	drug-induced hypersensitivity syndrome（以下, DIHS）は重症薬疹の1つで, HHV-6の再活性化を経過中に認めるという特徴を有する。症状は遷延し重篤であるとされるが, 最近, 非典型例の報告も散見される。本症例は健康食品であるスピルリナ製品を原因とし, 臓器障害が軽度であった非典型的なDIHSと考えられた。

図1 初診時臨床像
径5mm程度の紅色丘疹が播種し, 腹部では癒合して紅色局面を形成していた。

症例報告

症例	75歳, 女性, 主婦
主訴	発熱, 全身の瘙痒性皮疹
既往症	2型糖尿病, 高血圧症, 骨粗鬆症に対して5種の内服薬を数年来内服中。発症の約1ヶ月前よりスピルリナ製品を連日摂取中。
現病歴	2002年12月31日, 腹部に瘙痒を伴う紅色皮疹が出現し, 近医にて蕁麻疹の診断のもとに治療された。しかしその後も皮疹は拡大し, 翌1月1日には39℃台の発熱も出現したため, 当科に紹介受診となった。
現症	顔面では両眼瞼周囲から両頬に潮紅がみられた。結膜・口腔粘膜に病変はなかった。頸部～躯幹には鱗屑を伴わない径5mm程度の紅色丘疹が播種していた（図1）。腹部と背部では癒合し巨大な紅色局面を形成しており, 強い瘙痒を伴っていた。上肢近位部には紅色丘疹が散在し, 下腹部と下肢近位部では紅斑と点状紫斑が混在していた。咽頭・扁桃に著変なく, 表在リンパ節は触知しなかった。
検査所見	1）血液検査 　白血球数11,500/μl（好中球50％, 好酸球2％, リンパ球32％, 単球2％, 異型リンパ球7％）, CK：180IU/l, CRP：13.8mg/dlと上昇を認めた。他の末梢血数, 血液生化学, 血清反応は正常範囲内であった。ウイルス感染症を疑い, EBウイルスおよびサイトメガロウイルスの血清抗体価を測定したところ既感染パターンであった。 2）病理組織学検査 　右肩甲部の浮腫性紅斑より皮膚生検を行った。真皮浅層から中層にかけて血管周囲性にリンパ球を主体とする炎症細胞浸潤を認め, また真皮浅層では赤血球漏出も著明であった。明らかな血管炎を示すような毛細血管破壊像は認めなかった。 3）DLST 　内服中の薬剤5種およびスピルリナ製品に対して検査したところ, スピルリナ製品のみS.I.355％と陽性であった（80％以下が陰性）。
診断	DLSTの結果スピルリナ製品のみ陽性であったこと, 他の内服薬を再開しても再燃を認めなかったことより, 原因薬剤をスピルリナ製品と決定した。再投与試験や貼付試験は本人の同意が得られなかった。原因薬剤を中止後3週間以上経過して再燃した皮疹と, それに伴った異型リンパ球の出現および好酸球上昇によりDIHSを疑った。保存血清を用いてHHV-6およびHHV-7抗体価を測定したところ, HHV-7は既感染パターンであり抗体価の上昇はみられなかったが, HHV-6は第1病日が20倍, 第34病日が160倍と8倍の上昇を認めた。以上よりHHV-6の再活性化を伴った薬疹であり, スピルリナ製品による軽症型のDIHSと診断した。
対応と治療	急性発症し, 全身に及ぶ紅斑と発熱, 臨床検査成績にて異型リンパ球の出現を認めたこと, EBウイルス, サイトメガロウイルスの血清抗体価が既感染パターンであったことより薬疹を疑った。即日入院とし, すべての薬剤およびスピルリナ製品を中止して, 輸液とベタメサゾン8mg/日の点滴静注, ジフルプレドナート軟膏の外用を開始して, 症状に応じてベタメサゾンを漸減した。皮疹は四肢末端まで拡大し, 両肩甲部では激しい疼痛を伴う径5mmまでの浮腫性紅斑が集簇性に出現した（図2）。その後紅斑は紫斑化し, 色素沈着を残して消退した。ベタメサゾンを内服に変更し, 0.5mg/日まで減量した第22病日, 再び躯幹・四肢に瘙痒や疼痛を伴う浮腫性紅斑が出現した。検査成績では白血球数5,100μl, 異型リンパ球2％で, 好酸球は8％と上昇し, γ-GTPが74IU/lと軽度上昇した。ベタメサゾンを2mg/日に増量したところ, 第30病日で皮疹は再度消退した。その後ベタメサゾンを漸減, 中止して内服薬5種を再開しても皮疹の再燃は認めなかった。

図2 第4病日極期臨床像．両肩甲部では紫斑形成とともに疼痛を伴う径5 mmまでの浮腫性紅斑が出現した．

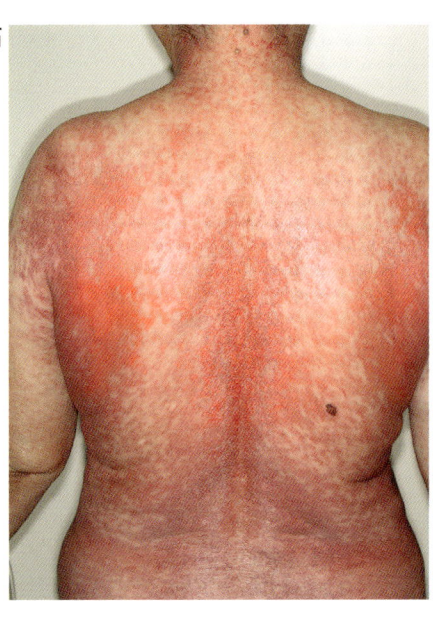

解 説

考 察

　本症例は健康食品であるスピルリナ製品（スピルリナ原末＋ビタミンC）によって発症した中毒疹または薬疹である．スピルリナとは藍藻類に分類される海苔の一種で，緑黄色野菜の各種栄養素や蛋白質を多く含んだ総合栄養補助食品として加工され広く販売されている．福田の薬疹情報によると，本邦において薬疹を生じる健康食品中最も多いのは緑藻類であるクロレラであり，光線過敏症型，紅皮症型，扁平苔癬型などと多彩な薬疹型を呈する．対して，スピルリナでの報告は光線過敏症型の1例のみであり，したがって本症例はスピルリナ製品での薬疹としては本邦2例目，播種状紅斑丘疹型またはDIHSとしては1例目である．

　DIHSは，「高熱と臓器障害を伴う薬疹で，薬剤中止後も遷延化する．多くの場合発症後2～3（4）週後にHHV-6の再活性化を生じる．」と厚生科学研究班によって定義された重症薬疹のひとつである．2002年に同研究班より提唱された診断基準試案での主要所見は，1）限られた薬剤投与後に遅発性に生じ，急速に拡大する紅斑，多くの場合紅皮症に移行する，2）原因薬剤中止後も2週間以上遷延する，3）38℃以上の発熱，4）肝機能障害，5）血液学的異常：a，b，cのうち1つ以上，a）白血球増多（11,000/mm3以上），b）異型リンパ球の出現（5%以上），c）好酸球増多（1,500/mm3以上），6）リンパ節腫脹，7）HHV-6の再活性化，とされる．典型的なDIHSは1～7全ての項目を満たすもの，非典型的なDIHSは1～5全てを満たすもの（肝機能障害については他の重篤な臓器障害をもって変えることができる）とされている．限られた原因薬剤とは，カルバマゼピン，フェニトイン，フェノバルビタール，ゾニサミド，DDS，サラゾスルファピリジン，メキシチレン，アロプリノール，ミノサイクリンなどとされている．

　近年この診断基準試案に該当する症例が相次いで報告されている一方，ステロイド全身投与なしで軽快した軽症例や，シアナマイド，リン酸コデイン，塩酸クロミプラミン，トラピジル，炭酸リチウムなどで発症した症例も相次いで報告されている．これらの症例はいずれもHHV-6の再活性化を証明し，診断根拠のひとつとしている．本症例も特異な健康食品で発症していることと臓器障害が少ない点で非典型的であるが，HHV-6の再活性化をペア血清にて証明しえた．本症例のような非典型例は今後も相次いで報告されると考えられ，非典型例の認知や発生機序解明のためにさらなる症例の蓄積が必要と考えられる．

参考文献
1）福田英三：薬疹情報　10版，福田皮膚科クリニック薬疹情報編集室，p423，2003．
2）橋本公二：厚生科学特別研究事業平成13年度総括研究報告，2002．

安全性と健康障害（副作用，有害反応）

　スピルリナ（spirulina）は，blue-green algaeの一種である．ナチュラルメディシンには，blue-green algaeとして一括して記載されている．microcystinを含むものや，微生物，重金属（水銀，カドミウム，鉛，ヒ素），放射性の2価あるいは3価の金属イオンに汚染されているものがある．自己免疫疾患を増悪させる可能性がある．事実，尋常性天疱瘡の患者がスピルリナを摂取したところ，紅斑が出現したという報告や，女性では，スピルリナにより皮膚筋炎が認められたという報告がある．理論的にいうと，多発性硬化症，全身性エリマトーデス，慢性関節リウマチの患者はスピルリナを摂取しないことが望ましい．

　クロレラ（cholorella）は，経口的に，適切に，短期間（2ヵ月ぐらいまで）使用されていると，「安全であることが示唆されている（possibly safe）」と評価されている．皮膚に関連した副作用としては，光線過敏症が報告されている．また，理論的ではあるが，自己免疫疾患（多発性硬化症，全身性エリトマトーデス，慢性関節リウマチ等）の患者は，クロレラを摂取しないことが望ましい．

　なお，クロレラについてはP.55も参照のこと．

（田中平三）

ウコンによる多形紅斑型薬疹

若旅功二，横倉英人，山田朋子，村田 哲，大槻マミ太郎
自治医科大学医学部　皮膚科学教室

キーワード	1) 症　　状：発熱，肝機能障害，皮疹 2) 健康食品：ウコン 3) その他：パッチテスト，DLST
危険度 レベル	判断基準Ⅰ：真正性　4（医学的に推定） 　　　　　　緊急性(重篤度)　2（局所的症状） 　　　　　　重要性(情報数)　2（4～5） 判断基準Ⅱ：レベル5（警告・禁止）
コメント	ウコンは比較的摂取されることが多い健康食品のひとつであるが，一方で皮膚障害や肝障害の報告が散見される。本症例もウコンによる皮膚・肝障害と考えられた。

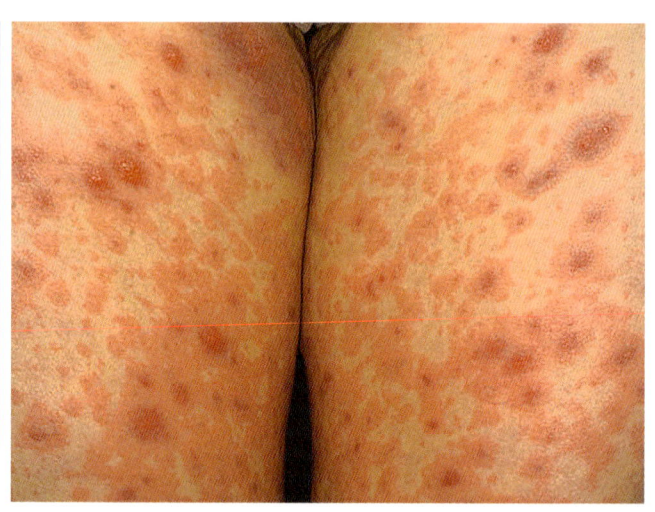

図1　水疱形成を伴う紅斑が多発（両大腿部）

症例報告

症　例	50歳，女，医療事務
主　訴	全身の紅斑
既往症	特記すべきことなし
家族歴	特記すべきことなし
現病歴	2005年9月27日より両大腿に紅斑が出現。徐々に全身に紅斑拡大し，紅斑上に水疱形成みられ，39℃の発熱も認めたため，9月29日に当院救急外来を受診。多型紅斑と診断され，精査・加療目的にて入院となった。薬歴はなかったが5ヶ月間ウコンを煮出して飲んでいたとのことであった。
現　症	頚部以下，体幹・四肢に小豆大から母指頭大までの紅斑が多発・散在し，融合傾向を認めた。紅斑上には水疱形成がみられ，一部紫斑を混じていた。口腔内では舌に米粒大のびらんが多発していた。皮疹は強い掻痒感を伴い，39度の発熱がみられた。表在リンパ節の腫脹は認めなかった。
検査所見	①血液検査 　AST：163 mU/ml，ALT：131 mU/ml，LDH：338 mU/ml，γ-GTP：228 mU/ml，ALP：603 mU/mlと肝・胆道系酵素の上昇を認めた。また，CRP：3.41 mg/dlと軽度炎症反応を認めたが，他の末梢血・血液生化学所見は正常範囲内であった。ASO・ASKの上昇はなく，マイコプラズマ抗体も陰性，HSVは既感染パターンを示した。 ②皮膚生検 　紅斑部では表皮内へのリンパ球浸潤と角化細胞のアポトーシス，基底膜部の空胞化が存在し，真皮浅層に浮腫および血管周囲性のリンパ球・好酸球浸潤がみられた。 　水疱部では表皮下で水疱形成を生じており，水疱内にもリンパ球・好酸球がみられた。 ③パッチテスト 　オープンパッチテスト（乾燥ウコンを使用），パッチテスト（ウコンの煮汁を使用）はいずれも陰性であった。 ④DLST 　乾燥ウコンに対するDLSTはS.I値298%と陽性を示した。なお，健常人コントロールは施行していない。
診　断	薬歴・臨床経過・DLSTの結果より，ウコンによる多形紅斑型薬疹と診断した。
対応と治療	プレドニゾロン30mg/日にて内服治療を開始した。数日で解熱，皮疹改善傾向認め，血液検査上も肝・胆道系酵素の改善がみられた。4週後には皮疹は淡い色素沈着を残して消失し，プレドニゾロンは漸減・中止としたが，内服終了後も再発は認めなかった。

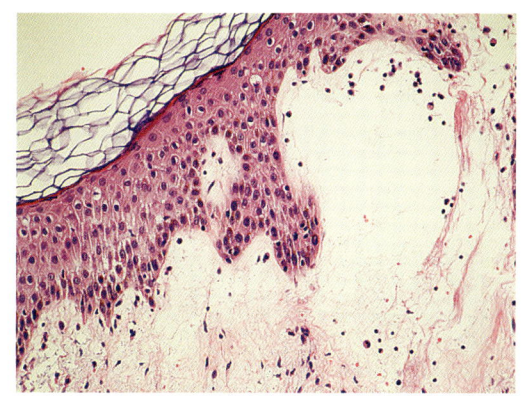

図2　水疱を含む紅斑部の組織所見（H＆E染色・強拡大）

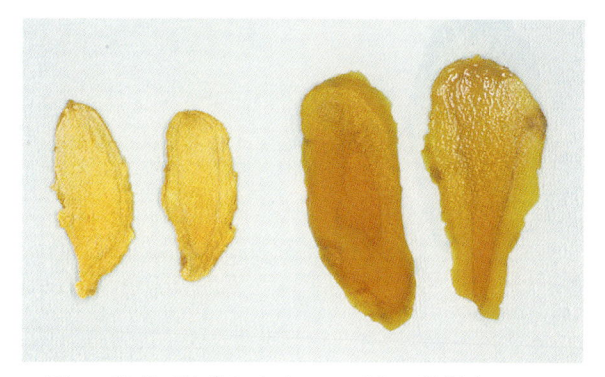

図3　患者が持参したウコン（左：乾燥ウコン，右：煮出したウコン）

解 説

ウコンについて	ウコンは英語名をターメリック，中国名を姜黄という。ショウガ科クルクマ属の多年草であり，根茎に主成分であるクルクミンという黄色色素を含む。熱帯性の植物でインドを中心として生産され，わが国では沖縄・九州南部で栽培されている。秋ウコン，春ウコン，紫ウコンの3種に種別され，この順でクルクミンの含有量が多いとされている。クルクミンの含有量が多いものほど高品質とされており，一般的にウコンと呼ばれているものは秋ウコンを指す。カレー粉・沢庵・バター・洋がらしの黄色着色料などのほか，漢方薬・化粧品・染料等にも使用されている。効能としては肝機能強化，利尿効果，殺菌作用，抗炎症作用，発癌予防などがうたわれており，生のものをスライス，すりおろし，煎じたりして摂取されることが多い。一方でウコンによる有害事象も報告されており，皮膚障害のほか，内科領域では重篤な肝障害の報告例も散見される。
考 察	自験例では秋ウコンをスライスしたものを乾燥させた後に煮出して，ウコン茶として5ヶ月間摂取していた。その他に明らかな薬歴はなく，経過およびDLSTの結果からウコンによる多形紅斑型薬疹と考えられた。自験例のパッチテスト（0.1％，1％，10％ aq.）は陰性であったが，香辛料のパッチテストでは25％（pet.）が至適濃度とする報告もあり，検査濃度が不適切であったとも考えられる。また，健康食品の持つ免疫賦活作用により，健常人血液でもDLST陽性となることがあり，健康食品による皮膚・肝障害の診断におけるDLSTの意義は今もなお議論されるところである。自験例ではDLST陽性と判断したが，健常人血液を用いたコントロールは評価しておらず，ウコンそのものの持つ免疫賦活作用の影響があった可能性も否定できない。 本邦のウコンによる皮膚障害は接触皮膚炎，紅皮症，固定薬疹が数例ずつ報告されている。多形紅斑を呈したという報告はなかったが，近年の健康食品ブームにより，さまざまな臨床型を呈する皮膚障害の症例が今後増加する可能性は高いと思われる。患者は健康食品には副作用はないと考えていることが多いため，問診にて健康食品の摂取歴を聴取できないことがあり，皮疹の原因として見逃されていることも少なくない。健康食品や香辛料を含めた慎重な薬歴聴取が診断の手がかりとして重要であり，同時に我々には健康食品の副作用について患者に常に注意を促していく責務があろう。

参考文献
1）長瀬彰夫，勝岡憲生：ウコンによる皮膚障害，皮膚病診療，6；1003-1006，2004．
2）伊藤絵里子，市川竜太郎，寺尾浩，桐生美麿：ウコンによる薬疹の1例，西日本皮膚科，68；519-522，2006．

安全性と健康障害（副作用，有害反応）

　ターメリック（turmeric）は，米国ではGRAS（generally recognized as safe）とされている。局所的に使用すると，アレルギー性皮膚炎を起こしたとの症例報告がある。ターメリックの根茎には，クルクミン（curcumin, difer uloyl methane）が含まれており，クルクミンは，cyclooxygenase-2，プロスタグランジン，ロイコトリエンを阻害することによって抗炎症作用を示す。紅斑など皮膚症状との関連性は報告されていないようである。
　なお，ウコンについては，P.49も参照のこと。

（田中平三）

ギムネマ茶による扁平苔癬型薬疹

町野 博[1], 宇野満英[2], 倉本 誠[2]
1) 町野皮フ科（松山市）　2) 愛媛大学理学部　研究支援センター

キーワード	ダイエット, 扁平苔癬, ギムネマ茶
危険度レベル	判断基準Ⅰ：真正性　5（医学的検証済み） 　　　　　　緊急性（重篤度）　2（局所的症状） 　　　　　　重要性（情報数）　1（1～3） 判断基準Ⅱ：レベル5（警告・禁止）
コメント	糖尿病, メタボリック症候群, ダイエット目的の健康食品, 茶, 飲料水が無数に商品化されているが, ギムネマ茶による健康被害の本邦1例目である。

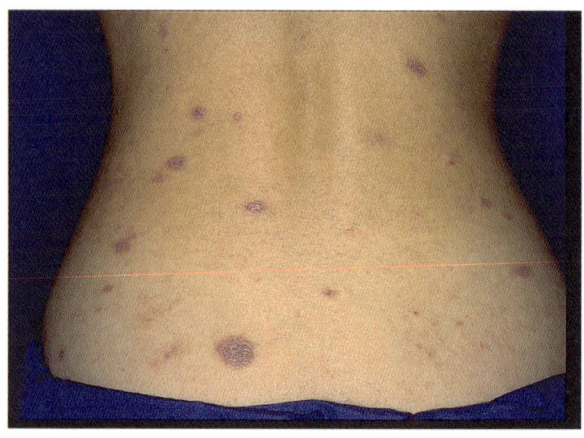

図1　ギムネマ茶　背部の皮疹

症例報告

症　例	24歳, 女, 会社員
主　訴	全身の発疹
既往症	アレルギー性鼻炎
現病歴	ダイエット目的で, ギムネマ茶を一日3回服用開始2カ月頃より, 四肢にそう痒性皮疹が発生。全身に拡大するため, 内科より紹介された。
現　症	頭部を除くほぼ全身に, 浸潤を伴う 数ミリから2cm大までの不整形紅斑が散発し, 一部は融合し, 褐色, 紫紅色調を呈する（図1, 2）。粘膜疹は認めなかった。
検査所見	一般血液像, 生化学, 肝・腎機能, 免疫グロブリン値などを含めて, 吸入系IgE・RAS T値が30IU/ml（0.34以下）と上昇以外に, 異常所見はみとめなかった パッチテスト：スタンダード系列, 歯科金属シリーズはICDRG基準ですべて陰性。 ギムネマ抽出物質　100倍で陽性（図4） 薬剤リンパ球幼弱化試験 無添加培養　416cpm PHA刺激培養　37916cpm ギムネマ茶　749cpm トリテルペン系サポニン（ギムネマ抽出物質） 874cpm S.I.（1,8以上　陽性） 皮膚病理所見　表皮の不規則な肥厚, 顆粒層の肥厚, 基底細胞層の液状変性, 真皮上層の単核球主体の帯状細胞浸潤を認め, 扁平苔癬に一致する所見であった（図3） 内服誘発試験　内服中止1ヶ月で, 新生の無いことを確認後, 再摂取開始5日目に新皮疹発生を確認した（図5）。
診　断	以上の検査結果, 臨床像, 経過よりギムネマ茶に含まれるトリテルペン系サポニンによる扁平苔癬と診断した。
対応と治療	ギムネマ茶摂取禁止し, ステロイド剤外用にて, 6ヶ月で略治した。 ギムネマシルベスタはインド原産のガガイモ科植物でアーユルベーダ生薬に, 糖尿病の治療薬として使用されているという。本症例では2ヶ月間に, 総量約1gの同物質を摂取して, 発症している。成分の化学式（図6）。

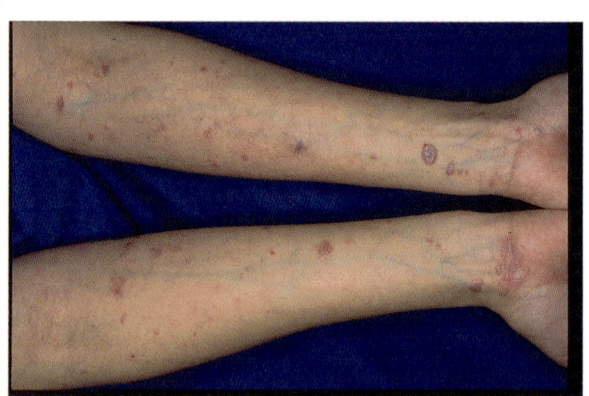

図2　ギムネマ茶　上肢の皮疹

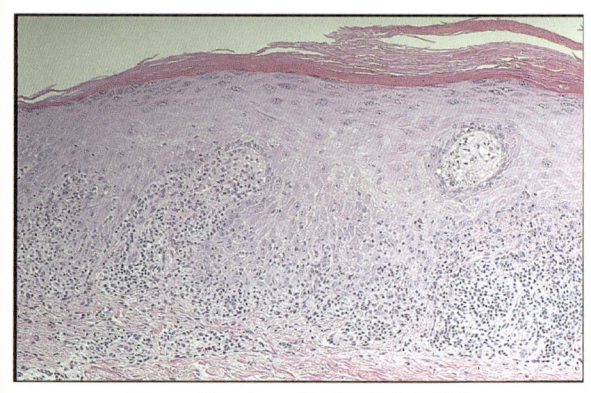

図3　ギムネマ茶扁平苔癬組織像

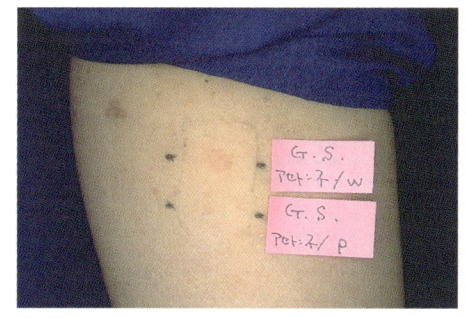

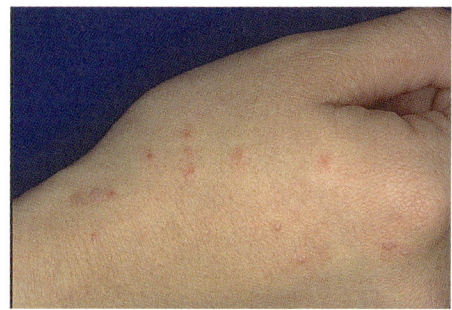

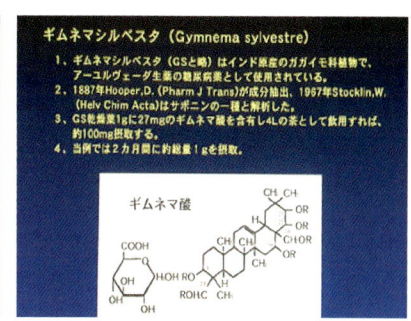

図4 ギムネマ抽出物質によるパッチテスト結果　　図5 ギムネマ再投与により誘発された皮疹　　図6 ギムネマ酸　化学式

解　説

| 考　察 | 本例は若い女性から熟年，高齢者までメタボリック症候群対策，ダイエット目的にて簡便にお茶を服用することで，高血糖予防や肥満解消などをうたった健康食品のなかでは，根強い人気商品による本邦最初の一例である． |

安全性と健康障害（副作用，有害反応）

　ギムネマ（gymnema）は，経口的に適切に摂取されていると，「安全であることが示唆されている（possibly safe）」と評価されている．ギムネマの葉が健康食品として利用されている．主成分のギムネマ酸（gymnemic acid）は，ぶどう糖の吸収を減少させ，膵臓のβ細胞に作用し，インスリン分泌を増加させるようである．血清C-ペプチド濃度を上昇させる．副作用についての症例報告はないとされている．

〈田中平三〉

黒酢による多型紅斑型中毒疹

町野 博[1], 宇野満英[2], 倉本 誠[2]
1) 町野皮フ科(松山市) 2) 愛媛大学理学部 研究支援センター

キーワード	ダイエット, 黒酢, 多型紅斑型中毒疹
危険度レベル	判断基準Ⅰ:真正性　5(医学的検証済み) 　　　　　緊急性(重篤度) 2(局所的症状) 　　　　　重要性(情報数)　1(1〜3) 判断基準Ⅱ:レベル5(警告・禁止)
コメント	健康食品の定番である, 黒酢によると思われる中毒疹の本邦第一例。

症例報告

症　例	29歳, 女, 会社員
主　訴	全身の(瘙痒性皮疹)発疹
既往症	特記事項無し
現病歴	2004年7月5日から, ヤクルト黒酢100mlを摂取開始, 同25日から200mlに増量した。8月1日, 四肢の皮疹を認めて, 内科を受診。ステロイド外用剤を処方されるも, 体幹にも拡大するため, 16日, 当科を紹介された。
現　症	顔面を除くほぼ全身に1cmまでの紅斑が多発し, 一部の皮疹中央部は滲出性を示した。粘膜疹は認めず, 肝脾腫も触れなかった。 (図1, 2)
検査所見	末梢血液像では白血球12510/μl, 好中球61%, リンパ球30.3%, 単核球7.8%, 好酸球0.3%, 赤血球445万。一般生化学, 肝機能, 血清蛋白分画, 免疫グロブリン値などはすべて正常域内であった。 皮膚病理所見:表皮, 真皮境界部に単核球を中心とする細胞浸潤を認め, 乳頭部の浮腫, 表皮下の裂隙形成を認めた(図4)。 パッチテスト:黒酢の0.1%溶液乱切テストで陽性(正常人コントロールの10人は陰性)(図3)。 薬剤リンパ球幼若化反応 無添加　405cpm PHA添加　35810cpm 黒酢1000倍液　2126cpm (S.I.1.8以上)。
診　断	臨床症状, 検査結果から, 本症例は黒酢(ヤクルト社製)による多型紅斑型中毒疹と診断した。
対応と治療	黒酢摂取を中止して, 吉草酸ベータメサゾン4mgから, 開始した。2週間で漸減中止し, 外用はデルモベート軟膏にて治癒した。

図1　黒酢による中毒疹　背部

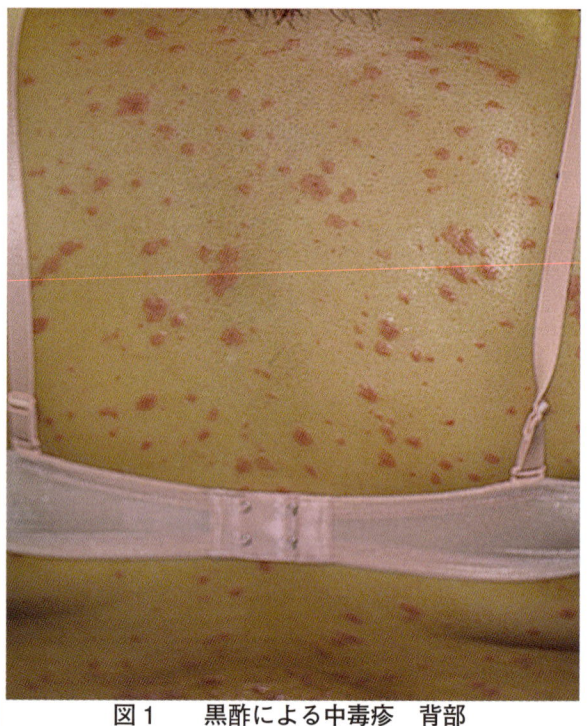

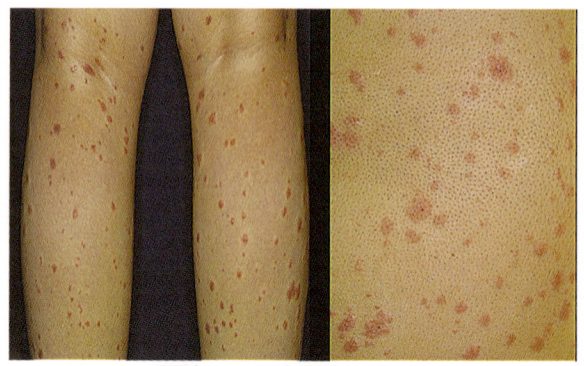

図2　黒酢による中毒疹　下肢と拡大像

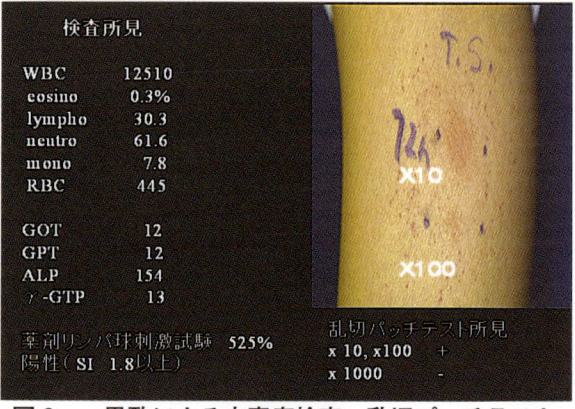

図3　黒酢による中毒疹検査　乱切パッチテスト　72時間判定

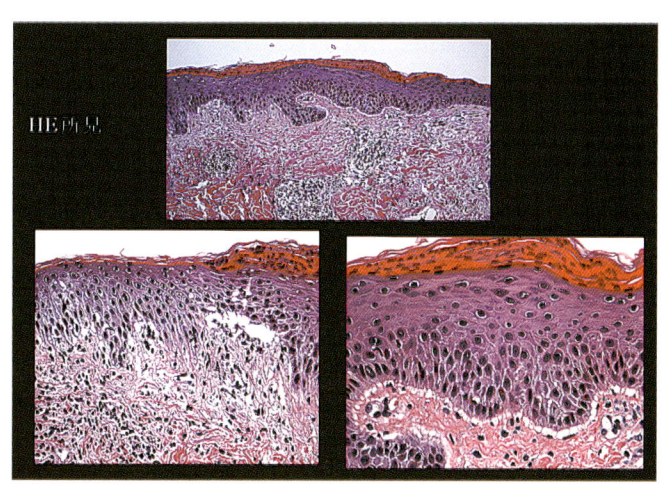

図4 黒酢による中毒疹組織像

解　説

黒酢（ヤクルト製品）成分分析	水分 95.5％，蛋白質＜ 0.01％，脂質＜ 0.01％，炭水化物 0.042％，酢酸 0.035％，微量の金属イオン 原材料：米酢（マルカン社製），はちみつ（中国製），梅果汁（台湾製），香料（リンゴ，シソ），蔗糖（英国） 含有アミノ酸：バリン，メチオニン，イソロイシン，フェニルアラニン，リジン，ヒスチジン，アスパラギン，セリン，グルタミン酸，グリシン，アラニン，シスチン，チロシン，アルギニン，プロリン
考　察	本例では，臨床経過，乱切パッチテスト，薬剤リンパ球幼弱化反応検査結果から，黒酢による中毒疹が疑われるが，内服誘発試験は同意されず，施行できなかった。また，黒酢に含まれる成分別試験も未施行のため，推定される化学物質も未知である。今後，同様の症例が集積されて，解析が進むことが，待ち望まれる。

安全性と健康障害（副作用，有害反応）

ナチュラルメディシンには，黒酢あるいは酢の記載はない。P.55 も参照のこと。

（田中平三）

パッチテストで再燃したプラセンタエキスによる接触皮膚炎

井川　健，山崎　綾，中村　悟，沢田泰之，音山和宣，横関博雄，西岡　清
東京医科歯科大学大学院　皮膚科学分野

キーワード	症　状：接触皮膚炎，プラセンタエキス
危険度レベル	判断基準Ⅰ：真正性　　4（医学的に推定） 　　　　　　緊急性（重篤度）　3（全身的症状） 　　　　　　重要性（情報数）　2（4〜5） 判断基準Ⅱ：レベル5（警告・禁止）
コメント	プラセンタは美容あるいは健康増進目的で利用される。多くは動物の胎盤由来であるため，一時期，未知の感染症の要因になる可能性を指摘されたこともある。 　ここで紹介する症例においても見られたが，薬剤性肝障害をひきおこす例は他でも報告されており，注意が必要である。

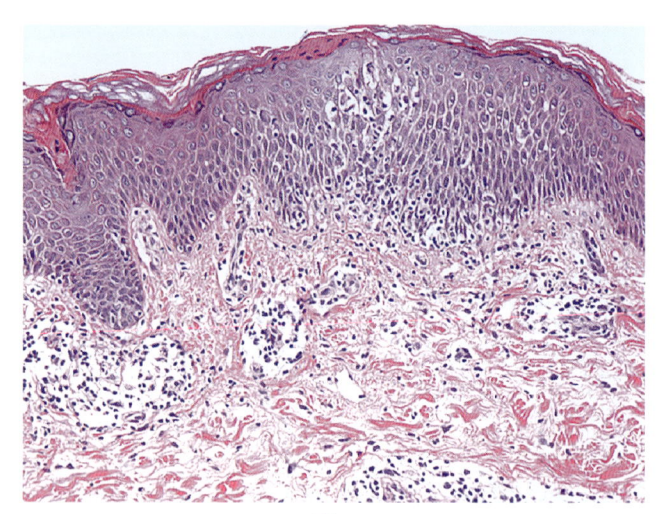

図1

症例報告

症　例	41歳の女性。
現病歴	プラセンタ販売会社のモニターとして，美容・健康増進目的にてプラセンタエキスを20mg×2／日内服開始した。内服開始10日後ごろに両眼瞼に紅斑が出現したが，特に問題ないと判断され，40mg×2／日に内服量を増量した。さらに，同時期よりプラセンタエキス美容液の外用を始めた。
現　症	痒みのある紅斑が体幹，四肢に出現するようになり，全身に拡大した。下腿には浮腫が出現するようになったが，プラセンタの内服と外用は継続した。持続する紅斑の精査加療目的にて当科に入院となった。
検査所見	入院時，体幹，四肢に爪甲大までの，あまり表皮性の変化は目立たない淡紅色紅斑が播種性にみられ，瘙痒を認めた。下腿には軽度のPitting edemaあり。検査所見は表1に示すとおりであり，末梢血好酸球の増多と肝機能障害，血清IgE値のごくわずかな上昇がみられた。肝炎ウィルス抗原・抗体は陰性であった。四肢に認めた紅斑より得られた組織像からは，角層の錯角化と表皮の海綿状変化，ならびにリンパ球の真皮上層への浸潤を認め，接触皮膚炎の反応であった（図1）。
診　断	病歴と検査所見より使用していたプラセンタによる接触皮膚炎，あるいは肝機能障害を伴って全身に皮膚症状が拡大していることから接触皮膚炎型薬疹なども考えられた。
対応と治療	入院後プラセンタの内服，外用を中止したところ，臨床症状，検査所見ともに徐々に軽快した（表2）。症状が軽快したところで原因の精査を行った。外用していた美容液によるパッチテストが強陽性，またその成分パッチテストをおこなったところ，プラセンタエキスにて強陽性であった。なお，このパッチテスト施行後に一過性の皮膚症状再燃をみている。肝機能障害もプラセンタ使用の中止後，経過観察のみで改善し，プラセンタエキスによる接触皮膚炎，あるいは接触皮膚炎型の薬疹を考えた一例である。

WBC	7000（Eo: 22.6%）
LDH	422
GOT	192
GPT	218
G-GTP	346
ALP	675

表1　入院時

WBC	5000（Eo: 10.8%）
LDH	258
GOT	24
GPT	18
G-GTP	34
ALP	207

表2　改善時

解 説

考 察

　プラセンタ（エキス）は美容目的，あるいは健康増進に対してかなり広く利用されており，実際，なんらかの効果を期待できるものでもあるようである。しかしながらその基は，他種の動物あるいは人間の胎盤であるため，まず考えるべきは未知の感染症の存在であろう。
　感染症以外にも，当然のことながら，Allergic reaction を引き起こすことは想像に難くなく，実際に内服（あるいはそれに近い投与法）による肝機能障害や，外用による接触皮膚炎は我々の報告を含めて散見される。
　多くのプラセンタ（エキス）がいわゆるサプリメントと同レベルの扱いであり，簡単に入手，使用される状況にある。重篤なアレルギー症状を引きおこす可能性を十分に認識したうえで使うものであることを周知する必要があると考える。
　我々の症例は，プラセンタを内服開始後10日後に一度皮膚症状が出現しており，これを重視すると，肝機能障害の存在と合わせて，接触皮膚炎型の薬疹ということになるかもしれない。その後外用を併用してから本格的に皮膚症状の出現・悪化をみたことから，接触皮膚炎であり，肝機能障害はそういった Allergic な物質を内服継続していたことによる薬剤性肝障害の合併ととらえることもできるかもしれない。
　いずれにしても，パッチテスト後に一過性のフレアをみたことも含めて，プラセンタエキスが強い感作性をもつことを示唆する症例であり，注意すべきであると考える。

参考文献
1) 山崎　綾，中村　悟，井川　健，沢田泰之，音山和宣，横関博雄，西岡　清：パッチテストで再燃したプラセンタエキスによる接触皮膚炎（会議録），日本皮膚科学会雑誌，**109** 巻 2 号：Page197-198, 1999.

安全性と健康障害（副作用，有害反応）

　プラセンタ（胎盤。placenta）については，ナチュラルメディシンには掲載されてない。

（田中平三）

プラセンタエキスを含む健康食品の経口摂取により増悪をみた成人型アトピー性皮膚炎の一例

井川　健，鷲見浩史，湊原一哉，横関博雄，西岡　清

東京医科歯科大学大学院　皮膚科学分野

キーワード	症　　状：アトピー性皮膚炎，プラセンタエキス，民間療法
危険度レベル	判断基準Ⅰ：真正性　　　　4（医学的に推定） 　　　　　　緊急性（重篤度）　2（局所的症状） 　　　　　　重要性（情報数）　2（4〜5） 判断基準Ⅱ：レベル5（警告・禁止）
コメント	プラセンタは美容あるいは健康増進目的で利用される．今回，アトピー性皮膚炎の治療（いわゆる民間療法）に使用され，かえってアトピー性皮膚炎の増悪をまねいてしまった症例を経験した．

症例報告

症　例	22歳男性．
現病歴	3歳ごろより小児喘息あり．同時期より肘窩，膝膕に瘙痒性皮疹が出現．アトピー性皮膚炎として近医にて断続的な治療を受けていた．増悪寛解を繰り返していたが特に冬季に増悪していた．20歳ごろより増悪傾向となり瘙痒性皮疹が全身に拡大するようになったために精査目的にて当科受診．初診後外来にて加療されていたが，しばらくしてから，知人より教えられたスノーヴァプレミアムプラセンタエキス（**表1**）に原材料表示を示す）を内服するようになった．皮膚症状は依然として増悪傾向のまま改善がなかったため，精査加療を目的として当科に入院となった．
現　症	末梢血の検査所見としては白血球9400/μlのうち好酸球は19％．血清IgEは18997IU/l．他の血算，生化学検査に大きな異常はみなかった．
検査所見	入院後の病歴再聴取により上記のスノーヴァプレミアムプラセンタエキス内服が確認されたため，これによる「薬疹」がアトピー性皮膚炎の増悪に関与している可能性を考えた．まずこれを中止して治療を継続したところ，症状の改善がみられた．その後，スノーヴァプレミアムプラセンタエキスによるスクラッチパッチテストを行った．その結果を（**表2**）に示すが，同エキスを生理食塩水あるいはアルコールで100倍希釈したものによって陽性所見が得られた．同じ反応を健常人3人において確認したところ，いずれも陰性であったため，この結果はこの症例において同エキスによる感作が成立していることを検出できたものと考えた．なお，DLST（Drug induced lymphocytes stimulation test）はSI値が102％と陰性であった．成分パッチテストに関しては会社の協力が得られず施行できなかった．
対応と治療	増悪因子としての同エキスの関与をより正確に確認する目的で，患者さんの協力を得た上で，内服テストをおこなった．通常内服量にて2日内服後，顔面，頸部，前胸部に瀰漫性の紅斑性丘疹が出現し，3日目には強い瘙痒をみるようになった．内服誘発がなされたと判断し，同エキスが本症例における皮膚症状の増悪に関与していたことが確認された．

原材料	精製ゴマ油
	牛プラセンタ
	サメヒレエキス末
	ヒアルコラーゲン（鶏冠エキス末）
	ビタミンE含有大豆抽出油
	βカロチン含有植物油
	無臭ニンニク
	カテキン（緑茶抽出物）
	ミツロウ（乳化剤）
	ゼラチン・グリセリン（被包剤）

（株）スノーヴァM　表示による

表1

	48時間後判定	72時間後判定
プラセンタエキス	＋	＋
（生理食塩水による100倍希釈）	＋	＋
プラセンタエキス	＋	＋
（EtOHによる100倍希釈）		
生理食塩水	−	−
EtOH	−	−

＜ICDRG判定基準による＞

表2

解 説

考 察	アトピー性皮膚炎の治療における一時期の混乱もあり，いわゆる民間療法の併用あるいは単独療法を行う患者さんはまだまだ多いと思われる。民間療法の問題は，その玉石混交にある。ある程度科学的な裏付けがあるものから，「アトピービジネス」とも呼ばれるような根拠のかける治療法まで，すべてを把握するのは極めて困難な程度に氾濫している。今回の症例におけるプラセンタエキスは，そのなかでもメジャーなものであり，もともと美容や健康増進の目的でかなり広く受け入れられているものである。しかしながら，当然，アトピー性皮膚炎の治療に使った場合にどういった部分が改善効果をもたらすのか，などといった科学的な検討はなされておらず，漠然と「いいものである」ということで使用しているケースがほとんどである。しかも，使用している本人は「いいものである」と思っているために，本症例のようにそれが皮膚症状の増悪因子となっている場合の検出が大きく遅れる場合が多い。これは非常に問題であり，このような症例の蓄積により一般への警鐘とすべきである。

参考文献
1) 鷲見浩史，湊原一哉，横関博雄，西岡　清：プラセンタエキスを含む健康食品の経口摂取により増悪をみた成人型アトピー性皮膚炎の1例，皮膚 **43**, Suppl.23：53-57, 2001.

安全性と健康障害（副作用，有害反応）

プラセンタ（胎盤。placenta）については，ナチュラルメディシンには掲載されてない。

（田中平三）

クロレラによる苔癬型薬疹の1例

大谷朋之，出口雅敏，相場節也

東北大学大学院医学系研究科神経・感覚器病態学　皮膚科学

キーワード	1) 症　　状：色素沈着 2) 健康食品：クロレラ 3) その他　：皮膚生検, パッチテスト
危険度 レベル	判断基準Ⅰ：真正性　　　　4（医学的に推定） 　　　　　　緊急性(重篤度)　2（局所的症状） 　　　　　　重要性(情報数)　5（11以上） 判断基準Ⅱ：レベル5（警告・禁止）
コメント	健康食品として用いられているクロレラの長期摂取により生じた苔癬型薬疹の症例を報告する。近年の健康志向の高まりとともに，健康食品がブームになっている。そのため，薬疹の診断の際，原因薬剤として，薬剤以外に，健康食品，健康飲料なども考慮する必要があると考えられる。

症例報告

症　例	62歳，女性，無職
主　訴	頬部，頚部の色素沈着
現病歴	初診の2ヶ月ほど前より頬部，頚部に淡い青褐色の皮疹が出現し，徐々に拡大した。痒みや痛みなどの自覚症状はなかった。約10年前より健康のために定期的にクロレラを服用していた。他に定期内服薬はなかった。
現　症	両頬部と頚部に淡い青褐色の色素斑を認めた。境界はやや不明瞭で浸潤は触れなかった。両側性の分布であった（図1上段）。
検査所見	(1) 皮膚生検 　左耳前部の病変部より皮膚生検を施行した。組織学的に，基底層に軽度の液状変性，真皮浅層にメラノファージが散在する所見が得られた（図2）。 (2) パッチテスト 　当科受診直前まで内服していたクロレラのパッチテストでは，明らかな陽性所見は見られなかった。
診　断	臨床症状，10年にわたるクロレラの服用歴，皮膚生検の結果，および，摂取中止後の反応より，パッチテストでは陽性所見は見られないものの，クロレラによる苔癬型薬疹と診断した。
対応と治療	クロレラの服用を中止し，ビタミンC内服（診断時〜継続）と，頬部には酪酸ヒドロコルチゾン軟膏（ロコイド®軟膏）を（診断時〜2ヶ月間），頚部にはプロピオン酸ベクロメタゾン軟膏（プロパデルム®軟膏）を（診断時〜継続）外用し経過観察を行った。皮疹は徐々に消退傾向にある（図1下段）。

解　説

考　察	本症例では，臨床症状として淡い青褐色の色素斑，10年にわたるクロレラの服用歴，皮膚生検で基底層に軽度の液状変性と真皮浅層にメラノファージの散在が見られた。そのため，パッチテストでは陽性所見は得られなかったものの，クロレラによる苔癬型薬疹と診断した。実際，クロレラの服用を中止したところ皮疹が徐々に消退した。なお，本症例では，皮膚生検で真皮浅層に帯状のリンパ球浸潤は見られなかったため，扁平苔癬としては非典型的と考え，苔癬型薬疹とした。 　クロレラ（*Oocystaceae Chlorella*）は淡水性単細胞緑藻類の総称で，タンパク質含量が高いのが特徴で，タンパク質以外には，葉緑素，ビタミンB_2，鉄などを含む。健康食品としては，乾燥させた錠剤タイプ，エキスを抽出した飲料タイプが販売されている。健康食品として注目される一方で，食品としては問題点が多く，嘔気，食欲低下，肝機能障害など健康を害した事例が報告されている。薬疹の報告も見られ，武藤らは，これまでに27例のクロレラによる薬疹があったと報告している。発疹型は，光線過敏例が18例と最多で，扁平苔癬型の報告は3例であった。服用開始後数年経てからの発症の報告もあり，本症例ではクロレラ服用開始10年後に発症したものと考えられる。光線過敏型の症例が多いことに関して，原因物質はクロロフィルの分解産物であるフェオフォーバイトであることが同定された。しかし，その後含有規制値がもうけられ，クロレラによる光線過敏型薬疹の報告は減少した。また，ビタミンKが多く含まれるためワルファリンとの相互作用があるなど，薬物相互作用も知られている。しかし，現在，クロレラは多数の会社から販売されており，製造元の違いによる品質の相異も予想される。実際，本症例では，患者が約10年間の経過中に複数の会社のクロレラを購入，内服しており，患者の薬疹がクロレラに対する一般的な反応か，ある特定の銘柄のクロレラによって惹起されたものなのかは不明である。 　近年，健康志向の高まりとともに健康食品の摂取ブームになりつつあり，薬疹の診断の際，原因薬剤として，薬剤以外に，健康食品，健康飲料なども考慮する必要があると考えられる。

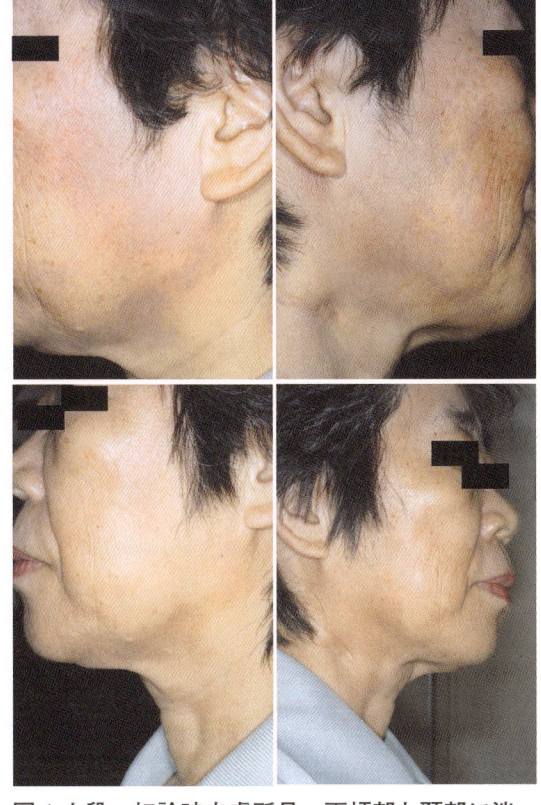

図1 上段：初診時皮膚所見。両頬部と頚部に淡い紫色の色素沈着を認める。
下段：初診から1年7ヶ月後の皮膚所見。皮疹の消退を認める。

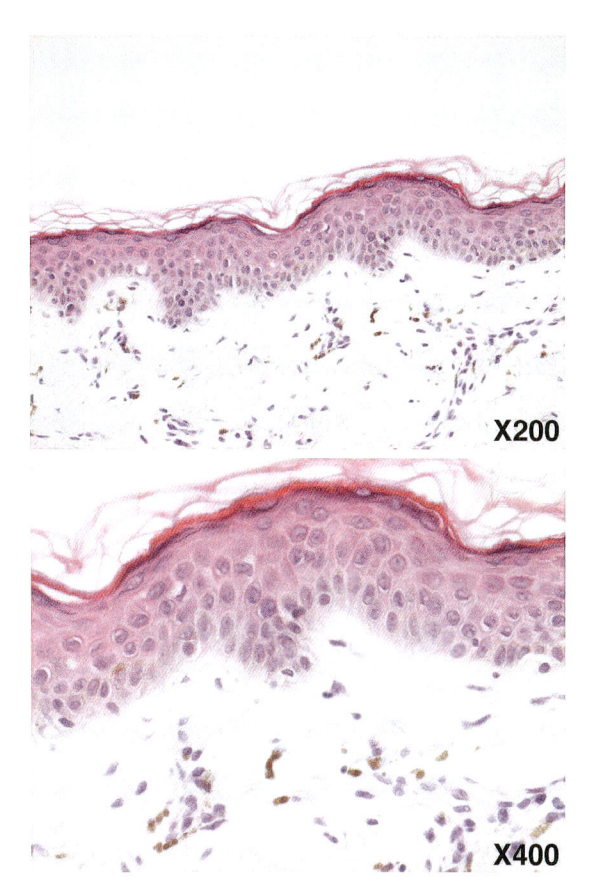

図2 左耳前部の病変部より施行した皮膚生検組織。基底層に軽度の液状変性と真皮浅層にメラノファージを認める。

参考文献
1) 内藤裕史：健康食品 中毒百科，丸善出版（株）．
2) 熊野高行，石川博康：クロレラによる中毒疹．皮膚病診療：26；960-962，2004．
3) 神代龍吉：私の診療経験から 健康食品による肝障害（解説），臨牀と研究：83；593-596，2006．
4) 内田靖，雫稔弘，山本俊，他：発熱を主訴としたクロレラ製剤による薬剤性肝障害の1例 肝臓：40；322-326，1999．
5) 武藤美香，福澤正男，河内繁雄，他：クロレラによる扁平苔癬型薬疹．皮膚病診療：22；157-160，2000．
6) 実川久美子：クロレラ病その後．皮膚科の臨床：21；283，1979．
7) 波多江崇，持田理恵，他：インターネット販売されている健康食品とワルファリンとの相互作用の危険性に関する調査．医学と薬学：51；343-345，2004．

安全性と健康障害（副作用，有害反応）

クロレラと皮膚関連の副作用については，P.55を参照のこと。

（田中平三）

プロポリスによる接触皮膚炎の2例

牧野輝彦, 清水忠道
富山大学大学院医学薬学研究部　皮膚科学

症例1

キーワード	1) 症　　状：浮腫性紅斑, 水疱 2) 健康食品：プロポリス 3) その他：パッチテスト
危険度 レベル	判断基準Ⅰ：真正性　　　　　5（医学的検証済み） 　　　　　　緊急性（重篤度）　2（局所の症状） 　　　　　　重要性（情報数）　5（11以上） 判断基準Ⅱ：レベル5（警告・禁止）
コメント	抗菌作用, 抗炎症作用をもつ民間薬として用いられているプロポリスの原液の外用により生じた接触皮膚炎である。本症例は外用と同時にプロポリスの内服もしており, これにより感作された可能性も示唆される。

症例報告

症　例	39歳, 女, 主婦
主　訴	両手, 両上肢の紅斑, 水疱
現病歴	以前より両手に痒みを伴う紅斑が出現し, 近医にて手湿疹として加療されていた。皮膚症状は軽快・増悪を繰り返していたため, オーストラリア産のプロポリスの内服と患部への原液の外用を始めた。皮疹は一時軽快傾向をしめしたが, プロポリス使用開始2週間後に両手の皮疹が悪化し, さらに前腕から上腕にかけて拡大した。
既往歴・ 家族歴	特記事項なし
現　症	両手, 特に手背部から前腕・上腕にかけて水疱やびらんを伴う浮腫性紅斑がみられる（図1）。一部に膿疱の混在もみられた。
検査所見	(1) 一般検査 　末梢血数, 血液生化学, 尿検査は正常範囲であった。 (2) パッチテスト（図2） 　プロポリス液原液, 1×10倍, 1×10^2倍, 1×10^3倍, 1×10^4倍の希釈液, 生理食塩水をもちいた。また, 対照として, 26歳から55歳までの男女11人においても同様のパッチテストをおこなった。原液および$1\times10^2\sim10^4$倍希釈液で陽性反応を認めた。一方対照群では全て陰性であった。
診　断	プロポリスによるパッチテストで陽性であった点, さらに臨床経過においてプロポリスの原液外用と内服開始後2週目に皮疹が悪化している点より, プロポリスによる接触皮膚炎と診断した。
対応と治療	プロポリスの内服と原液の外用を中止し, ステロイド内服治療とステロイド外用剤の塗布をおこなった。治療開始後皮疹は速やかに軽快したため, 内服ステロイドは漸減, 中止とした。現在は以前よりあった手湿疹に対してステロイド外用剤による治療を適時おこなっている。

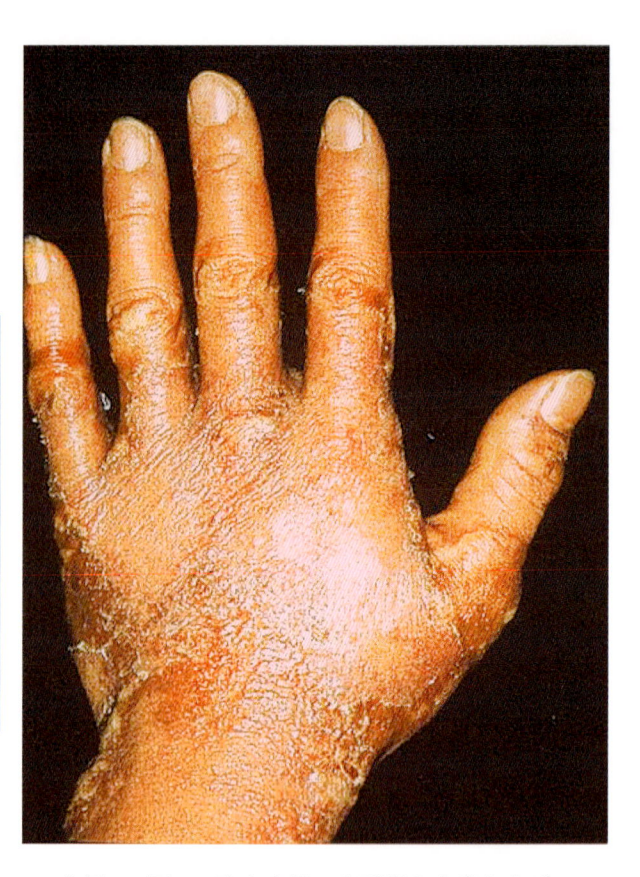

症例1　図1　臨床症状：右手背の水疱および
　　　　　　　　　びらんを伴う紅斑

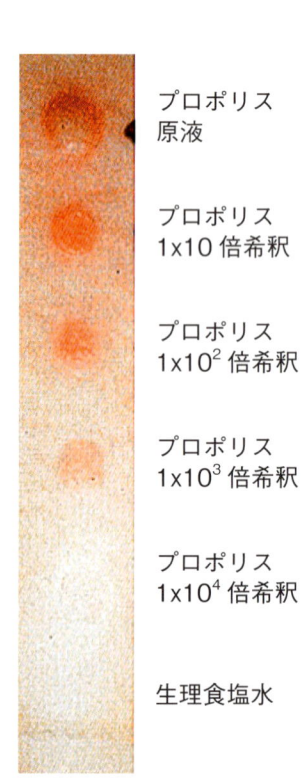

プロポリス
原液

プロポリス
1×10倍希釈

プロポリス
1×10^2倍希釈

プロポリス
1×10^3倍希釈

プロポリス
1×10^4倍希釈

生理食塩水

パッチテスト72時間後

症例1　図2：プロポリスの希釈系列による
　　　　　　パッチテスト

解 説

考 察

　プロポリスは，その語源をギリシア語のプロ（前）とポリス（都市）にもつといわれ，元来ミツバチによって巣の補強と防御のためにその出入り口に塗り固められた，種々の植物の樹脂や花粉に由来した物質のことである。プロポリスには，抗菌作用と抗炎症作用があるといわれており，古くからヨーロッパを中心に，創傷や火傷の治療薬として使用されてきた。また防腐剤として香粧品の中に含まれている場合もある。

　プロポリスは複数の成分から構成されているが，そのなかの Phenylethyl caffeate, Benzyl caffeate, 3-methyl-2-butenyl caffeate, Geranyl caffeate の4つの caffeate が抗原物質として知られている。

　プロポリスによる接触皮膚炎の機序としては一次刺激性とアレルギー性の2つの機序が考えられている。一般に接触皮膚炎における抗原の感作経路は局所の外用によるが，外用に先立ってプロポリスの内服歴がある場合は，内服していた時点で感作が成立している可能性もある。自験例においてもプロポリスの内服と外用を同時に開始しており，内服が感作の成立に関与した可能性も否定できない。

　昨今，さまざまな健康食品が氾濫し，そのいくつかは民間療法や自己療法に用いられている。プロポリスも本邦では医薬品として認可されておらず，安全性の保証がないにもかかわらず，アトピー性皮膚炎や喘息，糖尿病に対しあたかも万能薬であるかのようにマスコミに取りあげられ，その使用頻度は増加している。今後さらにプロポリスに感作され接触皮膚炎をおこす人が増えてくる可能性が懸念される事から，その使用に対して十分な注意を払う必要があると考えられる。

参考文献
1) 梁瀬義範, 清水忠道, 大河原章：プロポリスによる接触皮膚炎, 皮膚病診療, **20**：255-257, 1998.

症例2

キーワード	1) 症　　状：紅斑, 腫脹, 落屑, 亀裂 2) 健康食品：プロポリス 3) その他　　：パッチテスト
危険度 レベル	判断基準Ⅰ：真正性　　　5（医学的検証済み） 　　　　　　緊急性(重篤度)　2（局所的症状） 　　　　　　重要性(情報数)　5（11以上） 判断基準Ⅱ：レベル5（警告・禁止）
コメント	抗菌作用, 抗炎症作用をもつ民間薬として用いられているプロポリスの原液の外用により生じた接触皮膚炎である。本症例は外用に先行してプロポリスの内服もしており, それによる感作が示唆される。

症例報告

症　例	51歳, 女, 主婦
主　訴	口唇の腫脹, 口周囲の紅斑, 落屑
現病歴	初診1年前頃より健康のためブラジル産プロポリスを水に滴下し飲用していた。その半年後より口唇の落屑や口角に亀裂が出現し, 市販のリップクリームを塗布したが症状は軽快しなかった。亀裂などの症状が持続するため, プロポリスを滴下した水を口唇や口囲に塗布したところ, 数時間後から口唇の腫脹と口周囲の紅斑が出現したため当科受診した。
既往歴・家族歴	特記事項なし
現　症	口唇の腫脹を認める。口囲には浮腫性の紅斑があり口角には亀裂もみられる（図1）。
検査所見	（1）一般検査 　末梢血数, 血液生化学, 尿定性は正常範囲であった。 （2）パッチテスト（図2） 　プロポリス液原液, 1×5倍, 1×10倍, 1×10²倍, 1×10³倍, 1×10⁴倍, 1×10⁵倍希釈液, 生理食塩水をもちいた。同時にBalsam of Peru, 1×10²倍希釈したハチミツのパッチテストもおこなった。プロポリス希釈液では原液, 1×5～1×10⁴倍希釈液で陽性反応を認めた。またBalsam of Peruでも陽性反応を示したが, ハチミツは陰性であった。
診　断	プロポリスによるパッチテストで陽性であった点, さらに臨床経過においてプロポリスの内服歴があり, 外用開始後より皮疹が悪化している点より, プロポリスによる接触皮膚炎と診断した。
対応と治療	プロポリスの内服と外用を中止し, ステロイド内服治療とステロイド外用剤の塗布をおこなった。治療開始後皮疹は速やかに軽快した。

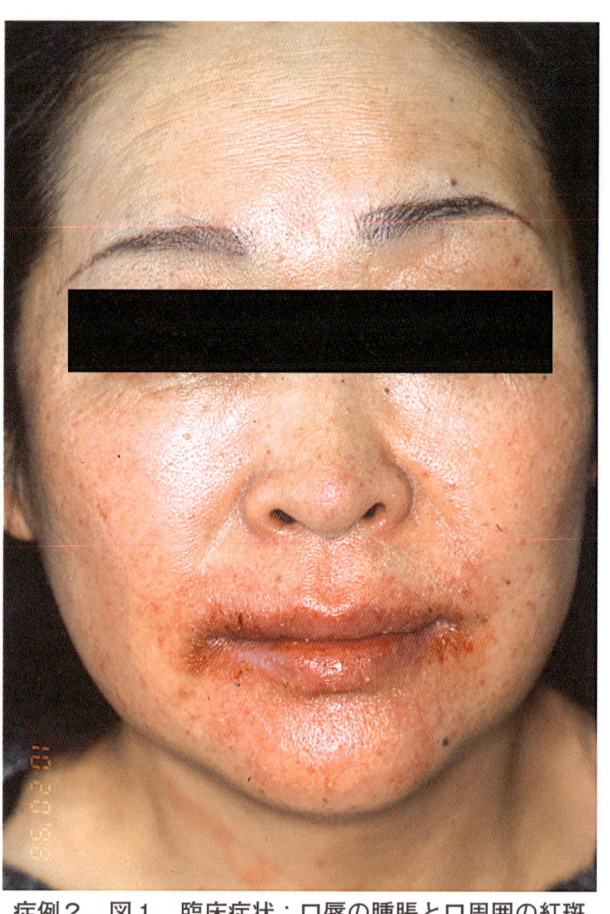

症例2　図1　臨床症状：口唇の腫脹と口周囲の紅斑

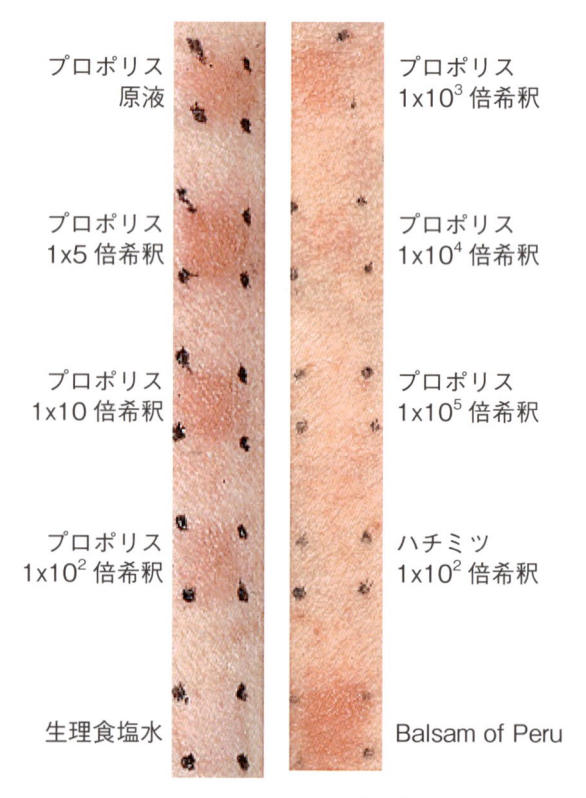

症例2　図2　プロポリスの希釈系列によるパッチテスト

パッチテスト72時間後

解 説

考 察

　症例1でも述べたように，接触皮膚炎における抗原の感作経路は局所の外用のみならず外用に先立ってプロポリスの内服歴がある場合は，内服していた時点で感作が成立している可能性もある。自験例においてもプロポリスの内服が先行しており，その半年後から口唇に落屑などを認めていた。内服の際に口唇に付着し，ここで感作が成立した可能性もあるが，継続した内服が感作の成立に関与した可能性も十分ありうると思われる。

　また，プロポリスは他の樹脂や balsam of peru や rose oil などの香料，ウルシなどと交差反応を生じる可能性があり，実際本症例では balsam of peru を用いたパッチテストで強い陽性反応がみられた。一方，同じ蜂産品であるハチミツを用いたパッチテストも施行したがこれは陰性であった。これはハチミツは花から得た蜜を体内で転化酵素（インベルターゼ）を加えて分解し巣に蓄えたものであり，野外から採取した植物の樹脂などを練り合わせ，営巣空間の内面を内張りするのに使う物質であるプロポリスとは構成成分が異なり，プロポリスの接触皮膚炎における主要な抗原物質である caffeate を含んでいないためと思われた。

　今後，プロポリスによる接触皮膚炎の患者の増加だけでなくプロポリスに感作された人が，その後香料などを使用した際に接触皮膚炎を生じる可能性もあるため，その使用に関しては交差反応も含め，注意する必要があると思われる。

安全性と健康障害（副作用，有害反応）

　プロポリス（propolis）については P.65 を参照のこと。ここでは，プロポリスの局所的使用とその安全性について述べる。3％プロポリス軟膏を，単純性ヘルペスウイルス2型（HSV-2）による再発性外生殖器病変に塗布すると，治癒したという報告があり，「有効性が示唆されている（possibly effective）」と評価されている。sulcoplasty のとき，プロプロリスうがい薬を使うと治癒が早くなり，疼痛や炎症が改善され，このことも「有効性が示唆されている」と評価されている。

　局所的使用の場合の安全性については，信頼すべき情報が十分でない。しかし，湿疹様接触性皮膚炎を起こしたという報告は，いくつか認められる。また，気管支喘息を増悪させるという報告もある。蜂蜜，針葉樹，ポプラ，ペルーバルサム，サリチル酸に対して感受性の高い人々は，プロポリスの使用を避けるべきである。

（田中平三）

プロポリスによる接触皮膚炎症候群

久保田由美子

福岡大学医学部　皮膚科

キーワード	1) 症状：接触皮膚炎症候群，自家感作性皮膚炎，全身性接触皮膚炎 2) 健康食品：プロポリス 3) その他：パッチテスト，交叉感作
危険度レベル	判断基準Ⅰ：真正性　5（医学的検証済み） 　　　　　　　緊急性（重篤度）　2（局所的症状） 　　　　　　　重要性（情報数）　5（11以上） 判断基準Ⅱ：レベル5（警告・禁止）
コメント	プロポリスは欧米では古くから民間薬として使用されていたためか，日本では万能薬であるかのように健康食品として大衆化している。しかし感作性が強く，香料やウルシと交叉感作を起こしやすいので，特に外用剤として使用することは危険である。自験例は内服が先行していたが，外用開始10日目に接触皮膚炎が出現し，さらに5日後に全身に拡大したため，接触皮膚炎症候群と考えた。

症例報告

症　例	48歳，女性，事務職
主　訴	顔面を含む全身の紅斑，紅色丘疹
既往歴	小児喘息。ウルシ，マンゴー，キウイによる接触皮膚炎の既往なし
現病歴	2005年4月25日より続く鼻炎症状に対し，5月3日からプロポリス（ブラジル産 APIERVA®）の1日1回10滴内服を開始し，10日より1日2回に増量した。また同日より以前から存在した左下腹部の湿疹病変にプロポリス3滴分を馬油に混ぜて1日2回塗布を開始したところ20日，塗布部に紅斑が，25日には全身に痒みの強い紅斑，丘疹が拡大したため，プロポリスの内服外用を中止した。近医で皮疹の治療をされるも軽快しないため30日，当科初診。
現症	顔面は発赤，腫脹し，躯幹，四肢に痒みの強い紅斑，丘疹が散在していた。左下腹部のプロポリス塗布部は一部びらんを伴った浸潤性紅斑で，腹部全体と左大腿にかけ境界明瞭な浮腫性紅斑を呈していた（図1）。
検査所見	1) 一般検査：初診時検査は施行していないがパッチテスト判定時（2005年9月30日）の採血，検尿は異常なかった。IgE 25 IU/ml 2) 48時間閉鎖式パッチテスト：患者の使用したプロポリス原液，10%，1%，0.1%水溶液とウルシオールを背部に貼付したところ，48時間後にプロポリス含有部はすべて浸潤性紅斑，72時間後には水疱化し（図2），同部の色素沈着は1年以上も残存した。ウルシオールは陰性，健常人2人は陰性であった。 3) DLST：プロポリス100倍液につき患者と健常人に施行したが，いずれも陰性であった。
治療と経過	ソルコーテフ®100mg，3日間の全身投与，ジルテック®，アタラックスP®内服，アンテベート®軟膏外用にて約1ヵ月後，左腰部～下肢の線状皮疹を残して軽快した。2ヵ月後のパッチテスト時は flare up はなかったが，2007年2月，新しい化粧品を使用しだして3日目の染毛後，顔全体が発赤腫脹し，熱感，痒みを伴い（図3）セレスタミン®内服3週でやっと軽快した。
診断	プロポリスを1週間内服後外用開始し，10日目に塗布部の紅斑が出現し，5日後に全身に拡大したことにより，外用で感作され，それを続けたことで全身に拡大した接触皮膚炎症候群（自家感作性皮膚炎と同義）と考えた。しかし，皮疹出現後も，内服外用とも続けていたので全身性接触皮膚炎の可能性も否定できない。また1年9ヵ月後，染毛後顔に境界明瞭な浸潤性紅斑が出現したのはプロポリスと交叉する成分が化粧品あるいは染毛剤に含有されていたためと考えた。

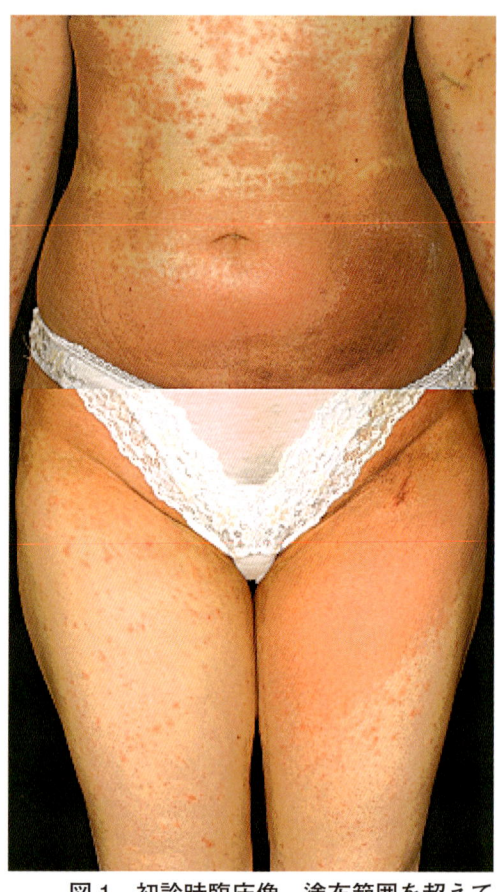

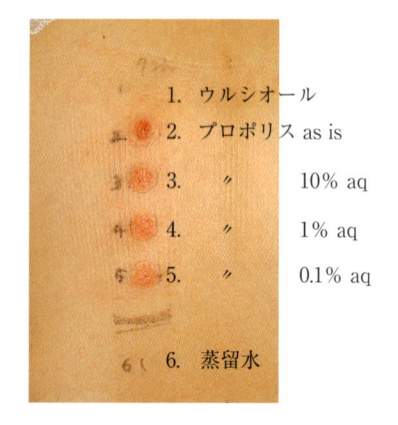

図1　初診時臨床像　塗布範囲を超えて全身に浸潤性紅斑が散在

図2　パッチテスト72時間後判定

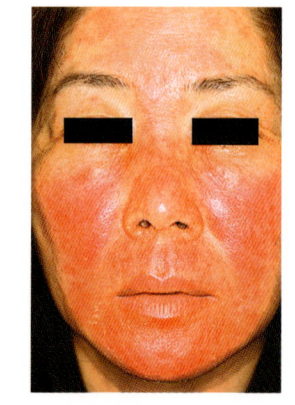

図3　化粧品あるいは染毛剤の成分の交叉反応で生じた顔面の浸潤性紅斑

解説

考察

　プロポリスは蜜蜂が植物から採取した樹脂や花粉に腺分泌物を加えた膠状物質で，巣の補強と防御のために出入り口を塗り固めたものであり，欧米では古くから民間薬として，創傷，熱傷，湿疹などに外用または飲用されていた。また養蜂家の手にアレルギー接触皮膚炎を生ずることから，プロポリスの強い抗原性も知られていた。構成成分は樹脂，ヤニ類：50〜55％，蝋：20〜60％，精油・揮発油：8〜10％，花粉：5％以下であるが，産地や時期，蜜蜂の種類や性質によって微妙に異なる。北半球ではポプラなどの樹脂が多く，ブラジル産ではユーカリなどの花粉や花粉殻の含有率が高いといわれ，日本産ではアスファルト，コールタールなどの不純物を含んでいることが多いとされる。組成は，フラボノイド，フェノール酸，クマリンなど180種以上が同定され，そのうち1,1-dimethylallyl caffeic acid esterなど9種の抗原物質が同定されているがいずれもベンゼン環を有する化合物である（図4）。したがって，ウルシオールやペルーバルサム，ローズオイルなどの香料と高い交叉感作性を示す。作用としては，活性酸素消去作用，抗菌・抗ウィルス作用，免疫賦活作用，抗炎症作用，抗潰瘍作用，抗腫瘍作用，鎮痛作用，抗アレルギー作用，止血作用などがある。

　日本では，1985年に初めて紹介され，1991年，食品添加物として許可（健康補助食品扱い）され，1995年には化粧品，歯磨き，入浴剤としても許可され，それによる経皮感作の機会が増加した。また説明書に「飲んでも，食べても，塗ってもよく効く」と書いてあるため，接触アレルギー成立後，経皮吸収の継続によって全身に拡大する接触皮膚炎症候群や経皮感作後，内服による全身性接触皮膚炎をきたす。自験例の場合，服用を始めてからその途中で外用し，全身に皮疹が拡大したため，この二者の判別は難しい。しかし1年9ヵ月後に化粧品あるいは染毛剤中の成分の交叉感作と考えられる顔面の接触皮膚炎を生じたため，強力な接触感作性を有していることは証明された。動物実験でプロポリスの接触感作性は細胞性免疫により惹起され，感作成立前あるいは成立後のプロポリス経口投与により接触感作性の抑制効果が確認されている。したがってウルシやキクのように経口トレランスの誘導（減感作療法）が期待されるが，通常の飲用量では困難とされている。したがってプロポリス外用の危険性を販売者に警告し，特に植物や化粧品にかぶれたことのある人はプロポリスを容易に外用しないよう啓発すべきである。

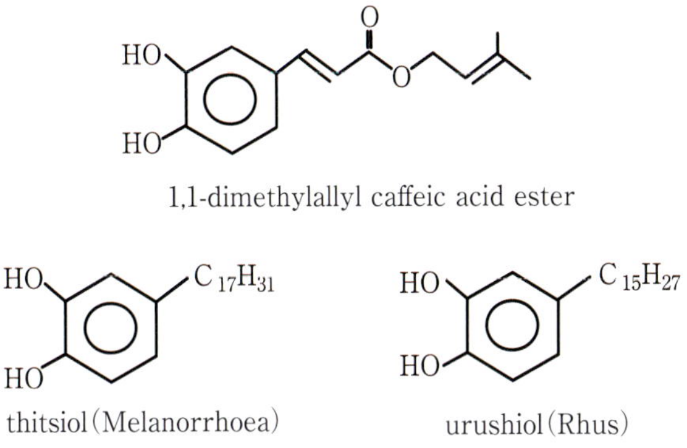

図4　抗原物質の化学構造式

1,1-dimethylallyl caffeic acid ester

thitsiol（Melanorrhoea）　$C_{17}H_{31}$

urushiol（Rhus）　$C_{15}H_{27}$

参考文献

1) 細野久美子，武居園子，伊藤正俊：プロポリスによる接触皮膚炎，皮膚，**32** 増：54-60，2000.
2) 畑三恵子，橋本網子，二神綾子，太田真琴：健康食品・香辛料による皮膚障害，*MB Derma*，**42**：55-61，2000.
3) Yanagi M, Ashikaga T, Sugiyama M, Mori M, Katsumura Y：Induction of oral tolerance and desensitization to propolis contact sensitivity in guinea pigs, *Environ Dermatol*, **7**：125-132, 2000.

安全性と健康障害（副作用，有害反応）

　プロポリス（propolis）については，P.65，133を参照のこと。

（田中平三）

アガリクスによる口唇炎

末廣晃宏[1]，加藤則人[2]，岸本三郎[2]
1) 大津市民病院　皮膚科
2) 京都府立医科大学　皮膚病態制御学

キーワード	1) 症状：乾燥感，そう痒，口唇炎 2) 健康食品：アガリクス，煎じ液 3) その他：アレルギー，パッチテスト
危険度 レベル	判断基準Ⅰ：真正性　　　5（医学的検証済み） 　　　　　　緊急性（重篤度）2（局所的症状） 　　　　　　重要性（情報数）1（1～3） 判断基準Ⅱ：レベル5（警告・禁止）
コメント	乾燥アガリクスの煎じ液の飲用に伴うアレルギー性接触性口唇炎を経験した。煎じ液の飲用を中止したところ速やかに口唇炎は軽快，治癒した。口唇炎は日常診療で頻繁に遭遇する疾患であるが，慢性，難治性の口唇炎では，健康食品の関与も疑う必要があると考えられた。

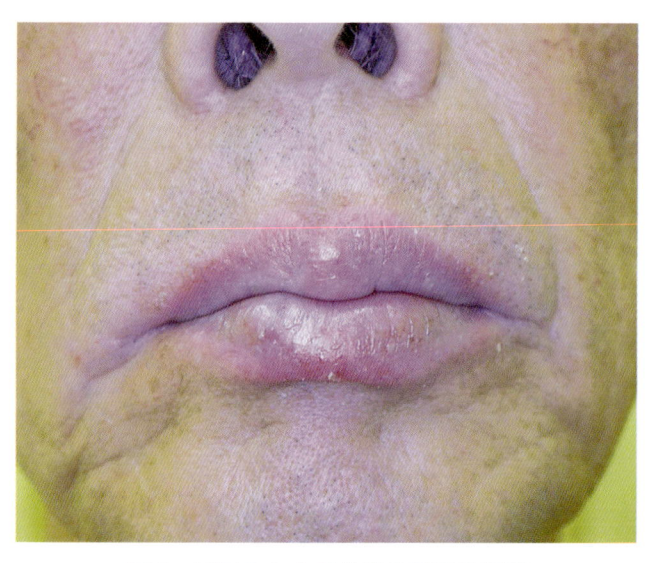

図1　口唇の小水疱を伴う浮腫性紅斑

症例報告

症　例	60歳代，男性
主　訴	口唇の乾燥感，そう痒，腫脹，小水疱
既往歴	2001年11月胃癌の手術
現病歴	2003年1月頃より，口唇に乾燥感を自覚するようになった。乾燥感は次第に増強し，そう痒，亀裂，落屑性の変化を生じるとともに，口唇の腫脹，小水疱も認めるようになったため，京都府立医大附属病院皮膚科を2003年6月某日に受診した。なお，2002年夏季より，1日2回乾燥アガリクスの煎じ液を飲用していた。初診時，接触性口唇炎が疑われたためパッチテストを患者にすすめたが同意を得られず，ロコイド軟膏®外用による対症療法を開始した。その後もステロイド剤（ロコイド軟膏®）の外用を中止すると口唇炎が悪化するという経過を繰り返したため，初診より約1年後にパッチテストを実施することとなった。
現症（パッチテスト施行時）	上下口唇に浮腫性紅斑がみられた（図1）。口唇縁は不鮮明で，小水疱と落屑を伴っていた。
検査所見	1) 一般血液，尿検査 　異常所見なし。 2) パッチテスト 　京都府立医大附属病院皮膚科作製の香辛料シリーズ（ペパーミント，レッドペッパー，キャラウェイ，コリアンダー，タイム，ナツメグ，クローヴ，ジンジャー，セージ，ホワイトペッパー，ローレル），使用していた歯磨き剤4種（1% aq.），ロコイド軟膏®，ラノリンアルコール（30% pet.），白色ワセリンは全て陰性。飲用していたアガリクスの煎じ液（as is）で72時間後にICDRG基準（国際接触皮膚炎研究班判定基準）で＋＋の反応を認めた（図2）。（対照6名陰性。）
診　断	経過，パッチテスト結果等より，アガリクスによるアレルギー性接触性口唇炎と診断した。
対応と治療	煎じ液の飲用を中止したところ速やかに口唇炎は軽快，治癒した。

アガリクスの煎じ液（as is）
PT 48時間後　＋（ICDRG基準）
PT 72時間後　＋＋（ICDRG基準）
対照（6名健常者）－（ICDRG基準）

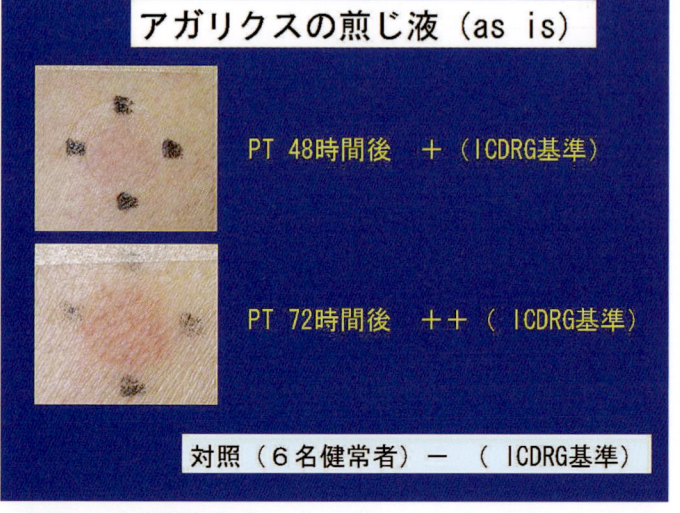

図2　アガリクスの煎じ液（as is）を用いてのパッチテスト（PT）

解 説

考 察

　口唇炎は日常診療で頻繁に遭遇する疾患の一つであり，接触性，剥脱性（機械的刺激によることが多い。），その他（薬剤誘発性，光線性，形質細胞性，肉芽腫性，感染性，炎症性疾患の口唇病変など）に病因分類される。中では，接触性，剥脱性によるものが多いとされる。接触性は，さらに一次刺激性，アレルギー性に分けられ，前者の原因としては歯磨き剤中のピロリン酸塩などが後者の原因としては口紅，リップクリームなどがその代表的なものとされる。その他，食品を含む多くの物質が接触性口唇炎の原因として想定されているが，アガリクスによる口唇炎の報告は現在までのところない。

　アガリクスとは，学術的には，担子菌類で，37種のハラタケ目ハラタケ科ハラタケ属のキノコの総称である。本邦で通称されている「アガリクス」，「アガリクス茸」の正式な学名は Agaricus blazei murril であり，正式な学術和名は「カワリハラタケ」（ハラタケ属のキノコの一種），別称を「姫マツタケ」とも呼ぶ。他のキノコに比し，βグルカンの含有量が多いことが特徴とされており，熱水にてβグルカン，冷水にてポリフェノールが抽出されるといわれている。

　健康食品を用いての補完代替医療は，現在，世界各国で一般的に広く行なわれているが，その中でも Agaricus blazei murril は民間療法の材料として日本を含む多くの国々で数多く使用されている。本症例においても，胃癌の手術後，健康維持促進のためアガリクスの煎じ液を毎日患者自身で作製し飲用していた（図3）。

　キノコは多彩な抗原性を有しているが，そのアレルギーに関しては未知の部分が多い。ハラタケ属のキノコに関しては，過去に接触アレルギーとしての複数の報告例があるが，Agaricus blazei murril に関しては，煎じ液の飲用により多型滲出性紅斑が生じたとする報告が1例あるのみである。しかしながら，世界的な補完代替医療促進の流れ，本邦における近年の健康ブームなどからは，接触性口唇炎を含む「アガリクス」（Agaricus blazei murril）のアレルギー性皮膚疾患の増加の可能性は今後念頭におくべき問題の一つと思われる。また同時に，慢性，難治性の口唇炎では，これら健康食品の関与も疑う必要があると考えられた。

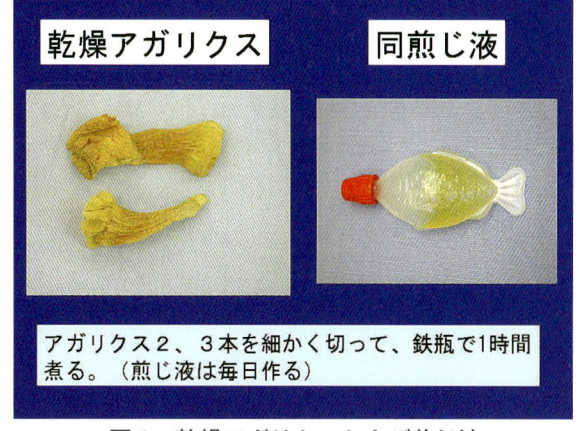

図3　乾燥アガリクスおよび煎じ液
アガリクス2、3本を細かく切って、鉄瓶で1時間煮る。（煎じ液は毎日作る）

参考文献

1) Scully C：Contact cheilitis. In: Rook's Textbook of Dermatology, 7th edition, Burns T, Breathnach S, Cox N, Griffiths C: Oxford: *Blackwell Science*; 2004: pp. 110-113 (Chapter 66).
2) Cassileth BR, Schraub S, Robinson E, Vickers A：Alternative medicine use worldwide: The International Union Against Cancer Survey. *Cancer* 2001: **91**: 1390-1393.
3) Yoshimura K, Ueda N, Ichioka K, Matsui Y, Terai A, Arai Y：Use of complementary and alternative medicine by patients with urologic cancer: a prospective study at a single Japanese institution. *Support Care Cancer* 2005: **13**: 685-690.
4) Koivikko A, Savolainen J：Mushroom allergy. *Allergy* 1988: **43**: 1-10.
5) Horiuchi Y：Exudative papules due to agaricus mushroom extracts. *J Dermatol* 2002: **29**: 244-245.

安全性と健康障害（副作用，有害反応）

　ナチュラルメディシンには，アガリクス（agaricus mushroom）の経口的及び外用的使用の副作用として，皮膚症状は記載されていない。
　in vitro あるいは動物実験により，免疫系を刺激する作用のあることが報告されている。すなわち，インターフェロン，インターロイキンのようなサイトカインの産生を増強するという。単球によるインターロイキン-12の産生を刺激するという報告もある。
　アガリクスについては，P.53 も参照のこと。

（田中平三）

いわゆる健康食品・サプリメントによる健康被害症例集

産婦人科領域

領域担当　落合和徳
（東京慈恵会医科大学　産婦人科　教授）

産婦人科障害領域

落合和徳

東京慈恵会医科大学　産婦人科

はじめに

　本来生活に必要な栄養は日々の食事から摂取することが自然である。健康に長寿を全うすることは国民の願いである。そのなかで，長寿の秘訣のような食生活があるのだろうか？　愛知県の40歳から82歳の男女を対象とした調査によれば，女性で過去1年間にサプリメントを1回以上用いた割合は6割以上に達する[1]。食物では不足しがちな物質を摂取することで，完璧な食生活を作り，健康を保つ，これがサプリメント摂取のモチベーションであろう。
マルチビタミン，ミネラルで基本的な体調を整え，次にコエンザイムQ10(CoQ10)，αリポ酸などの抗酸化サプリメントを摂取する。さらにハーブサプリメントなどの不調対策サプリで体調管理をするというのがサプリメント摂取の基本的な流れである。

食生活と寿命

　寿命の短い国の総エネルギー摂取量は寿命の長い国より有意に少ないことが知られている。日本人のエネルギー摂取はこの25年の間に13%減少し，東アジアでは中国，韓国より300キロカロリー少なく，北朝鮮に次ぐ低エネルギー摂取国である。男性の平均寿命第1位は香港で，第4位の我が国を約300キロカロリー上回っている[2]。タンパク質では動物性・植物性たんぱく質の摂取割合が注目されている。長寿国では全タンパク質に対する動物性タンパク質の割合が50－60%台である。わが国では50%を下回っており，平均寿命は低い。また脂肪の摂取を見ると，低脂肪のほうが心筋梗塞やメタボリックシンドロームになりにくいといわれている。しかし1人1日の脂肪摂取量が125gまでは寿命と正の関係にあると報告されている。いたずらな脂肪摂取制限は寿命を縮めることになる。総エネルギーに占める脂肪エネルギーの割合が25%未満では死亡率が有意に高いことが知られている。
我が国では，低カロリー，低タンパク，低脂肪が健康を保つ秘訣のように言われており，小食が美徳視される傾向にある。しかし上述したように正しいバランスのとれた食習慣が最も重要であり，これなくしてサプリメントについて論ずるのはナンセンスである。

カルシウムとビタミンDの骨折予防効果

　女性は閉経をさかいに骨塩量が急速に減少し，骨折を起こしやすくなる。カルシウムを含んだサプリメントの利用者は多いが，これによって骨粗鬆症が予防できれば骨折リスクが軽減され，閉経後女性のQOL維持に重要な役割を果たすことになる。カルシウムサプリメントとビタミンDサプリメントの椎骨骨折発生予防効果をメタアナリシスした結果が報告されている。それらによればカルシウムサプリメントの椎骨骨折発生率は0.77（95%信頼区間：0.59-1.09）と予防効果は有意ではなかった[3]。一方ビタミンDサプリメントの椎骨骨折発生率は0.63（95%信頼区間：0.45-0.88）と有意な減少を見た[4]。しかしその後に行われた大規模研究では両者とも骨折予防効果は認められなかった[5]。

非栄養性機能食品

　最近認可された多くの機能性食品ではフラボノイド，カロテノイド，テルペノイド，リグナンなどの非栄養性成分が強化されている。これらには抗酸化作用，抗がん作用，抗コレステロール作用，血圧調整作用などが期待される。

参考文献
1) Imai T, Nakamura M, Ando F, et al: Dietary supplement use by community-living population in Japan; Data from the National Institute for Longevity Sciences Longitudinal study of aging (NILS-LSA). *J Epidemiol* **16**: 249-260, 2006.
2) 柴田博：ここがおかしい日本人の栄養常識－データで分かる本当に正しい栄養の科学，東京，技術評論社，2007.
3) Shea B, Wells G, Cranney A, et al; Meta-analysis of therapies for postmenopausal ostepporosis. VII. Meta-analysis of calcium supplementation for prevention of postmenopausal osteoporosis. *Endocr Rev* **23**: 552-559, 2002.
4) Papadimitropoulos E, Wells G, Shea B, et al; Meta-analysis of therapies for postmenopausal ostepporosis. VIII; Meta-analysis of the efficacy of vitamin D treatment in preventing osteoporosis in postmenopausal women. *Endocr Rev* **23**: 560-569, 2002.
5) Jackson RD, LaCroix AZ, Gass M, et al: Calcium plus vitamin D supplementation and the risk of fractures. *N Engl J Med* **354**: 669-683, 2006.

ウロココラーゲンによる皮下出血

落合和徳

東京慈恵会医科大学　産婦人科

キーワード	1）症状：顔面の皮下出血 2）健康食品：ウロココラーゲン
危険度 レベル	判断基準Ⅰ：真正性　　4（医学的に推定） 　　　　　　緊急性（重篤度）　2（局所的症状） 　　　　　　重要性（情報数）　1（1～3） 判断基準Ⅱ：レベル4（注意喚起）
コメント	タイ科のウロコ由来のコラーゲンには天然ビタミンE，コエンザイムQ10，ピクノジェール，フォースクリーン，サージ種子エキス，αリボ核酸，大豆イソフラボン，ルテイン，ドコサヘキサエン酸（DHA），ナットウキナーゼなどが含有されている。

症例報告

症　例	45歳，女性
主　訴	顔面の皮下出血
輸血歴	なし
既往歴	33歳帝王切開時に卵巣腫瘍を発見され左卵巣腫瘍摘出術を施行。病理診断が明細胞癌であったためその後左付属器切除術および右卵巣生検をうけCPT-11とカルボプラチン併用化学療法を6コース受けた。その後施行されたセカンドルック手術は陰性であった。さらにLAK療法3コースを施行し経過観察中であった。
生活歴	喫煙，飲酒の習慣なし
現病歴	卵巣がん術後の定期健診を3カ月おきに行っていた。友人の勧めでウロココラーゲンを服用し始め1か月ほどたったところで眼瞼下に皮下出血を認めた。気にせずに飲み続けていたところ症状が増悪したため当科を受診した。
検査所見	顔面皮下出血出現後外来受診時 AST/ALT 15/11（基準値 10-33/6-35），ALP 253（96-300），CRP 0.04（0.00-0.30） 白血球数 4,400，赤血球数 454万，Hb 13.8 g/dl，血小板数 23.7万 APTT 32.7秒（29.0-41.0），フィブリノーゲン300mg/dl（150-400），トロンボテスト100<%（60-999），TT-INR 1.0>（0.9-1.1）ヘパプラスチンテスト100<%（70-999）FDP 5>μg/ml（0-5）アンチトロンビンⅢ 101%（80-115）
対応と治療	その後の経過　ウロコラーゲンの服用を中止したところ，1週間で顔面の皮下出血はほとんど消失した。

解　説

考　察	本症例の健康被害はウロココラーゲンに含有されているDHAによるものと考えられた。DHAには抗血小板凝固作用がある。DHAはエイコサペンタエン酸（EPA）から生成されるがEPA製剤としてはエパデールなどがあるが，副作用として出血傾向を助長するためわれわれの施設では外科的手術の前には休薬することが義務付けられている。サプリメントは安全で副作用がないと考えられがちだが，内容によっては思わぬ被害を招く。本症例でも一般的な血液検査は正常であり，症状との間に乖離があった。幸い本症例は手術予定ではなかったが，手術を受ける患者についてはサプリメントの摂取の有無を詳しく聴取し，場合によっては早めに摂取を中止すべきであろう。

安全性と健康障害（副作用，有害反応）

　ナチュラル メディシンには，コラーゲンとして，豚の軟骨 bovine cartilage，鶏コラーゲン chicken collagen，ゼラチン gelatinが記載されている。また，鮫軟骨 shark cartilage が，別掲されている。タイ科のウロココラーゲンは記載されていない。

　本論文によると，この健康食品には各種成分が添加されているようである。DHA単独では血液凝固に影響を及ぼさないようであるが，魚油としてEPAと一緒に3g/日以上摂取すると，血液凝固を減少させる。INR(International Normalized Ratio) あるいはPT(Prothrombin Time)を増加させ，出血のリスクを増加させる。

　また，含有成分では，ビタミンE，大豆イソフラボン，ナットキナーゼ，フォースリーン（後述），サージ種子（後述）は，抗凝固薬・血小板凝集抑制薬の作用を増加させる。しかし，コエンザイムQ-10は，ワルファリンの効果を減弱させる。

　なお，ピクノジェノール(pycnogenol。米国の登録商標）は，ナチュラル メディシンに記載されており，フランス南西部に自生するマツ(French Maritime Pine)の樹脂，樹皮に含まれるプロシアニジンを主成分とするものである。「有効性が示唆されている（possibly effective）」と評価されているものは，気管支喘息，運動能力の改善，慢性静脈血流不全症，高血圧，糖尿病等による網膜症である。

　フォースリーン (forslean)は，ナチュラル メディシンには，forskolinとして記載されている。南アジアに自生するシソ科の植物 Coleus forskohlii. Plectranthus barbatusの根から抽出されたもので，ジテルペノイド，ビタミンB群を含んでいるようである。「有効性が示唆されている」と評価されているものは，気管支喘息，特発性うっ血性心筋症である。

　サージ（またはサジー。沙棘）は，ナチュラル メディシンには，sea buckthornと記載されている。中国，モンゴル，その他に自生しているグミ科の植物 Hippophae rhamnoidesで，その種子・果実には，イソリノール酸，リノレン酸，オレイン酸等の脂肪酸，さらに，りんご酸，酢酸，キニ酸，揮発性油，シトステロール，フラボノイド，カロテノイドを含んでいる。有効性については，信頼できる科学的根拠が不十分であるので評価できないとされている。

（田中平三）

いわゆる健康食品・サプリメントによる健康被害症例集

耳鼻咽喉科領域

領域担当　飯田政弘
（東海大学医学部専門診療学系　耳鼻咽喉科学　教授）

耳鼻咽喉科領域における
サプリメントならびに健康食品による有害事象

飯田政弘

東海大学医学部専門診療学系　耳鼻咽喉科学

　耳鼻咽喉科領域に発現するサプリメントならびに健康食品による副作用，有害事象について概説する。調べ得た範囲で本邦においては当該事象の報告はない。国外において報告されている事象について，症状，症候ごとに述べる。なお，サプリメントならびに健康食品に含有する成分ごとにまとめた。

耳科領域

1．耳鳴を起たすもの
　①カフェイン：過剰な経口摂取により生ずる
　②キナ：過剰な経口摂取により生ずる
　③ビタミンD：経口摂取によるビタミンD中毒の一分症である
　④ビターレタス：過剰な経口摂取により生ずる

2．めまいを起たすもの
　①ビタミンD：経口摂取によるビタミンD中毒の一分症である
　②アンドログラフィス：アレルギー反応によって生ずる
　③ポリコサトル
　④サフラン：5g程度の摂取にて生ずる

鼻科領域

1．鼻汁過多を起たすもの
　①ビタミンD：経口摂取によるビタミンD中毒で進行した例
　②アンドログラフィス：アレルギー反応によって生ずる
　③コーンフラワー：アレルギー反応によって生ずる
　④バイケイソウ：トキシックアルカイド(toxicalkaloid)によって生ずる

2．鼻出血を起たすもの
　①イチョウ：高齢者におこりやすく，摂取中止にて改善する
　②サフラン：5g程度の摂取にて生ずる
　③亜鉛：経鼻摂取により生ずる

3．くしゃみを起たすもの
　①バイケイソウ：toxicalkaloidによって生ずる
　②ヨード：過剰摂取により生ずる

4．嗅覚障害を起たすもの
　亜鉛：経鼻摂取により生ずる

5．アレルギー性鼻炎を起たすもの
　オオバコ

6．鼻内乾燥を起たすもの
　亜鉛：経鼻摂取により生ずる

口腔・咽頭・喉頭領域

1．粘膜刺激を起たすもの
　①キサンタンガン：キサンタンガンパウダーの取扱い従事者に生ずる
　②亜鉛：経鼻摂取により生ずる
　③アヤメ：成分の volatileoil により生ずる
　④生姜
　⑤葡萄
　⑥霊芝

2．咽喉頭異常感を起たすもの
　①楠木：経口摂取による中毒で生ずる
　②ビタミンB_1

3．咽頭炎，喉頭炎，扁桃炎などを起たすもの
　ヨード：過剰量の長期間の摂取により生ずる

唾液腺領域

唾液腺腫脹を起たすもの
　ヨード

　以上がサプリメントならびに健康食品の含有成分により生ずる耳鼻咽喉科領域の副作用である。本邦においては，耳鼻咽喉科領域に起こる健康被害について文献検索と全国の医学部耳鼻咽喉科にアンケート調査をお願いした結果，いずれも健康被害に関わる報告はなかった。しかし前述のように含有成分個々についてはその副作用が分かっており，日常診療において十分注意を払う必要があろう。

参考文献
1) Holmgren P, Norden-Pettersson L, Ahlner J. Caffeine fatalities--four case reports. *Forensic Sci Int* 2004;**139**:71-3.
2) Koutkia P, Chen TC, Holick MF. Vitamin D intoxication associated with an over-the-counter supplement. *N Engl J Med* 2001;**345**:66-7.
3) Gruenwald J, Brendler T, Jaenicke C. PDR for Herbal Medicines. 1st ed. *Montvale, NJ*: Medical Economics Company, Inc., 1998.
4) Mullins RJ, Heddle R. Adverse reactions associated with echinacea: the Australian experience. *Ann Allergy Asthma Immunol* 2002;**88**:42-51.
5) Bent S, Goldberg H, Padula A, Avins AL. Spontaneous bleeding associated with Ginkgo biloba. A case report and systematic review of the literature. *J Gen Intern Med* 2005;**20**;657-61.
6) Koutkia P, Chen TC, Holick MF. Vitamin D intoxication associated with an over-the-counter supplement. *N Engl J Med* 2001;**345**:66-7.
7) Turner RB. Ineffectiveness of intranasal zinc gluconate for prevention of experimental rhinovirus colds. *Clin Infect Dis* 2001;**33**:1865-70.
8) Vaswani SK, Hamilton RG, Valentine MD, Adkinson NF. Psyllium laxative-induced anaphylaxis, asthma, and rhinitis. *Allergy* 1996;**51**:266-8.
9) Freeman GL. Psyllium hypersensitivity. *Ann Allergy* 1994;**73**:490-2.
10) Newall CA, Anderson LA, Philpson JD. Herbal Medicine: A Guide for Healthcare Professionals. London, UK: *The Pharmaceutical Press*, 1996.
11) Grontved A, Brask T, Kambskard J, Hentzer E. Ginger root against seasickness: a controlled trial on the open sea. *Acta Otolaryngol* 1998;**105**:45-9.
12) Bernstein DI, Bernstein CK, Deng C, et al. Evaluation of the clinical efficacy and safety of grapeseed extract in the treatment of fall seasonal allergic rhinitis: a pilot study. *Ann Allergy Asthma Immunol* 2002;**88**:272-8.
13) McKevoy GK, ed. AHFS Drug Information. Bethesda, MD: *American Society of Health-System Pharmacists*, 1998.

安全性と健康障害（副作用，有害反応）

> 耳鼻咽喉科領域で使用されている健康食品・サプリメントの有効性をまとめてみると，次のようである。オリーブ（olive）は耳あか（earwax）及び中耳炎に「有効でないことが示唆されている（possibly ineffective）」と評価されている。耳鳴（tinnitus）：イチョウ葉，亜鉛「有効でないことが示唆されている」。聴力損失（hearing loss）：マグネシウム「有効性が示唆されている（possibly effective）」。中耳炎：キシリトール「有効性が示唆されている」。めまい（vertigo）：イチョウ葉，しょうが「有効性が示唆されている」。
>
> （田中平三）

いわゆる健康食品・サプリメントによる健康被害症例集

眼科領域

領域担当　澤　充
（日本大学医学部視覚科学系　眼科学分野　教授, 同附属板橋病院　院長）

眼科領域のサプリメントと副作用

松本容子，澤　充

日本大学医学部視覚科学系　眼科分野

1．眼科領域のサプリメント

　眼科領域のサプリメントとしてはマスコミで取上げられたこともあってブルーベリーに含まれるアントシアニンが知られている。文献的には，アントシアニンを40mg摂取することにより屈折調節機能の改善が認められたという報告があり[1]，アントシアニンの眼精疲労（調節障害などによる頭痛，肩凝り，全身的疲労感などの症状）の予防効果が期待されている。

　一方で，眼科クリニックを中心に勧められることのあるサプリメントとしては加齢黄斑変性（Age-related macular degeneration: AMD），加齢に伴い，視力に重要な役割を果たしている眼底の網膜黄斑部に網膜の外側を覆う脈絡膜に病的新生血管が生じその新生血管の増殖または出血により黄斑機能の障害による視力低下を生じる。両眼性に生じる例が多い。脈絡膜新生血管の発症要因については未だ不明であり，治療法としては光感受性を有する薬物とレーザー治療との組み合わせによる光線力学療法などが行われているが治療無効例も多い）に対するビタミンとルテインとがある。これは米国で1992年から1998年の間に55歳から80歳の4757人を対象に行ったAREDS studyの結果に基づいて発売されたものである。その中で，亜鉛80mg/day，ビタミンC 500mg/day，ビタミンE 400IU/day，βカロテン15mg/dayを経口投与すると，加齢黄斑変性発症のリスクを25％減少でき，視力低下のリスクを19％減少できると報告されている[2]。さらに効果の明らかになった対象は，① 63μm以上125μm未満のドルーゼン（網膜ブルッフ膜内の変性病変）の多発，② 少なくとも一つの125μm以上のドルーゼンの存在，③ 片眼または両眼での中心窩を含まない地図状萎縮の存在，④ 一眼に加齢黄斑変性または加齢黄斑変性に伴う20/32（視力0.6に相当）未満の視力低下のある場合とされている。ルテインはカロテノイドの一種でケールやほうれん草などの緑黄色野菜に含まれる黄色の色素であり，ゼアキサンチンとともに黄斑に存在し，青色の光（波長445nm）を選択的に吸収することから，有害な青色光をブロックして網膜の黄斑部を保護することが考えられている[3]。ゼアキサンチンはルテインの代謝産物であり，ルテインの摂取が黄斑の酸化予防，AMDの発症予防に効果を有することが期待されている。

2．使用上の注意点

　食事からの摂取が可能な成分は，通常の食事を介しての摂取であれば重大な副作用の心配が少ない。しかし，効果があるとされる物質を含む食材を大量に摂取しようと考えるあまり，偏った食事内容，食生活になると，調理に使われた他の成分を過剰に取りすぎることが考えられる。たとえば，ブルーベリーのジャムを大量に毎日食べることで血糖値の上昇を来たした糖尿病患者，ビタミンを意識した柑橘類の摂取が高血圧の内服の効果を減少させる例などが挙げられる。

　サプリメントには目的とする物質が一定量含有されているために，他の不必要な物質を過剰に摂取する弊害が軽減され，かつ手軽に必要量の成分を摂取できるという利点がある。しかし，市販されているサプリメントには添加物が入っており，また主成分以外にビタミンをはじめとする他の成分が入っていることが多いため，複数のサプリメントを同時に摂取すると過剰摂取による副作用を生じる可能性がある。脂溶性ビタミン（ビタミンA, D, E, Kなど）の過剰摂取は健康障害を引き起こす可能性があるため，摂取にあたっては成分の種類と量を確認する必要がある。

3．副作用

　サプリメントの過剰摂取による有害事象の報告[4]もあり，特に喫煙者が大量のβカロテンを摂取した場合の肺癌のリスク上昇と亜鉛の過剰摂取による前立腺癌のリスク増加が問題とされている[5,6]。こうした問題を避けるため，同じ会社から発売されているサプリメントでも喫煙者と非喫煙者を対象に2種類の配合で別々の製品が用意されている場合がある。他には，βカロテンの摂取による心血管障害による死亡率の上昇，皮膚の黄変，ビタミンC摂取による腎結石，ビタミンE摂取による易疲労性，筋力低下，甲状腺機能低下，脳出血，亜鉛摂取による貧血，心血管障害などの報告がある。亜鉛のサプリメントの場合，用法による常用量摂取しても胃腸障害を訴える場合は無理をせずに服用量を減らすなど，個人個人にあった服用方法が必要である。

参考文献
1) 松本　均：ベリー類アントシアニン摂取がVDT作業時の眼の屈折調節機能へ及ぼす影響，新薬と臨床 **56**: 180-188, 2007.
2) Age-related Eye Disease Study Research Group：A Randomized, placebo-controlled, clinical trial of high-dose supplementation with vitamins C and E, beta carotene, and zinc for age-related macular degeneration and vision loss. AREDS report No.8. *Arch Ophthalmol* **119**: 1417-1436, 2001.
3) Martha N, Marita MS, Elizabeth JJ, D. Max Snodderly：Nutritional manipulation of primate retinas, Ⅰ：Effects of lutein or zeaxanthin supplements on serum and macular pigment in xanthophyll-free rhesus monkeys. Inv. *Ophthalmol and Vis Sci* **45**: 3234-3243, 2004.
4) Vivekananthan DP et al.：Use of antioxidant vitamins for the prevention of cardiovascular disease: Meta-analysis of randomized trials. *Lancet* **361**: 2017-2023, 2003.
5) The Alpha-Tocopherol, Beta-Carotene Cancer Prevention Study Group：The effect of vitamin E and beta-carotene on the incidence of lung cancer and other cancers in male smokers. *New England J Med* **330**: 10291035, 1994.
6) Leitzmann MF et al.：Zinc Supplement use and risk of prostate cancer. *J Natl Cancer Inst.* **95**: 1556, 2003.

安全性と健康障害（副作用，有害反応）

眼科領域で使用されている健康食品・サプリメントの有効性をまとめてみると，次のようである。
白内障：キモトリプシン（chymotrypsin）「有効である（effective）」
　　　　ヒアルロン酸（hyaluronic acid）「おそらく有効と思われる（likely effective）」
　　　　ルテイン（lutein）・ナイアシン・ナイアシンアミド・リボフラビン・チアミン・ビタミンA「有効性が示唆されている（possibly effective）」
　　　　β-カロチン・亜鉛「有効でないことが示唆されている（possibly ineffective）」
角膜カルシウム沈着（corneal calcium deposits）：EDTA「有効性が示唆されている」
眼乾燥症候群（dry eye syndrome）：魚油「有効性が示唆されている」
眼乾燥（dry eyes）：コンドロイチン硫酸「有効性が示唆されている」
緑内障：イチョウ葉・マリファナ「有効性が示唆されている」
脈絡膜・網膜脳回転状萎縮（gyrate atroply of choroid and retina）：クレアチン（creatine）「有効性が示唆されている」
夜間視力（night vision）：ビルベリー（bilberry）「有効でないことが示唆されている」
ocular stress：グレープ（grape）「有効性が示唆されている」
photoreactive keratectomy：ビタミンA・ビタミンE「有効性が示唆されている」
網膜色素変性（retinitis pigmentosa）：ビタミンE「有効でないことが示唆されている」
網膜症（retinopathy）：ビルベリー，pycnogenol「有効性が示唆されている」
ぶどう膜炎（uveitis）：ビタミンE「有効性が示唆されている」

（田中平三）

いわゆる健康食品・サプリメントによる健康被害症例集

薬剤領域

領域担当　長田　悟
（東海大学医学部付属病院薬剤部　部長）

「いわゆる健康食品・サプリメントによる副作用被害」の「薬剤との相互作用領域」における状況，問題点などに関しての総説

武田紀子，長田　悟
東海大学医学部付属病院　薬剤部

　日本でのサプリメント市場はこの10年で約10倍になったといわれる（図1）。その背景には，行政による医療費の自己負担率アップやマスコミによる情報発信の急増がある。その流れを受けて，世間全体が「悪いものを取り除き治療する『引き算』の考え方」から「足りないものを補って自己予防する『足し算』の考え方」に少しずつ変化してきて，「セルフメディケーション」と呼ばれる自己予防の気運が高まってきたと思われる。一部の病院では「サプリメント外来」なるものが新設され，医師が患者にサプリメントのアドバイスをしたり，サプリメントアドバイザー（日本臨床栄養協会認定），栄養情報担当者NR（国立健康・栄養研究所認定）など数多くの民間資格も登場し始めている。

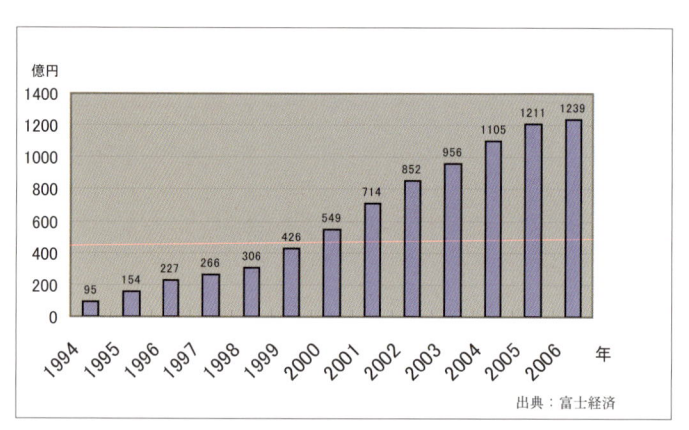

図1　日本のサプリメント市場推移

　サプリメント市場の拡大とともに問題になってくるのが，サプリメントで副作用被害が起こった際，消費者は誰に相談すれば良いのか，副作用情報はどこに蓄積されるのかという問題である。医薬品や医療機器等に関しては，日本では1967年より副作用報告制度が開始され，1996年の薬事法改正により製薬会社から厚生労働省への報告が法律で義務付けられた。これに対して，サプリメントや健康食品に関しては保健所が副作用情報の報告先になってはいるものの，義務ではないため，製薬会社や行政側が意図的にそのサプリメントの情報を集めない限り，情報がなかなか蓄積されないのが現状である。今回，各製薬会社，サプリメントメーカー，調剤薬局，学会論文等から国内におけるサプリメントと医薬品の相互作用の実例を探したが，情報収集は困難を極めた。患者から窓口や電話で相談されても，サプリメントの中止をアドバイスする程度で，それ以上の追跡調査を行なったり，保健所に報告している例はほとんど見当たらなかったのである。サプリメントは気軽に手に入り使える分，危険情報もなかなか蓄積されていない。これこそサプリメントがサプリメントである所以ではあるが，実際には死亡例も出ていることを考えると非常に危険である。サプリメント，健康食品と医薬品の相互作用例は以下に示す(図2)。1種類のサプリメントに対しても非常に様々な相互作用の組み合わせと作用機序があることがわかっていただけると思う。

図2　サプリメントと医薬品との相互作用例と考えられる作用機序

サプリメント	サプリメントの期待される効果	医薬品	相互作用	考えられる作用機序
ビタミンA	ビタミンA欠乏の治療と予防	テトラサイクリン系抗生物質	薬剤誘起性頭蓋内圧亢進（激しい頭痛）を強めることがある	それぞれが頭蓋内圧上昇を起こす
		ワルファリンカリウム	出血傾向	大量のビタミンAは血液凝固を抑制する
ビタミンB_6	ビタミンB_6欠乏の治療と予防　鉄芽球性貧血の治療　乳児のひきつけ治療	レボドパ	薬剤の作用減弱	ビタミンB_6はレボドパの脱炭酸化を促進し，脳への到達量を減少させる
葉酸（ビタミンB_9）	葉酸欠乏の治療と予防　医薬品，メトトレキサートによる有害事象の軽減，妊婦が摂取することで新生児障害の予防	フェニトイン	フェニトイン濃度が低下する	葉酸はフェニトインの代謝を促進
		メトトレキサート	薬剤の作用減弱	メトトレキサートは葉酸代謝拮抗薬である

サプリメント	サプリメントの期待される効果	医薬品	相互作用	考えられる作用機序
ビタミンC	壊血病などビタミンC欠乏の治療と予防 鉄分の吸収改善 新生児のチロシン血症の治療	エストロゲン	血中エストロゲン濃度が上昇	ビタミンCはエストロゲンの消失プロセスを抑制
ビタミンD	副甲状腺,甲状腺ホルモン値が低いために起こるカルシウム値の低下 骨に影響する様々な疾患の骨の強化	ジゴキシン,ラニラピッド	薬剤の作用増強で不整脈を起こす	ビタミンDにより血中カルシウム濃度が上昇し,心臓に影響を及ぼす
		活性型ビタミンD_3製剤	作用が増強されて高カルシウム血症のおそれ	ビタミンDの作用重複
ビタミンK	ビタミンK欠乏の治療と予防 ある種の出血又は血栓の予防	ワルファリンカリウム	薬剤の作用減弱	ビタミンKは血液凝固因子合成の補酵素として働き,ワルファリンカリウムはビタミンKの作用に拮抗する
イチョウ葉(イチョウ葉エキス)	認知症の予防と治療 末梢血管障害による間欠性跛行の改善	ワルファリンカリウム,アスピリン,ヘパリン,NSAIDs等	出血傾向	イチョウの活性成分 ginkgolide B は血小板活性化因子を抑制することにより血小板凝集を抑制する
		抗けいれん薬	薬剤の作用減弱	動物実験においてカルバマゼピンの作用低下報告がある
		チアジド系利尿薬	血圧上昇の可能性	不明
		インスリン製剤	血糖降下作用増強	イチョウ葉により血漿インスリン濃度が増加した報告がある
ウコン	消化機能不全改善,抗炎症・抗酸化・抗ガン作用	ワルファリンカリウム等の血液凝固抑制薬	出血傾向	ウコンは血液凝固を抑制する
エキナセア	免疫賦活作用,上気道炎及び風邪症候群の治療と予防	シクロスポリン,アザチオプリン等の免疫抑制剤	免疫抑制作用の減弱	エキナセアは免疫賦活作用がある
		ミダゾラム	薬剤の作用増強	エキナセアはミダゾラムの吸収を高める
オリーブ	高血圧,糖尿病,抗酸化作用	糖尿病治療薬	血糖降下作用増強	オリーブは血糖降下作用がある
		降圧薬	降圧作用の増強	オリーブは降圧作用がある
カプサイシン(唐辛子)	皮膚に塗ることで関節炎,帯状疱疹の痛み,糖尿病性神経痛の緩和	ACE阻害薬	ACE阻害薬の副作用である空咳を憎悪	カプサイシン吸入で咳を誘発
		気管支拡張薬(テオフィリン等)	血中テオフィリン濃度が上昇	カプサイシンにより気管支拡張薬の消化管吸収が増大する
クランベリー	尿路感染症の治療・再発予防	イブプロフェン,ジアゼパム,フェニトイン,ワルファリンカリウム等チトクロムP450(CYP2C9)の基質となり代謝される薬剤	薬剤の作用増強	クランベリーが代謝酵素を阻害
クロレラ,青汁(ケール)	(クロレラ) 生活習慣病の予防・改善,各種栄養素の補給,抗酸化作用 (青汁) 抗酸化・脂質代謝改善・免疫賦活・便通改善作用	ワルファリンカリウム	薬剤の作用減弱	クロレラ,青汁(ケール)にビタミンKが含まれるため,ワルファリンカリウムの作用に拮抗する

サプリメント	サプリメントの期待される効果	医薬品	相互作用	考えられる作用機序
コエンザイム Q10	高血圧，虚血性心疾患，心不全，筋ジストロフィー，運動能向上，抗酸化作用，ATP産生増加作用	降圧薬	降圧作用の増強	コエンザイム Q10 は高血圧改善作用がある
		糖尿病治療薬	血糖降下作用増強	コエンザイム Q10 は血糖コントロール改善作用がある
		ワルファリンカリウム等の血液凝固抑制薬	抗凝固作用が減弱	コエンザイム Q10 は血液凝固を促進する
サイリウム(オオバコ)	食物繊維の供給源として便秘改善，血中コレステロール低下	リチウム	リチウム濃度が低下する	サイリウム中の繊維によりリチウムの吸収低下
		カルバマゼピン	薬剤の作用減弱	サイリウム中の繊維によりカルバマゼピンの吸収低下
		糖尿病治療薬	血糖降下作用増強	サイリウムは食物からの糖の吸収を抑えて血糖値を下げる
ショウガ	めまい，悪心の予防	ワルファリンカリウム等の血液凝固抑制薬	出血傾向	ショウガは血液凝固を抑制する
		降圧薬	降圧作用の増強	ショウガは血圧低下作用がある
		糖尿病治療薬	血糖降下作用の増強	ショウガは血糖値を下げる作用がある
シベリアニンジン(エゾウコギ)	滋養強壮・抗疲労・運動能向上・免疫賦活・抗酸化・抗ガン作用	ワルファリンカリウム等の血液凝固抑制薬	出血傾向	シベリアニンジンは血液凝固を抑制する
		糖尿病治療薬	血糖降下作用の増強または減弱	シベリアニンジンは血糖値を低下または上昇させる
セント・ジョーンズ・ワート(セイヨウオトギリソウ)	軽度～中等度のうつ病	アミトリプチン，テトラサイクリン系抗生物質，キノロン系抗菌薬等，光への過敏性を高める薬剤	光過敏症	光感受性亢進
		モノアミンオキシダーゼ(MAO)阻害薬	薬剤の作用増強	セント・ジョーンズ・ワートはモノアミンオキシダーゼ(MAO)阻害作用がある
		選択的セロトニン受容体拮抗薬(SSRI)	選択的セロトニン受容体拮抗薬(SSRI)による副作用が増大し，セロトニンによる症状，頭痛，眩暈，発汗，立ちくらみが起こる	セロトニン作動性の促進
		抗HIV薬，ワルファリンカリウム，免疫抑制薬(シクロスポリン等)，経口避妊薬，強心薬(ジゴキシン等)，気管支拡張薬(テオフィリン等)，抗てんかん薬(フェニトイン等)，抗不整脈薬(ジソピラミド等)	薬剤の作用減弱	セント・ジョーンズ・ワートはチトクロムP450(CYP3A4，CYP2C9)・P糖タンパクを誘導する
チョウセンニンジン	思考力・記憶力の向上，糖尿病，風邪・インフルエンザ・ガン予防	ワルファリンカリウム，アスピリン，NSAIDs 等	出血傾向	チョウセンニンジンは抗血小板作用がある
		コルチコステロイド	コルチコステロイドの副作用増強	チョウセンニンジンは中枢神経刺激作用がある
		糖尿病治療薬	血糖降下作用の増強	チョウセンニンジンは血糖降下作用がある
ドコサヘキサエン酸(DHA)	冠状動脈性疾患の死亡率低下，加齢性黄斑変性症の予防，乾癬	降圧薬	降圧作用の増強	DHA は降圧作用がある

サプリメント	サプリメントの期待される効果	医薬品	相互作用	考えられる作用機序
ニンニク（ガーリック）	ガン予防，コレステロール・血圧低下，真菌感染予防	ワルファリンカリウム等の血液凝固抑制薬	出血傾向	ニンニクは血液凝固を抑制する
		イトラコナゾール，トリアゾラム等チトクロムP450（CYP3A4）の基質となり代謝される薬剤	薬剤の作用減弱	ニンニクは代謝酵素を誘導
		サキナビル等の抗HIV薬	薬剤の作用減弱	ニンニクは薬剤の分解を促進
ノコギリヤシ	前立腺肥大症の予防と治療	フルタミド等の抗アンドロゲン作用薬	抗アンドロゲン作用の増強	ノコギリヤシは抗アンドロゲン作用を持つ
バレリアン（カノコソウ）	不眠，不安	バルビタール系薬剤	過度の眠気	それぞれが眠気を引き起こす
ビール酵母	栄養補給，滋養強壮，胃腸障害の予防と改善	モノアミンオキシダーゼ（MAO）阻害薬	高血圧	モノアミンオキシダーゼ（MAO）阻害薬はビール酵母に含まれるチラミンの分解を阻害し，チラミン過剰による血圧上昇を引き起こす
		抗真菌薬	ビール酵母の活性低下	ビール酵母は真菌であるため
ビルベリー	高血圧性・糖尿病性網膜症，眼精疲労，慢性静脈機能不全症	糖尿病治療薬	血糖降下作用の増強	ビルベリーの葉は血糖降下作用がある
霊芝	免疫賦活，抗ガン作用，高血圧・糖尿病・高脂血症改善作用	ワルファリンカリウム等の血液凝固抑制薬	出血傾向	霊芝は血液凝固を抑制する
		血圧降下薬	降圧作用の増強	霊芝は降圧作用がある

出典：健康食品のすべて－ナチュラルメディシン・データベース－同文書院
サプリメントと医薬品の相互作用診療マニュアル　医学出版社
小内亨，サプリメントの適正使用とその指導，薬局, 55 巻, 5 号, 15－22 (2004)

　次に，サプリメント先進国の米国と日本では制度上どのように違いがあるのか見ていきたい。米国と日本でまず大きく違うのは，米国ではサプリメントを「食品」と「医薬品」の中間的な存在としてはっきり定義している点である。これによって今まで曖昧だったサプリメントが食品や医薬品とは明確に区別され，「ハーブ，ビタミン，ミネラル，アミノ酸などの栄養成分を1種類以上含む栄養補給のための製品」と位置づけられた。これに対し，日本には「食品」か「医薬品」という2つの分類しかない為，市場に良いものと悪いものが混在して野放しにされている状態である。米国においてその根拠となる「栄養補助食品健康教育法（DSHEA）」は1994年に制定されており，それ以降，米国のサプリメント市場は右肩上がりの成長を見せてきた（図3）。米国のサプリメントは医薬品のように「病名に対する」効能・効果を挙げることはできないが，

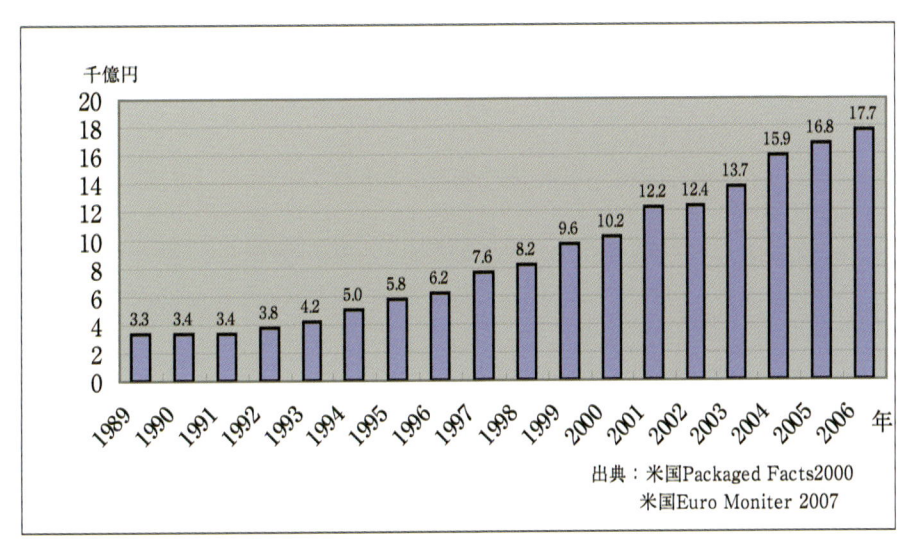

図3　米国のサプリメント市場推移

図4 日米流通別 サプリメント市場シェア

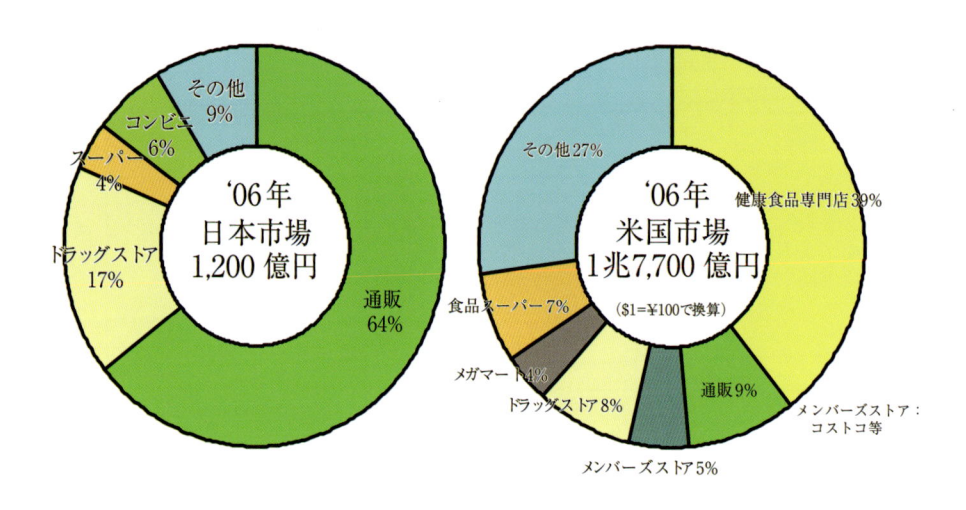

科学的根拠があれば「症状に対して」効能・効果を明示して表示することができるようになった。その分，サプリメントメーカーは新製品を販売する際，製品をラベルの指示通りに使えば，重篤な副作用は生じないという科学的根拠を連邦食品医薬局（FDA）に提出しなければならない。また販売後に何か問題が生じた際にはこの連邦食品医薬局（FDA）がその製品の危険性を研究によって証明し，消費者からのクレーム処理も行なっている。そしてその内容が公開されているため，消費者もインターネットでそれらを容易に確認してから購入することが可能である。このシステムにより，米国では粗悪なものは市場から淘汰され，サプリメントの質自体も上がってきている。市場自体が非常にクリーンなのである。

これに比べて日本はというと，米国を追いかけるように2001年「保健機能食品制度」がスタートし，健康増進法と食品衛生法により「特定保健用食品」と「栄養機能食品」が定義された。また日本健康・栄養食品協会の規格基準に適合した健康補助食品に付けられる「JHFA」というマークが付けられた製品も存在する。これによって「コレステロールが高めの方に適した商品」等と記載することができるようになった。ここで問題なのはいずれの基準も一部の製品にしかカバーされていない点である。しかし実際の市場には他のさまざまなサプリメントが氾濫しているため，消費者が購入時に選ぶ際の信頼できる情報は乏しい。この結果，不当に高価なものやいい加減なものが出回ってしまうと考えられる。

ところで，サプリメントは実際どのような販売形態をとっているのだろうか。米国では大手食品スーパーや健康食品専門店での市場が過半数を占め，消費者は店頭で気軽にサプリメントを購入している。これに対し，日本では2006年の時点で通信販売が6割以上を占めている（図4）。このことから，通信販売や訪問販売ではなく，店頭でなら気軽にサプリメントを購入したいと考えている消費者層がまだ多数いると思われる。つまり，日本のドラックストアや調剤薬局にとってはまだまだ大きなビジネスチャンスが存在し，新規ユーザーを取り込める可能性がある。

近年，医薬分業が進んだために調剤薬局の数は格段に増え，2003年には医薬分業率は50％を超えた。調剤薬局の熾烈な生き残り競争の中，世間の需要に合わせてサプリメントや健康食品の取り扱いを始める薬局も今後増えていくであろう。ここで，病院と調剤薬局，ドラックストア，行政，製薬会社等の間でサプリメントと医薬品の相互作用情報や患者からの副作用被害情報を共有するパイプラインの構築がきちんとなされているかというと，残念ながらとても満足いく状況とはいえない。病院と連絡をとるのは処方箋の内容を疑義照会する程度という調剤薬局も少なくないであろう。今後，サプリメントや健康食品による副作用被害を予防していくためには

1. 医薬品と同様，サプリメントや健康食品に関しても行政や製薬会社，病院に対して副作用報告義務制度を整備し，情報を蓄積する。
2. 調剤薬局，ドラッグストアからも病院，行政，製薬会社等に向けて情報のボトムアップを行い，事例報告を活発に行う場を設け，情報のパイプラインを構築する。
3. サプリメント市場の拡大に伴い，各病院においても薬剤師が服薬指導の際に医薬品だけでなく，サプリメントや健康食品についてインタビューし，患者の使用している医薬品との飲み合わせについて検討を徹底する。
4. 成分表示に関する規制を一部の特定保健用食品，栄養機能食品だけでなく，全てにおいて適用する。

といったことが求められていくであろう。

サプリメントや健康食品への気運の高まりはドラックストア，調剤薬局にとって大きなチャンスであると同時に行政，製薬会社，サプリメントメーカー，病院側のシステム整備はまだまだこれからの課題である。医薬「分」業に伴い病院外に飛び出して各薬局に持ち込まれる患者からのさまざまな情報は意図的に「集」めていかなければならない。医薬分業化を推進すればするほど連携の必要にせまられるというジレンマがここに存在する。国民だけが「自己予防」するのではなく，サプリメント供給側も意識的に危険情報を収集し，副作用被害の「自己予防」に向けて，システムの上でも行政，製薬会社，病

院，薬局自身の「セルフメディケーション」をしていく必要があると思われる。

最後に具体的に国内で報告されているサプリメントと医薬品による相互作用の被害症例を二例紹介したい。

1つはワルファリンカリウムでもあまり耳にしないプロポリスとの相互作用事例である。菅谷[1]らの報告によれば，ワルファリンカリウムとプロポリスの併用により凝固能異常亢進が見られた。ワルファリンカリウムと食品の相互作用ではビタミンK含有食品が広く知られているが，それ以外の組み合わせでも非常に相互作用の多い医薬品である。その機序は様々であり，一剤にも多くの相互作用機序があることに驚かされる（図5）。そのため，ワルファリンカリウムを販売している製薬会社に来る問い合わせも非常に様々な健康食品との組み合わせがあり（図6），全体から見ても8.6％が健康食品との相互作用に関する問い合わせである（図7）。病院や薬局で服薬指導をする際には，納豆やクロレラや青汁を避けるよう指導するが，その他の緑黄色野菜に関してはビタミンK含有量が比較的少ないものであれば大量に食べなければ問題ないとすることが多い。食品として摂る場合はそれで問題ないが，サプリメントや健康食品の場合は成分を濃縮して連日摂取するため，食品に比べて大量の同一成分が体内に入り，相互作用を再検討する必要がある。どんな場合も固定観念にとらわれず，医療従事者側はケースバイケースで相互作用を丁寧に検討していく必要があると思われる。

図5　ワルファリンカリウムと相互作用を起こす薬剤・食品例とその作用機序

薬剤・食品名	ワルファリンカリウムに対する相互作用	作用機序
イブプロフェン，アスピリンなどの解熱鎮痛薬	作用増強	・解熱鎮痛薬の血小板凝集抑制作用による ・解熱鎮痛薬の副作用である消化管出血を助長する ・解熱鎮痛薬はワルファリンカリウムを血漿蛋白結合部位から遊離させる
アセトアミノフェン	作用増強	・不明
プロナーゼ，ブロメラインなどの消炎酵素剤	作用増強	・消炎酵素剤のフィブリン溶解作用による
シメチジン	作用増強	・シメチジンは肝薬物代謝酵素（CYP1A2，CYP2C9，CYP3A4）を阻害する
アルコール	作用増強	・アルコールは肝薬物代謝酵素を抑制する。但し，慢性アルコール中毒患者では，ワルファリンカリウムの作用が減弱する可能性がある
セフェム系・テトラサイクリン系など広域スペクトルを有する抗生物質	作用増強	・抗生物質はビタミンK産生腸内細菌を抑制してビタミンK産生を抑制する ・抗生物質は肝細胞のビタミンK依存性凝固因子の生成を阻害する ・抗生物質は腸管からのビタミンK吸収を阻害する
マクロライド系抗生物質	作用増強	・マクロライド系抗生物質は薬理的活性の低いR-ワルファリンの肝薬物代謝酵素（CYP3A）を阻害する
ビタミンKを含むサプリメント，飲食物（クロレラ，青汁，納豆）	作用減弱	・ビタミンKは血液凝固因子合成の補酵素として働き，ワルファリンカリウムはビタミンKの作用に拮抗する ・納豆菌は腸内でビタミンKを産生させる
セント・ジョーンズ・ワート（セイヨウオトギリソウ）を含むサプリメント	作用減弱	・セイヨウオトギリソウは肝薬物代謝酵素を誘導する
リファンピシン	作用減弱	・リファンピシンは肝薬物代謝酵素（CYP3A4，CYP2C9）を誘導する
コレスチラミン	作用減弱	・コレスチラミンは腸管内でワルファリンカリウムを吸着し，吸収を阻害する ・コレスチラミンはワルファリンカリウムの腸肝循環を妨げる

出典：Warfarin適正使用情報　第3版　エーザイ株式会社 より改変

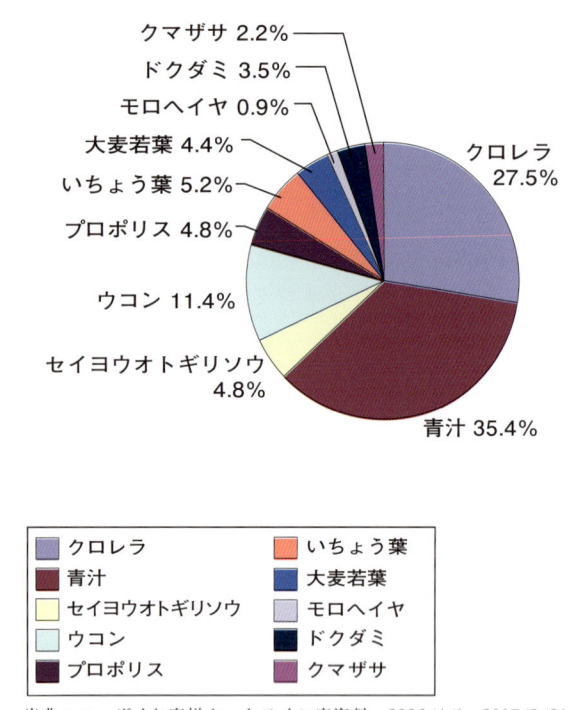

図6　ワルファリンカリウムの薬剤師による問合せ
（健康食品内訳）

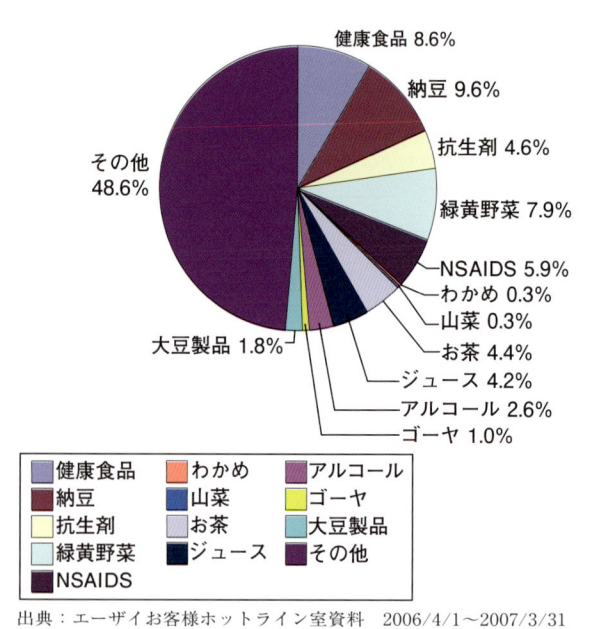

クロレラ 27.5%
青汁 35.4%
セイヨウオトギリソウ 4.8%
ウコン 11.4%
プロポリス 4.8%
いちょう葉 5.2%
大麦若葉 4.4%
モロヘイヤ 0.9%
ドクダミ 3.5%
クマザサ 2.2%

出典：エーザイお客様ホットライン室資料　2006/4/1〜2007/3/31

図7　ワルファリンカリウムの薬剤師による問合せ
（相互作用内訳）

健康食品 8.6%
納豆 9.6%
抗生剤 4.6%
緑黄野菜 7.9%
NSAIDS 5.9%
わかめ 0.3%
山菜 0.3%
お茶 4.4%
ジュース 4.2%
アルコール 2.6%
ゴーヤ 1.0%
大豆製品 1.8%
その他 48.6%

出典：エーザイお客様ホットライン室資料　2006/4/1〜2007/3/31

　もう1つの事例は中国産漢方に「化学合成品」が混入していたケースである。神村[2]らの報告によれば健康食品に「医薬品」や「化学合成品」が添加されている健康被害例が多発している。本症例は血糖降下薬が添加された健康食品と糖尿病薬の併用により低血糖を起こした症例である。糖尿病については運動療法，食事療法が基本となり，インスリン注射が導入されることもあるので患者の生活スタイルが変わったり，制限が出てくることが多い。そこで「他に糖尿病を治す手段はないか」「健康食品を飲むことでインスリン注射をやめられるかも知れない」といった心理的効果が働き，健康食品を試す例が多い。本来，健康食品は治療の補助的な効果を期待するものであって，「これを飲めば糖尿病が完治します」と断言していたり，血糖降下薬よりも即効的に血糖が下がるような健康食品は服用前に安全性を充分に吟味する必要がある。医療従事者側も糖尿病患者に対して民間療法の位置づけと注意点をあらかじめしっかり説明しておかなければならない。本症例以外にも血糖降下薬が添加されている健康食品の被害例は報告されており，70代男性が中国から個人輸入した漢方薬で，グリベンクラミドが添加されていたため，服用3日目に血糖値が12mg/dLに下がり，半植物状態になってしまったという報告がある[3]。厚生労働省からも「糖滋源」などグリベンクラミドが検出された健康食品が複数報告されており[4]，注目すべきケースである。

　また同じように，漢方に「医薬品」や「化学合成品」が添加されていた例としてマスコミに大々的に取り上げられたのが，中国製ダイエット用健康食品に関わる肝障害の発生である。今回紙面の関係で症例は示さないが，2002年8月に厚生労働省より発表された中国製ダイエット用健康食品による被害の事例は671人，死者3人であった。このうち半数以上の被害者を出した3製品から未承認医薬品であるN-ニトロソフェンフルラミンが検出された。この物質は中枢性食欲抑制作用があるフェンフルラミンをニトロソ化したものである。特筆すべきは既存の医薬品成分ではなく，ドラッグデザインした新規の化学物質である点であり，肝障害を惹起する可能性が示唆されている[5]。この他ダイエット用健康食品にも利尿薬や乾燥甲状腺粉末，下剤や血糖降下薬等の添加が報告されている（図8）。これを受けて日本では内閣府に「食品安全委員会」を設置し，2005年2月に健康食品の安全確保を目的とした新たなガイドラインを策定した[6]。一方，インターネットの普及で規制の網をくぐり抜けて個人輸入が手軽にできるようになり，健康食品の国境がなくなってきている。健康食品はあくまで食品であり，明らかな薬効を期待できない場合があるにも関わらず，健康食品の誇大広告を過信することで，医薬品と併用を行ってしまう例が多い。この場合，「医薬品」や「化学合成品」添加の健康食品と医薬品で成分や効果が重複したり，相互作用が起きる可能性が高い。海外から輸入される健康食品については国内だけでなく海外とも情報交換し，情報を整理していく必要がある。特に個人輸入する場合は安全性に関して自己責任が基本となるので，行政側は正しい情報を随時提供し，消費者も正確な情報を集めた上で冷静な自己判断をしていくことが重要である。

図8　ダイエット用健康食品における医薬品添加の過去の事例

摘発された商品名（形態）	検出された医薬品成分	
	名　称	副作用等
ドリームシェイプ（錠剤等）	甲状腺粉末（甲状腺機能異常治療薬）	頻脈，動悸，手のふるえなどの甲状腺機能亢進症
健康食品（形態不明）	フロセミド（利尿薬）	難聴，皮膚粘膜眼症候群，代謝異常，肝機能障害
ホスピタルダイエット用製品セット ホスピタルダイエット3a5（錠剤）	ヒドロクロロチアジド（利尿薬）	食欲不振，悪心・嘔吐，腹部不快感，脱力感，低カリウム血症等
	フェノバルビタール（抗てんかん薬）およびビサコジル（下剤）	フェノバルビタール：皮膚障害，肝機能障害，腎障害，眠気，眩暈，頭痛等 ビサコジル：過敏症状，腹部不快感等
ラシ・ル・ボウスーパーダイエッターズティー，ダイエットハーブ，芬美茶，大印象減肥茶，天雁減肥茶，輝麗茶（茶葉）	センナの小葉・葉軸・果実（下剤）	腹痛・下痢等，妊婦では流産，授乳婦では乳児に下痢
ハーブ減肥茶，痩草茶等（茶葉）		
エクスタシー・ダイエット（錠剤）	カバカバ	重大な肝障害を起こす，死亡する事例がある
康汝痩茶（茶葉）	ナンバンゲ（花柱，柱頭は医薬品）	不明，めまいなどを起こす可能性がある
ボディ シナジー ファット バーニング フォーミュラ等（カプセル等）	エフェドリン（気管支拡張薬，喘息治療薬）	血清カリウム値の低下，心悸亢進，食欲不振，発疹，口渇
苦瓜GOLD（カプセル）	グリベンクラミド（経口血糖降下薬）	低血糖または低血糖症状，GOT・GPTの上昇，発疹等
漢方降糖薬（カプセル）		
植物発酵食品－糖滋源（錠剤）		
Be petite（カプセル）	N-ニトロソフェンフルラミン（中枢性食欲抑制作用）	心臓弁膜に悪影響，心停止を引き起こす報告がある，肝機能障害を起こす
貴宝美健，軽身美人，爽健美人（異なる商品名の同一製品，錠剤）	脱N-ジメチルシブトラミン，シブトラミン（中枢性食欲抑制作用）	血圧上昇，心拍数増加，頭痛，口渇，便秘，鼻炎等
美的身源（錠剤）		
美姿宝，スリムデール・プロ（異なる商品名の同一製品，錠剤）	脱N-ジメチルシブトラミン（中枢性食欲抑制作用）	

出典：臨床栄養，104巻，4号，404(2004.4)

参考文献
1) 菅谷量俊，平野公晟，福生吉裕：ワルファリン投与患者のプロポリス服用により凝固異常を認めた1例，日本未病システム学会雑誌，7巻，1号：111-113, 2001.
2) 神村英利，吉田　都，冨永博之，宮崎　悟，藤岡稔大，佐々木悠，加留部善晴：中国産健康食品「圣首牌荞芪胶囊（Qiao Qi Jiao Nang）」とグリメピリドの併用による低血糖，医療薬学，32巻，5号：407-413, 2006.
3) 日本薬剤師会ホームページ　http://www.nichiyaku.or.jp/contents/info_98/n980925.html.
4) 厚生労働省ホームページ「医薬品成分（グリベンクラミド）が検出されたいわゆる健康食品について」　http://www.mhlw.go.jp/kinkyu/diet/other/030414-1.html.
5) 厚生労働省医薬局ホームページ　http://www.mhlw.go.jp/houdou/2003/02/h0212-1.html.
6) 東京都食品安全情報評価委員会報告　http://www.fukushihoken.metro.tokyo.jp/anzen/hyouka/houkoku/report31.pdf.

ワルファリンとプロポリス

武田紀子, 長田 悟

東海大学医学部付属病院 薬剤部

キーワード	1) 症状：凝固能異常亢進, 動悸 2) 健康食品：プロポリス 3) その他：トロンボテスト値
危険レベル	判断基準Ⅰ：真正性　3（医学的に疑い） 　　　　　　緊急性（重篤度）　3（全身的症状） 　　　　　　重要性（情報数）　3（6～7） 判断基準Ⅱ：レベル　4（注意喚起）

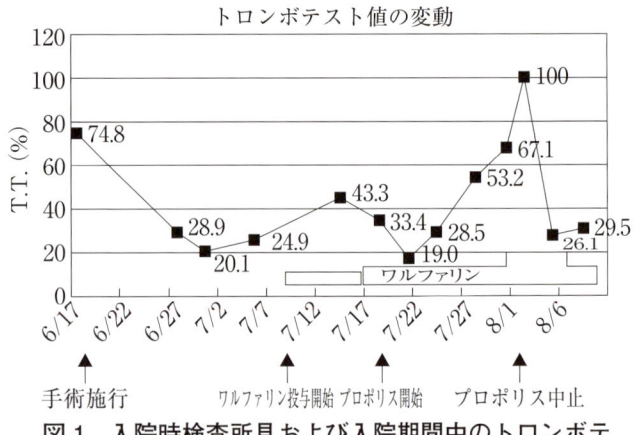

図1　入院時検査所見および入院期間中のトロンボテスト値の推移

症例報告

症　例	年齢, 性別不明
主　訴	動悸
既往歴	不明
生活歴	喫煙20本/日
現病歴	1998年4月に動悸を主訴として受診し, うっ血性心不全の診断を受け薬物療法を受けていた。その1年後より, 症状の改善とともに通院回数も減り, 患者自己判断により薬物療法は中断された。平成12年に入り再度動悸が出現し, 本人の希望もあり手術目的にて入院となる。
入院時検査所見	GOT 14IU/dL, GPT 12IU/dL, LDH 260IU/dL, CPK 65IU/dL , T-Bil 1.0mg/dL, BUN 12.7mg/dL, SCr 0.79mg/dL, TP 6.4g/dL, Alb 4.2g/dL, BS 86mg/dL, TT 74.8%, APTT 40.2sec, WBC 6000/μL, RBC 4040000/μL, Hb 13.2g/dL, HCT 39.3%, PLT 187000/μL
入院時身体所見	身長153cm, 体重52kg
診断	僧帽弁閉鎖不全症と診断され, 2000年6月22日に僧帽弁置換術が施行された。
治療	術後よりヘパリンナトリウムの持続静注による抗凝固療法が行われ, 全身状態の改善とともにワルファリンカリウム経口投与へ切り換えとなる。しかし7月20日前後よりトロンボテスト値が上昇したためワルファリンカリウムを増量し経過観察されていたが, 翌週には急激に上昇したため精査されていた。この時点で服薬指導が開始され, 数日前より健康食品である「プロポリス」を服用していたとの情報を入手し, ただちに服用中止とした。プロポリス服用中止後よりトロンボテスト値は26.1%と回復し, 以後25%前後に安定し, 8月17日に退院となった（図1）。

解　説

プロポリスの成分	プロポリスはミツバチが樹木の特定部位（新芽, 蕾, 樹皮など）から採取した樹液や色素などにミツバチ自身の分泌液を混ぜてできた巣材である。ミツバチの腹部の臘腺から分泌する蜜蝋と, その間隙をつなぐ接着剤の役割を果たすのが「プロポリス」であるとされている。蜂の巣から分離するため純物質を得ることは難しく, 巣の副産物が含まれることが多い。また, 産地や抽出方法によってその構成成分が異なるが, 微量栄養素の中ではバイオフラボノイド（ビタミンP）の含有率がきわめて高いとされている（図2）。「抗菌作用がある」「炎症を抑える」などど言われ, 一部ではヒトでの有効性が示唆されているが, 十分なデータは見当たらない。安全性については十分な情報が得られていないので不明であるが, プロポリスを配合したのど飴は, 痛みや口の潰瘍をもたらす可能性がある。妊娠中, 授乳中の安全性については信頼できるデータがないので摂取は避けるべきである。蜂または蜂の製品やポプラ, 毬果（きゅうか）樹木, ペルビアンバルサムまたはアスピリンにアレルギーのある人, 喘息の患者は使用してはいけない。[1),2)]
考察	今回の症例により, ワルファリンカリウム服用患者におけるプロポリスの服用には, 相互作用による凝固異常に注意する必要があると考えられた。ワルファリンカリウムはビタミンKの代謝サイクルを阻害し, ビタミンK依存性の血液凝固因子の生合成を抑制する薬剤であるため, ビタミンK含有食品である納豆やクロレラ, 青汁等と一緒に摂取することで著しく効果が減弱することが広く知られている。しかし, 今回プロポリスの含有成分にビタミンKは見られず, また, 複数含有されているフラボノイド類についてもビタミンKと化学構造的に類似部分を持つ可能性は否定できないが（図3）, 相互作用に関する詳細な科学的根拠は解明されていない。今回のように, 入院中にトロンボテストをしていれば発見できるが, 自宅でワルファリンカリウムとプロポリスを併用していた場合, 凝固異常が起きていることに本人が気付かずに, 大きな惨事に至ってから発見される可能性もある。但し, 患者側に必要以上にワルファリンカリウムの副作用を伝えると不安をあおってしまい, コンプライアンス不良になりかねない。医療従事者側が正しい知識を持ち, 患者の併用薬を細かくチェックしていく必要性を再認識できる症例である。

分類	成分名
フラボノイド	フラバノン,フラバノール フラボン,フラボノール カルコン,オーロン イソフラボン,ネオフラボン ケルセチンなど
アミノ酸／ミネラル	エーテル微量ミネラル 　鉄,亜鉛,マンガン,アルミニウム 　マグネシウム,マグネシウム・コバルト 　珪素,カルシウムなど アミノ酸,有機酸 花粉,ハチの腺液脂肪酸 フラボワックスモノサッカライド,セルロースなど
ビタミン	プロビタミンA,ビタミンD・E ビタミンB_1・B_2,ビタミンH・P ニコチン酸,葉酸など

図2　propolis の含有成分について

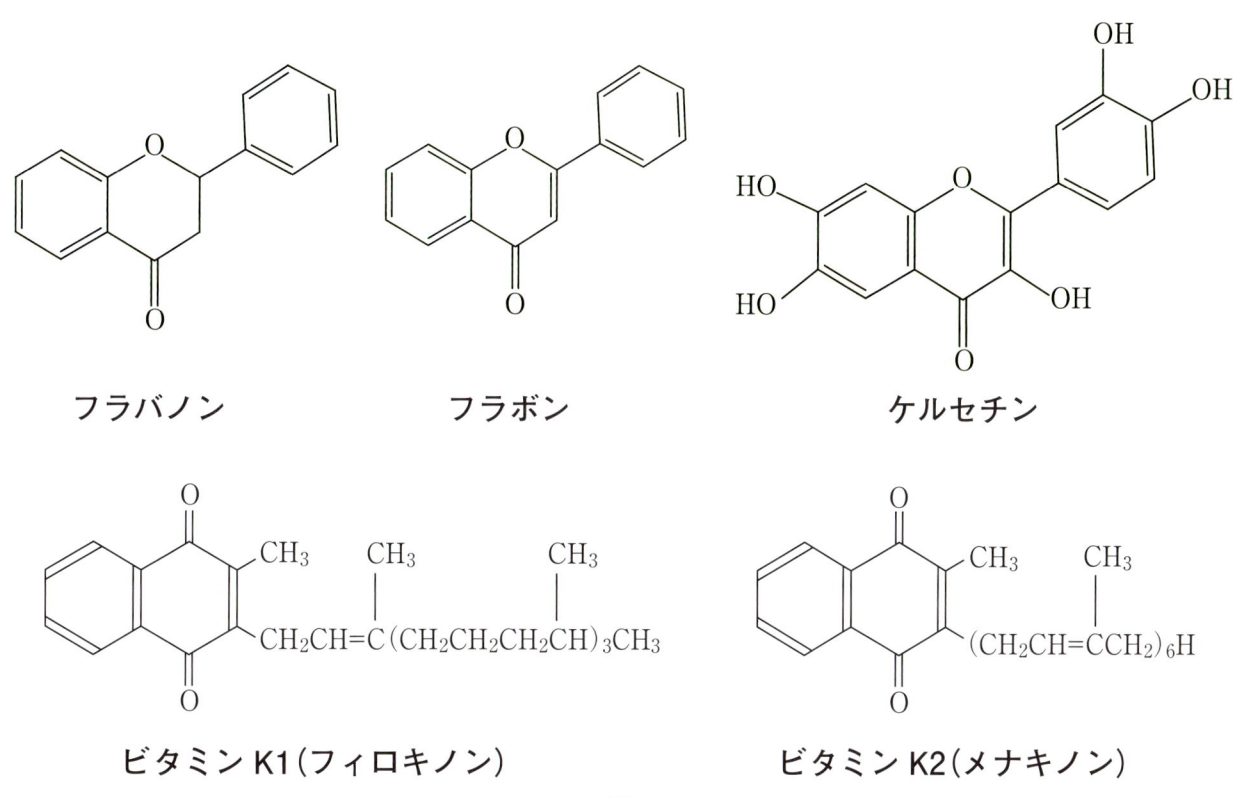

フラバノン　　　　フラボン　　　　ケルセチン

ビタミンK1（フィロキノン）　　　　ビタミンK2（メナキノン）

図3

出典：菅谷量俊,平野公晟,福生吉裕,ワルファリン投与患者のプロポリス服用により凝固異常を認めた1例,日本未病システム学会雑誌,7巻,1号,111-113（2001）

参考文献
1）健康食品のすべて－ナチュラルメディシン・データベース－,同文書院.
2）（独）国立健康・栄養研究所ホームページ「健康食品」の安全性・有効性情報　http://hfnet.nih.go.jp/.
3）最新衛生薬学（第2版）廣川書店.

安全性と健康障害（副作用,有害反応）

　ナチュラルメディシンには,プロポリス（propolis）とワルファリンとの相互作用についての記載がない。プロポリスに関する情報は少ない。日本からは,英語論文での情報発信が期待される。プロポリスが薬として使用されたのは,古代ギリシャのアリストテレスの時代（紀元前350年頃）からで,ギリシャ人は膿瘍に,アッシリア人は損傷や膿瘍の治療に,エジプト人はミイラ作成に使用した。
　なお,プロポリスについては,P.65, 133 を参照のこと。

（田中平三）

中国産健康食品「圣首牌莽芪胶嚢」とグリメピリド

武田紀子，長田 悟

東海大学医学部付属病院　薬剤部

キーワード	1）症状：低血糖 2）健康食品：中国産健康食品「圣首牌莽芪胶嚢」 3）その他：Ⅱ型糖尿病
危険レベル	判断基準Ⅰ：真正性　3（医学的に疑い） 　　　　　　緊急性（重篤度）　5（死亡） 　　　　　　重要性（情報数）　4（8〜10） 判断基準Ⅱ：レベル3（要監視）

症例報告

症例	72才，男性，無職
主訴	低血糖発作
既往歴	2型糖尿病，高血圧，頸肩腕症候群，逆流性食道炎
入院前 内服薬	グリメピリド　2mg　分2　朝，夕 カンデサルタンシレキセチル　4mg　分1　朝 ベシル酸アムロジピン　5mg　分1　朝 アスピリン　100mg　分1　朝 ロキソプロフェンナトリウム　120mg　分2　朝，夕 塩酸エペリゾン　100mg　分2　朝，夕 オメプラゾール　20mg　分1　就寝前
現病歴	2005年4月，中国産健康食品「圣首牌莽芪胶嚢」の摂取を始めた。初日に1回4カプセル，1日3回で摂取したところ気分不良となり，その後2日目からは1回3カプセル1日2回（朝・夕）に減量した。摂取開始8日目入浴中に転倒し，自力で寝室に戻った。その後夕食を摂り，処方薬と本健康食品を摂取した。19時頃家族が患者の閉眼および意識低下の状態を発見し，救急車搬送となった。入院前の食後血糖値140-220mg/dL，HbA1c 6.1-6.9%であった。
検査所見	救急車搬送時：血糖値15mg/dL，体温37.9℃，呼吸数22回/分，血圧130/60mmHg 呼名反応はわずかにあり，瞳孔は2mm（両），右下方視及び対光反射はほとんどなし四肢は拘縮様，頭部CT上脳出血の所見なし。主な入院時検査所見は図1に示す。
診断	低血糖発作
治療	搬送時20%ブドウ糖液20mLを静脈内投与したところ，意識回復し，経過観察のため入院となった。その後低張電解質輸液500mLに50%ブドウ糖液40mLを加えて点滴を開始し，血糖値をモニターしながら必要に応じて20%または50%ブドウ糖液20〜40mLを追加投与した。入院2日目の早朝までは不穏状態であったので，ハロペリドール5mg及びジアゼパム5mgの筋肉内投与を行った。不穏消失後，日常生活動作は自立した状態であった。入院2日目の夕食時から入院前内服薬を再開して，その翌日に退院した。入院期間の血糖値の推移は図2に示す。
考察	薄層クロマトグラフィー（TLC）と高速液体クロマトグラフィー（HPLC）及び核磁気共鳴（NMR）スペクトルにより「圣首牌莽芪胶嚢」メタノール抽出液からグリベンクラミドが検出された。本健康食品1カプセルあたりのグリベンクラミド含量は約2.6mgであった。製品説明書には血糖低下作用のある莽麦，黄芪，五味子及び人参が明記されているが，検出されたグリベンクラミドは完全に化学合成品であり，配合生薬の作用増強のために添加されたと考えられる。搬送時，本症例は1日あたり6カプセル摂取していたことから，グリベンクラミドの1日摂取量は約15.6mgと推定され，これは日本における保険承認用量の上限10mg/日を超えている。さらに入院前内服薬のロキソプロフェンナトリウムは血糖降下剤の作用を増強する。本症例は併用薬により作用が増強されたグリメピリドに加えて，本健康食品を摂取したことにより低血糖発作を起こしたと考えられる。また摂取開始日に気分不良になり，その後も食欲不振が生じていたことから，本健康食品による健康被害は早期から発生していた可能性がある。しかしながら本症例は体調不良を健康被害と気付かずに，「圣首牌莽芪胶嚢」の摂取を続けたようである。またこの製品説明書（図3）は，中国語及び英語で書かれており，理解困難であったと思われる。健康食品は一般に，手軽に手に入る分，効果も副作用もマイルドなイメージがある。しかし，健康食品に「医薬品」や「化学合成品」が混入している場合は，時に健康食品が医薬品よりも強力な効果や副作用を示すことがある。そういった意味でも，医療従事者側が頭の隅に入れておきたい，重要なパターンである。

検査項目		測定値	正常値
1. 血液学的検査			
WBC	[/μL]	12700	3900～9800
RBC	[×10⁴/μL]	385	425～571
Hb	[g/dL]	11.1	13.4～17.6
Ht	[%]	33.2	39.6～52.0
Plt	[×10⁴/μL]	18.6	12.7～35.6
CRP	[mg/dL]	検出限界以下	検出限界以下
2. 免疫血清検査			
HBs抗原		陰性	陰性
HCV抗体		陰性	陰性
3. 血液生化学的検査			
TP	[g/dL]	5.5	6.7～8.3
Alb	[g/dL]	3.0	4.0～5.0
T-Bil	[mg/dL]	0.7	0.3～1.2
AST	[IU/L]	40	13～33
ALT	[IU/L]	26	6～30
LDH	[IU/L]	329	119～229
ALP	[IU/L]	200	115～359
γ-GTP	[IU/L]	28	10～47
インスリン	[μU/mL]	4.7	10以下
HbA1c	[%]	6.5	4.3～5.8
BUN	[mg/dL]	37	8～22
Scr	[mg/dL]	1.6	0.6～1.1
Na	[mmon/L]	137	138～146
K	[mmon/L]	4.8	3.6～4.9
CL	[mmon/L]	100	99～109
T-CHOL	[mg/dL]	180	128～219
LDL-CHOL	[mg/dL]	107	70～139
TG	[mg/dL]	92	35～149
TSH	[μIU/mL]	0.13	0.35～4.94
Free T4	[ng/dL]	0.98	0.70～1.48
Free T3	[pg/mL]	1.16	1.71～3.71
アドレナリン	[ng/mL]	0.16	0.17以下
ノルアドレナリン	[ng/mL]	0.54	0.15～0.57
ドーパミン	[ng/mL]	0.04	0.03以下
コルチゾール	[μg/dL]	19.4	4.0～18.3

図1 主な入院時検査値

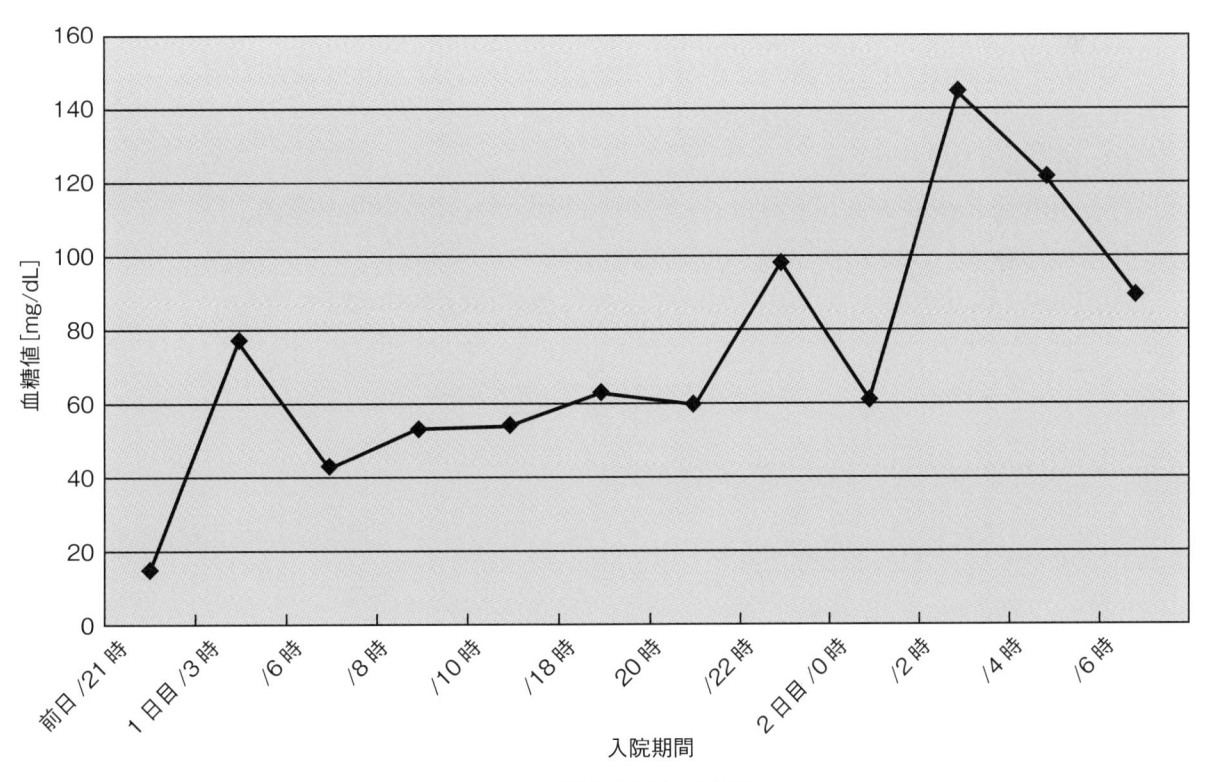

図2 症例の血糖値の推移

圣首牌荞芪胶囊产品说明书

本品是以荞麦、黄芪、山楂、葛根、女贞子、五味子为主要原料制成的保健食品，经功能试验证明，具有调节血糖的保健功能。

【主要原料】荞麦、黄芪、山楂、葛根、女贞子、五味子

【功效成份及含量】每100g含：总黄酮（以芦丁计）880mg、总皂甙（以人参皂甙Re计）1020mg

【保健功能】调节血糖

【适宜人群】血糖偏高者

【不适宜人群】低血糖者及少年儿童

【食用方法及食用量】每日3次，每次2粒

【规格】0.4g/粒

【保质期】24个月

【贮藏方法】置阴凉干燥处

【注意事项】本品不能代替药物

[Key Ingredient] Buckwheat, astragalus toot(Radix Astragali seu Hedysari), hawthorn fruit(Fructus Crataegi), pueraria root(Radix Puerariae), glossy privet fruit(Fructus Ligustri Lucidi) and schisandra fruit(Fructus Schisandrae).

[Efficiency Ingredient and content] Each 100g contains; 880mg of total flavone(based on rutin) and 1.020mg of total saponin(based on ginseng saponin Re)

[Healthcare function] Regulation of blood sugar

[Intended population] Those whose blood sugar is on the high side

[Unintended population] Those whose blood sugar is low and children

[Direction and dose] Three times daily and two capsules each time

[Specificatione] 0.4g/capsule

[Shelf life] 24 months

[Storage] Place in a dry and cool place out of reach of sunlight

[Precaution] This produce cannot replace medicines.

Address: Beijing Jichuntang Medical and Health Product Factory

図3 「圣首牌荞芪胶囊」製品説明書

出典：神村英利，吉田 都，冨永博之，宮崎 悟，藤岡稔大，佐々木悠，加留部善晴：中国産健康食品「圣首牌荞芪胶囊（Qiao Qi Jiao Nang）」とグリメピリドの併用による低血糖，医療薬学，32巻，5号：407-413, 2006.

安全性と健康障害（副作用，有害反応）

血糖降下作用の認められる健康食品・サプリメントは非常に多い。抗糖尿病薬［インスリン，ビグアニド，メグリチニド（meglitinides），α-グルコシダーゼ阻害薬，スルフォニル尿素，thiazolidinediones］との相互作用に注意しなければならない。血糖降下について「有効性が示唆されている（possibly effective）」と評価されているものは，次のようである。

アガリクス，α-リポ酸，サイリウム（blondpsyllium），カフェイン，クロム，コーヒー，アメリカニンジン（american ginseng），オタネニンジン（高麗人参），グルコマンナン，グアガム，マグネシウム，アザミ（milk thistle），カラスムギ（oat），prickly pear cactus，大豆，キサンガム（xanthan gum）。

「有効でないことが示唆されている（possibly ineffective）」と評価されているものは，次のようである。

β-カロテン，クランベリー（cranberry），DHA（docosa hexa enoic acid），EPA（eicosa pentaenoic acid），ガーリック，jambolan，ルテイン，リコペン（lycopene），セレン，トマト，小麦ふすま（wheat bran）。その他，上記抗糖尿病と潜在的に相互作用を営むと考えられている健康食品・サプリメントも非常に多い。

ナチュラルメディシンによると，そば（buckwheat）が2型糖尿病患者の耐糖能異常を改善するという科学的根拠は不十分で，現時点（2008年6月）では，評価（rate）できないとしている。アストラガルス（astragalus）と乳がんの生存率，普通感冒，慢性肝炎，非小細胞性肺がんの化学療法との関係について論じられてはいるが，信頼すべき科学的根拠は不十分で評価できないとされている。

サンザシ（hawthorm）は，フラボノイド（vitexin，rutin，ケルセチン，hyperoside）やoligometric proanthocyanidinを含み，うっ血性心不全に「有効性が示唆されている」とされているが，めまい（vertigo and dizziness），吐き気，胃腸障害，疲労感，発汗，手の発疹，動悸，頭痛，呼吸困難，鼻出血，眠気，興奮，循環障害等の副作用を起こす。また，医薬品との相互作用も強く，β-ブロッカー，カルシウムチャンネル拮抗薬，ジゴキシン，ニトログリセリン，isosorbide，phosphodiesterase-5阻害薬との併用を避けるべきである。

クズ（pueraria）は，アルコール依存症，狭心症，更年期障害に使用されているが，信頼すべき科学的根拠は少なく，評価できないとされている。ダイゼイン，ゲニステイン，daidzin，puerarin，genistin等のイソフラボンを含む。日本では葛根（湯）としてよく利用されている。

イボタノキ（glossy privet）は，トリテルペノイド等を含んでいるが，有効性についての信頼すべき情報は不十分である。副作用としては，アレルギー性鼻炎，気管支喘息，他のイボタノキ種の花粉との交叉アレルゲン性（cross-allergenicity）が報告されている。

五味子（ごみし。schisandra）は，マツブサ科チョウセンゴミシの果実のことで，リグナン（lignan）と総称される多くの成分が含まれており，慢性肝炎に対しては「有効性が示唆されている（possibly effective）」と評価されている。副作用としては，胸やけ，消化不良，食欲不振，心窩部痛，アレルギー性皮膚炎，蕁麻疹が報告されている。てんかん，消化性潰瘍，脳圧亢進の患者には使用を避けるべきである。

（田中平三）

いわゆる健康食品・サプリメントによる健康被害症例集

その他領域

領域担当　久保　明
（東海大学医学部抗加齢ドック　教授, 日本健康指導支援機構　副理事長）

バナジウム摂取により増悪した脱髄性末梢神経障害

川合寛道，小川暢弘，前田憲吾

滋賀医科大学内科学講座　神経内科

キーワード	1) 症状：四肢筋力低下，歩行困難，四肢のしびれ 2) 健康食品：ミネラルウオーター 3) その他：バナジウム，CIDP（慢性炎症性脱髄性多発神経根炎）
危険度 レベル	判断基準Ⅰ：真正性　　　　4（医学的に推定） 　　　　　　緊急性(重篤度)　4（重大な症状） 　　　　　　重要性(情報数)　1（1～3） 判断基準Ⅱ：レベル4（注意喚起）
コメント	多量のバナジウム摂取により脱髄性末梢神経障害（慢性炎症性脱髄性多発神経根炎）が顕在化し，頻回の再発，増悪を来した症例を経験した。

症例報告

症　例	65歳，男性
主　訴	四肢筋力低下，歩行困難
既往歴	腎癌，直腸癌の既往あり。高血圧にて降圧剤（カルシウム拮抗薬）内服中。糖尿病の既往歴は無かった。
現病歴	約7年前から健康増進のためK社ミネラルウオーター約2Lを飲み水，調理用水として毎日常用していた。 　65歳の時，両上肢のしびれ，筋力低下があり，洗髪や歯磨きなどが困難なことに気付く。その後2ヶ月の経過にて筋力低下が更に進行し歩行困難となったため他院より紹介され，車いすにて当科入院となった。
現　症	入院時，四肢遠位優位に対称性の表在感覚低下と筋力低下があり，腱反射は全て消失していた。徒手筋力検査で四肢遠位に2/5程度の筋力低下，上肢遠位に表在感覚の低下を認めた。上肢挙上，起立保持，独歩は全て不能で，車いす使用。食事，更衣排泄，整容，入浴等において全て介助が必要な状態でADLの著しい障害を認めた。
検査所見	1) 一般採血，検尿検査には特記すべき異常所見なし，血糖，HbA1cの上昇も認めなかった。 2) 髄液検査：細胞数4個/mm³，蛋白103mg/dl, 糖82mg/dlと髄液蛋白の著明な増加，蛋白細胞解離を認めた。 3) 神経伝導速度検査 　　四肢の複数の末梢神経において著明な遠位潜時延長・時間的分散・伝導ブロックを認めた。(図1内表)
診　断	末梢神経の生検は行わなかったものの，臨床的にはCIDPの診断基準（American Academy of Neurology 1991）の以下の項目を満たしており当初は慢性炎症性脱髄性多発神経根炎（CIDP）という診断をした。 （必須項目：①2ヶ月以上にわたって進行する二肢以上の運動感覚障害　②腱反射の低下ないし消失（通常全ての四肢で）を満たす。生理検査上の必須項目も全て満たし (図1内表，波形) clinically probable CIDPの診断基準に合致した。
対応と治療	CIDPの治療に準じて免疫グロブリン大量静注療法（IVIg, グロベニンⅠ 400mg/kg 点滴静注）を行った。IVIgが著効し第3病日には上肢挙上，起立可能，第5病日には歩行可能となり，第7病日には独歩で退院となった。しかし，その後約1ヶ月で四肢筋力低下，歩行障害が再発して再度入院となった。この時もIVIgが著効し再度歩行可能となった。その後再発による同様の歩行障害をほぼ1ヶ月毎に計13回繰り返し，その都度IVIgにより軽快していた。寛解期間の延長を期待し，CIDPに対しIVIgと同様に有効とされているステロイドの投与を行ったが，ステロイドによる再発予防効果，筋力低下の改善効果は認められなかった。サイクロスポリン等他の免疫抑制剤の投与は癌の既往があるため患者の同意が得られなかった。しかし，患者が健康増進の目的で愛飲していたバナジウム入り市販飲料水（K社・ミネラルウオーター，毎日約2L）を自己の判断により中止した後は全く再燃が止まり，寛解状態となった。(図1参照) 　2005年10月以後一度もIVIgを行っていないが臨床的には寛解状態が続き，起立，独歩も可能でADLも完全に自立した状態が続いている。

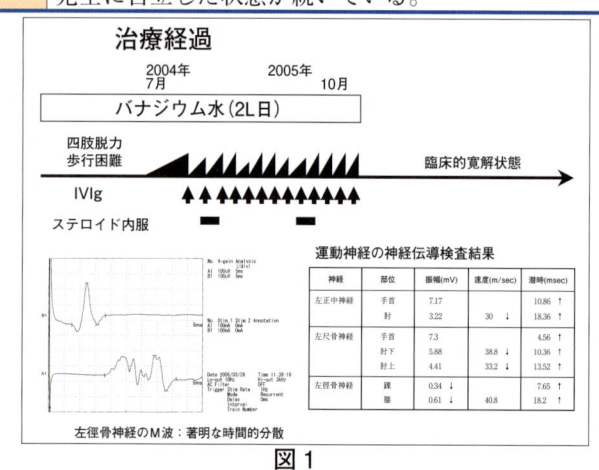

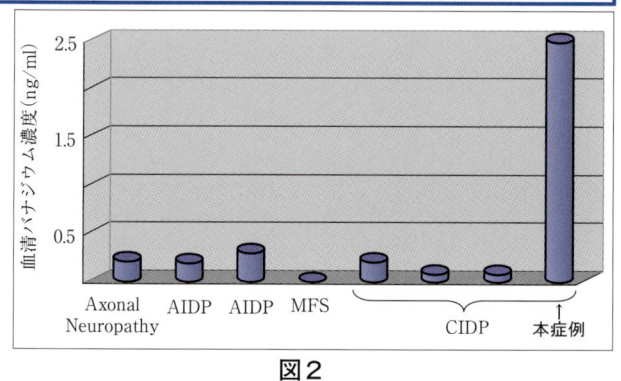

図1

図2

解 説

本症例での考察

　バナジウムはカルシウム，マグネシウム，亜鉛などと同様に体内に微量存在するミネラルである。平均的な成人のバナジウム摂取量は一日約20μg程度と想定されている。K社に問い合わせた所，本患者が常用していたミネラルウォーターは高濃度のバナジウム（78μg/L）を含有していることが判明した。本患者はこのミネラルウォーターを2L以上飲用していたので，毎日160μgという成人の平均摂取量の約8倍の量を，7年間という長期にわたり飲み水から摂取していたことになる。そこで我々は患者の同意を得て頻繁に再発を繰り返していた時期に採血，保存していた血清のバナジウム濃度を測定した。本患者の血清バナジウム濃度は2.5ng/mlと，他のCIDP患者3例，他の末梢神経障害患者4例（ギラン・バレー症候群2例，フィッシャー症候群1例，血管炎に伴う末梢神経障害1例）のバナジウム濃度（0.3ng/ml以下）に比し著増していた（図2）。ラットなどのげっ歯類に対して実験的にバナジウム投与を行った場合，中枢神経系の脱髄が生じることが報告されている[1,2]。バナジウム投与により脳梁や小脳のミエリン染色性が低下すること，中枢神経系に含まれる総脂質，リン脂質，コレステロールなどの含量が低下している事が報告されており，脂質の過酸化を介して脱髄を惹起している可能性が示唆されている。

　一方でバナジウムはインスリン様作用を持つことが知られており，実験動物において血糖降下作用を持つことは既に証明されている[3,4,5]。本患者が飲用していたミネラルウォーターのバナジウム含有量は78μg/Lであるが，インターネットで検索を行うと130μg/Lという更に高濃度のバナジウムを含有しているミネラルウォーターも数種類，本邦で販売されている。中にはバナジウムを高濃度含有していること，高血糖の改善効果がある事を謳い文句に販売されているミネラルウォーターさえもある。昨今の肥満やメタボリック症候群，糖尿病患者の増加に伴い，バナジウムのようにインスリン様作用を持ち血糖降下作用が期待できる成分を含んだ飲料水が，手軽に利用できる代替療法として糖尿病患者に利用される機会は多いものと思われる。

　本患者が罹患したCIDPは比較的稀な脱髄性末梢神経障害であるが，糖尿病患者においてはCIDPの罹患頻度が非糖尿病患者の約11倍と極めて高頻度であることが報告されている[6]。糖尿病を持たない一般人がバナジウム含有のミネラルウォーターを長期間，大量に摂取することは希であると思われるが，もし臨床的に潜在性のCIDPを有する糖尿病患者が，血糖降下作用を期待して高濃度のバナジウムを含有するミネラルウォーターの飲用を長期間続けた場合，本症例のような末梢神経障害が起こる危険性は否定できない。

　本患者においては寛解後約2年間経過した後に施行した末梢神経伝導検査においても軽度の伝導ブロックが残存しており元々潜在的に存在していたCIDPがバナジウム摂取により顕在化した可能性が高いものと思われた。①頻繁に再発を繰り返していた時期の血中バナジウム濃度が他の末梢神経障害患者に比し著しい高値を示すこと，②バナジウム含有水の飲用を止めてから全く再発していないこと，から多量のバナジウム摂取が本患者の脱髄性末梢神経障害の頻回の再発を惹起していた可能性が示唆された。バナジウムが今後臨床的に糖尿病に対する治療薬として使用されるまでには，末梢神経に対する毒性をはじめとした副作用の把握が十分になされるべきと思われる。

参考文献
1）Sasi MM et al.：Microchromatographic analysis of lipids, protein, and occurrence of lipid peroxidation in various brain areas of vanadium exposed rats: a possible mechanism of vanadium neurotoxicity, *Neurotoxicology*, **15**: 413, 1994.
2）Garcia GB et al.：Morphological alternations of central nervous system（CNS）myelin in vanadium（V）-exposed adult rats, *Drug Chem Toxicol*, **27**:281-93, 2004.
3）Sakurai H.：Therapeutic potencial of vanadium in treating diabetes mellitus, Clin Calcium, **15**: 49-57, 2005.
4）Prederson RA et al.：Long-term effects of vanadyl treatment on streptozotocin-induced diabetes in rats, *Diabetes*, **38**: 1390-5, 1989.
5）Garcia-Vicente S et al.：Oral insulin-mimic compounds that act independently of insulin, *Diabetes*, **56**:486-93, 2007.
6）Sharma et al.：Demyelinating neuropathy in diabetes mellitus, *Arch Neurol*, **59**: 758-65, 2002.

安全性と健康障害（副作用，有害反応）

　バナジウムの上限量(tolerable upper intake level = UL)は，1.8mg/日である。習慣的な摂取量が上限量以上になると，胃腸障害（腹部不快感，吐き気，下痢，鼓腸）を起こす。糖尿病患者が，100mg/日，4週間摂取しても，健康障害をもたらさなかったという報告もあるが，このような高い摂取量が4週間以上続くと，腎障害を起こすことがある。22.5mg/日を5ヵ月間にわたって摂取したところ，痙攣（cramp）と下痢を起こしたという。また，投与量にかかわらず，バナジウムは，舌を緑に変色させるし，疲労感，無気力，局所神経障害をもたらすことが知られている。なお，バナジウム粉塵に曝露されている職場では，重症の慢性呼吸器障害が観察されている。

　動物実験では，体重減少，腎機能障害，血清尿素・クレアチニン濃度の上昇，バナジウムの組織蓄積，時には死が観察された。体内のバナジウム濃度が高くなると，腎臓結石の罹患率が高くなること，遠位尿細管アシドーシスが起こるとこと，低カリウム血症による周期的麻痺，夜間突然死，低栄養性糖尿病と関連しているとの報告がある。

　vanadium pentoxideは，食品やサプリメントには入っていないが，これを投与すると，胃腸障害，腎機能検査の異常，神経障害が認められたという。

　in vitroレベルの研究ではあるが，sodium orthovanadateは，血液凝固阻止薬あるいは血小板凝集抑制薬と相互作用を営む。vanadyl sulfateは，経口糖尿病薬の作用を増強する。2型糖尿病患者のインスリン感受性を増強するので，低血糖をもたらすかもしれない。バナジウムは，腎毒性を起こす可能性を持っているので，腎機能障害の人は，バナジウムサプリメントを摂取してはならない。

（田中平三）

健康茶が原因と思われた低Na血症の2例

鈴木孝昭[1]，中澤暁雄[2]，長谷川泰弘[3]

1）聖マリアンナ医科大学横浜市西部病院　神経内科
2）同　救命救急センター
3）聖マリアンナ医科大学　神経内科

キーワード	1) 症状：意識障害，けいれん 2) 健康茶 3) 低ナトリウム血症
危険度 レベル	判断基準Ⅰ：真正性　4（医学的に推定） 　　　　　　緊急性(重篤度)　4（重大な症状） 　　　　　　重要性(情報数)　2（4〜5） 判断基準Ⅱ：レベル4（注意喚起）
コメント	近年健康ブームが高まり，健康茶や健康補助食品が種々販売されています。 しかし薬剤ではないため，副作用の表示もなく。とくに今回報告するお茶は入手も容易で，一般に健康被害を想起させる要因も少ないためピットフォールになりがちと考えられます。健康茶が原因と思われた低Na血症2例を経験しましたので報告します。

症例報告

症例	症例1：年齢64歳　女性	症例2：69歳　女性
職業	主婦	主婦
主訴	意識障害　痙攣	意識障害
既往歴	高血圧　高脂血症	肺結核　慢性呼吸不全　高血圧
現病歴	1993年6月25日朝，起床後より健忘がひどく近医受診。精査を勧められ当院の外来を受診。外来待ち時間中に痙攣を認め，救命センターに搬送された。	1998年10月頃より体調不良のため近医を受診し，内服薬（健胃剤）で経過観察されていた。11月11日軽快せず当院を紹介され，精査のため入院を勧められたが拒否。16日，食事中に気分不快，その後横になり家族と話しをしていたが，徐々に意識低下を認め救急車にて来院
家族歴	特記事項なし	特記事項なし
現　症 （臨床症状）	意識状態 JCS10，体温36.3℃，血圧：124/50 mmHg，脈拍：80回/分。整眼瞼結膜貧血なし，眼球結膜黄染なし。胸・腹部特記すべき所見なし。四肢浮腫なし。表在リンパ節触知せず	意識状態 JCS300，体温：36.8℃，血圧：149/84 mmHg，脈拍：113回/分・不整。 眼瞼結膜貧血なし眼球結膜黄染なし。呼吸音：右肺野呼吸音減弱。心音：収縮期雑音Ⅲ/Ⅵ，腹部には特記すべき所見なし。四肢浮腫なし
検査所見	血算：WBC 8600/μl, RBC 372×10⁴/μl, Hb 11.8 g/dl, Ht33.3%, Plt13.7×10⁴/μl, 血液生化学：T.Bil 0.7mg/dl, D.Bil 0.1mg/dl, GOT 18 IU/l, GPT15 IU/l, LDH 453IU/l, γ-GTP 12IU/l, CK 236 IU/l, T.P. 6.7g/dl, Cr 0.9mg/dl, BUN 13mg/dl, Na 123mEq/l, Cl 87mEq/l, K 3.3mEq/l, Osm 258mosm/kg, CRP<0.5 mg/dl 血液ガス：PH 7.293, PaO₂ 95.8 mmHg, PaCO₂ 33.9 mmHg, HCO₃⁻ 16.0mmol/l, BE-9.3mmol/l。 内分泌：レニン 0.6ng/dl, 17-KS 5.1mg/日, アルドステロン 7.7ng/dl, アドレナリン 29.3μg/日, コルチゾール 28.8μg/dl, ノルアドレナリン 108μg/日, 17-OHCS 24mg/日, ドーパミン 290μg/日。	血算：WBC 11500/μl, RBC 501×10⁴/μl, Hb14.3g/dl, Ht43.5%, Plt 35.6×10⁴/μl, 血液生化学：T.Bil 0.9mg/dl, D.Bil 0.3mg/dl, GOT 38 IU/l, GPT 33IU/l, LDH 340IU/l, γ-GTP 16 IU/l, CK 69IU/l, T.P 6.3g/dl, Cr 1.1mg/dl, BUN 17mg/dl, Na 112mEq/l, Cl 62mEq/l, K 3.9 mEq/l, Osm 240mosm/kg, CRP<0.5mg/dl 血液ガス（O₂ 4l/分投与）PH 7.370, PaO₂ 354 mmHg, PaCO₂ 73.0mmHg, HCO₃⁻ 41.5mmol/l, BE 12.8mmol/l 内分泌：レニン 29.4ng/dl, 17-KS 6.1mg/日, アルドステロン 4.8ng/dl, アドレナリン 0.08ng/ml, コルチゾール 21.9μg/dl, ノルアドレナリン 0.31ng/ml, 17-OHCS4.5mg/日, ドーパミン <0.02ng/ml

診 断	低ナトリウム血症 　症例 1，症例 2 ともに身体所見上明らかな浮腫，胸水，腹水などは認めず。 　低ナトリウム血症の原因となる① Na 欠乏（腎性喪失：利尿薬，副腎不全，尿細管障害。腎外性質喪失：嘔吐，下痢，熱傷，third space への喪失）。　② 水過剰による Na 希釈（ADH 増加，重症浮腫（肝硬変，ネフローゼ症候群），高血糖，低蛋白）などを認めなかった。 　詳細に問診を行ったところ，発売元は異なるものの "健康茶" と言われるドクダミなどを主とする混合成分のお茶を多飲（一日 2〜3l 程度）していたことが聴取された。
対応と治療	入院の上，補液による Na 補正によりいずれも症状はすみやかに改善を認めた。また，退院後 "健康茶" の飲用を禁止したことでその後症状の再発は認めなかった。

解　説

本症例での考察	2 例とも発症前から健康茶の多飲が認められ，血液生化学所見から血清浸透圧はいずれも低値であった。また高タンパク，高脂血症などの Na 欠乏をきたす病態も認めなかった。 　多飲による希釈性低 Na 血症については，通常腎機能が正常な状況下であれば，水排泄能は大きく，一日 10 数 l 以上に及ぶ大量の水負荷を行わなければ低 Na 血症は出現しない[1]。今回の 2 例では食事の他に健康茶として 2〜3ℓ 程度の摂取はあるが，水分として 10ℓ を越えるものではなかった。 　健康茶の成分として，製造元表記では使用原料として，ドクダミ，はとむぎ，はぶ茶，大麦，ウーロン茶，プーアル茶，玄米，みかんの果皮，ほうじ茶，杜仲茶，柿の葉，びわ茶，熊笹，くこ葉，キダチアロエ，スギナなどの記載があったが，発売元への照会でも成分分析は行われておらず，配合量などに関しての回答は得られなかった。 　利尿効果の認められる成分としては，ドクダミ，はとむぎ，ウーロン茶，びわ茶，熊笹，スギナなどが考えられたが，特に，ドクダミに含まれるフラボノイドのうち，quercitrin には 10 万分の 1mol 水溶液でも強い利尿作用がある。また isoquercitrin にも同様の利尿効果が認められ[2]ており，今回の 2 例について，利尿過剰に伴う腎性の喪失が考えられた。 　健康食品に対する法的な規制は症例の発生当時，「健康食品の摂取量及び摂取方法の表示に関する指針について」（1988 年 11 月 30 日付け衛新第 19 号厚生省生活衛生局長通知），「健康食品の摂取量及び摂取方法の表示に関する指針等について」（1988 年 11 月 30 日付け衛新第 20 号厚生省生活衛生局食品保健課新開発食品保健対策室長通知）に定められる範囲であったが，健康被害の報告増加に伴い，その後 (1) 一日当たりの摂取目安量，(2) 形状，成分，消化吸収性等の食品特性を考慮した，適切な方法を表示。(3) 摂取をする上での注意事項，過剰摂取等による健康被害の表示義務。(4) バランスの取れた食生活の普及啓発を図る文言表示。などが食安発第 0228001 号（2005 年 2 月 28 日）に追加されているが，お茶などの食品形態では一般の注意が成分表記や注意事項まで向かないことも多く注意が必要と考えられる。

茶一覧

種　類	成　分	効　果	作用の特徴
ドクダミ茶	クエルセチン，イソクエルセチン，フラボノイド配糖体，ベンズアミド類など	便秘，尿量減少改善，慢性皮膚疾患改善	毛細血管透過性亢進抑制，毛細血管強化，抗炎症作用，**利尿作用**，白血球遊走阻止，血小板凝集抑制作用
はとむぎ	澱粉，蛋白質，油脂，coixenolide など	浮腫，排膿，消炎，鎮痛，滋養など	**利尿作用**，血管拡張，血糖降下など
はぶ茶	アントラキノン，ナフトロピン，イソクマリン	緩下，強壮剤，解熱，血圧低下，とりめなど	血圧下降，皮膚真菌抑制作用
大麦	澱粉，蛋白質，麦芽糖，ビタミン B 類など	消化不良，食欲減退，腹満	澱粉，炭水化物分解作用
ウーロン茶	カフェイン，タンニン，カリウム，カルシウム	コレステロール低下，ダイエット，心臓病予防，血圧低下など	血中コレステロール調整作用，血管拡張，**利尿作用**
みかんの果皮	精油	食欲不振，嘔吐，疼痛，咳そうなど	血管収縮，胃，腸運動抑制，腎血管収縮，毛細血管強化作用
杜仲茶	樹脂，isoprene の重合体	強壮，強精，鎮痛作用	血圧下降

種類	成分	効果	作用の特徴
びわ茶	サポニン，amydarin，ビタミンB，タンニンなど	鎮咳，去痰，浮腫，健胃，鎮嘔など	**利尿作用**，咳そう刺激低下作用，呼吸中枢興奮
熊笹	triterpene，葉緑素，カリウム，ビタミンB群，カルシウム	清涼，解熱，止しゃ，口腔炎	**利尿作用**，解熱，抗血糖
甘茶	甘味成分（phyllodulcin），グルコシド，フェノール配糖体など	解熱，利水，止血，腹痛，水腫など	未詳
プーアル茶	テアフラビン，カフェイン	コレステロール低下，抗癌，殺菌	脂肪吸収抑制，抗酸化作用
ウコン茶	クルクミン，α-クルクメン，ターメロン，シネオール，カンファーなど	健胃，利胆，止血，月経不順改善	胆汁分泌促進，コレステロール溶解，アニサキス成長抑制，殺菌，防腐，神経興奮作用，強心作用
柿茶（柿の葉）	フラボノイド配糖体（アストラガリン，ミリシトリン），タンニン，フェノール類，クマリン類化合物，カロチンなど	高血圧症・動脈硬化症など成人病予防，咳嗽，止血	降圧，冠状動脈の流量増加，黄色ブドウ球菌，カタル球菌に対しての抑菌作用
黄杞（コウキ）茶	ジヒドロフラボノール配糖体，必須ミネラル（Ca，Fe，Znなど）など	抗アレルギー，解熱，解毒，鎮痛，健胃，ダイエット	活性酸素生成抑制過酸化脂質生成抑制
高麗人参茶	サポニン（ジンセノシドなど），パナキシノール，セスキテルペン，ペプチドグルカン，リグナンなど	健胃消化，止瀉・整腸，強壮	降圧，呼吸促進，消化管運動亢進，インスリン作用増強，副腎皮質機能強化
シジュウム茶	芳香族化合物（α-humulene，1,8-cineole，α-terpinol），各種ミネラル，クエン酸，ビタミンA，ビタミンC，タンニンなど	抗アレルギー（特にアトピー性皮膚炎）去痰，利尿	ヒスタミン遊離抑制作用
スギナ茶	エキセトニン，エキセトリン，イソクエルセチンなど	肝機能・血圧改善，止血，咳嗽	**利尿作用**，降圧作用，呼吸興奮
甜（テン）茶	GOD型ポリフェノールなど	抗アレルギー（特に鼻アレルギー），食欲増進，解熱	ヒスタミン遊離抑制作用，抗原による皮膚血管透過性亢進抑制シクロオキシゲナーゼ阻害作用
ばなば茶	ミネラル（P，Fe，Na，Mg，Ca，K，Zn），ペクチン，無水カフェイン，タンニンなど	成人病予防，肥満，高血圧，便秘，糖尿病や胃腸病の改善	**利尿作用**
緑茶	カテキン（エピガロカテキンガレートなど）カフェイン，葉緑素など	発癌予防，殺菌（MRSA）	発癌抑制作用，抗菌作用，抗酸化作用血中コレステロール調整作用
ルイボス茶	酸性多糖類（ウロン酸含有），フラボノイド	抗ウイルス（抗HIV）	抗HIV作用，抗酸化作用

参考文献
1）内科学；朝倉書店 1193-1194, 2000.
2）漢方実用大事典；学習研究社，1989，第23回日本プライマリケア学会総会2000年7月9日にて発表．

安全性と健康障害（副作用，有害反応）

　表に示されているように，利尿作用（引いては，低ナトリウム血症）を示すと考えられている健康茶は，ドクダミ，はとむぎ，ウーロン茶，びわ茶などであるが，ナチュラルメディシンに記載されているのは，はとむぎ（Job's tears）とウーロン茶（Oolong tea）である。しかし，はとむぎの人への影響については，高脂血症の患者に，ごはんの代わりにはとむぎを60g/日，4週間摂取させたところ，血中総コレステロールとLDL-コレステロールが低下したという論文が1編あるが，有効性の評価をするにはデータ不十分であるとしている。

　ウーロン茶については，詳細な記述がなされており，利尿作用はカフェインによるという。コップ1杯のウーロン茶には，50～60mgのカフェインを含むものもあるが，含有量の幅は非常に大きい。ウーロン茶による副作用もカフェインによる。250～300mg/日以上のカフェイン摂取は，頻脈，睡眠障害をきたす。その他，カフェイン中毒の症状としては，神経過敏症，不安，胃部の過敏，吐き気，嘔吐，呼吸促進，振せん，せんもう，痙攣，利尿作用等がある。

　なお，緑茶については，P.67を参照のこと。

（田中平三）

健康食品別索引

A

Acorus calamus　19
Aesculus hippocasutanum　20
Akebia　21
Alfalfa　19
Angelica　19
Aplotaxis　21
Apricot　19
Aristolochia　19, 21
Aristolochia fangchi　21
Aristolochia spp.　19
Aristolochic acid　21, 23
Aucklandia　21

B

Bayberry　21
Be petite　159
Bitter orange　20, 22
Black cohosh　20, 22, 24
Blue cohosh　20
Blue Flag　20
Bogbean　21
Boldo　21
Boneset　20
Borage　21
Borago officinalis　21

C

Calamus　19
Cascara　19
Cassia angustifolia　20
Caulophylim thalictroides　20
Centella asiatica　20
Chaparral　20, 22, 24
Cimicifuga racemosa　20, 22, 24
Cinnamomum zeylanicum　20
Cinnamon　20
Citrus aurantium　20, 22
Clematis　21
Cocculus　21
Cola　20
Cola acuminata　20
Coltsfoot　20
Comfrey　20
COWHAGE　97
creosote bush　22

D

D-マンノース　98
Damiana　20
Daucus carota　20
DHA　80, 154
Diploclisia　21

E

EPA　80
Ephedra　19, 22
Eupatorium perfoliatum　20
Eupatorium purpureum　20

F

Frangula　20

G

Germander　20
Ginkgo　19
Ginseng　20
Glycyrrhiza globra　19
GOLDEN RAGWORT　97
Golden seal　19
Gravel root　20
greasewood　22

H

hediondilla　22
He Shou Wu　22
Horse-chestnut　20
Hydrangea　20
Hydrastis canadensis　19
Hypericum perforatum　20

I

Ilex paraguariensis　21
Inula　21
Iris versicolor　20

J

jarilla　22

K

Kava　19, 21, 23
KHAT　97

L

Larrea divaricata　20, 22
larreastat　22
Liferoot　21
Liquorice　19
Lobelia　21
Lobelia inflata　21

M

Ma huang　19
Mate　21
Menispermum　21
Mentha pulegium　21
Menyanthes trifoliata　21
Mistletoe　21
Myrica rubra　21

P

Panax ginseng　20
Pausinystalia yohimbe　21
Pennyroyal　21
Peumus boldus　21
Pilewort　20
Piper methysticum　19, 21
Polygala senega　20
Polygonum multiflorum　20, 22, 24
Prunus armeniaca　19

Q

Queen's delight　20

R

Ranunculus ficaria　20
Red clover　21
Rhamnus frangula　20
Rhamnus purshiana　19
Rheum rhabarbarum　21
Rhubarb　21

S

Sassafras　20
Sassafras albidum　20
Sauropus androgynus　40, 43
Saussurea　21
SAVIN TOPS　98
Scullcap　20

健康食品別索引

Scutellaria laterifloria 20
Senecio aureus 21
Senega 20
Senna 20
Sinomenium 21
St.John's Wort 20
Stephania 21
Stephania tetrandra 21
Stillingia sylvatica 20
Symphytum spp. 20

T

Tanacetum vulgare 20
Tansy 20
TANSY RAGWORT 98
Teucrium chamaedrys 20
THUNDER GOD VINE 98
Trifolium pratense 21
Turnera diffusa 20
Tussilago farfara 20

V

Viscum album 21
Vladimiria 21

W

Wild carrot 20

Y

Yellow dock 19
Yohimbe 21

あ

亜鉛 144, 145, 148, 149
青汁 56, 57, 153, 157
アガリクス 13, 30, 46, 50, 52, 53, 136, 137
秋クロッカス 97
アスタキサンチン 80
アセロラ 13
アプリコット 19, 21, 22
甘茶 172
アマメシバ、天芽芝 17, 30, 31, 36, 37, 40, 43
アミグダリン 21
アメリカグリ 97
アヤメ 145
アリストロキア 19, 21, 97
アリストロキア酸 17, 19, 21
アルカネット 97
アルパインクランベリー 97

α-リポ酸 81, 82, 83, 84, 85, 90, 91
アルファルファ 19
アロエ 13, 46
アンジェリカ 19
アントシアニン 148, 149
アンドログラフィス 97, 144
杏仁 19, 21

い

イエロードック 19
イグナチウス豆 97
イソフラボン 13
イソプレノイド 13
イチョウ 19, 144, 145
イチョウ葉 153
イチョウ葉エキス 34, 35, 153
イヌサフラン 97

う

ウーロン茶 171
ウィッチヘーゼル 97
ウコン 13, 46, 47, 48, 49, 118, 119, 153
ウコン茶 172
ウッドソレル 97
ウバウルシ 97
ウロココラーゲン 141
ウンコウソウ 99

え

エキナセア 153
エクスタシー・ダイエット 159
エゴノキ 97
エゾウコギ 154
エフェドラ 19, 22, 80

お

オウゴン、黄岑 98
欧州サイシン 97
黄蓮 97
オウレン 97
オーク樹皮 97
オークモス 97
オーストラリアキニーネ 98
オオバコ 99, 144, 154
大麦 171
オオルリソウ 97
オランダミズガラシ 97
オリーブ 153

か

ガーリック 155
海草 32, 33
海藻エキス 80
カキオドシ 97
柿茶 172
柿の葉 171, 172
カシュウ、何首烏 22
カスカラ 19
カノコソウ 155
カバ 19, 21, 97
カバノアナタケ 46, 58, 59, 60, 61
カフェイン 144
カプサイシン 153
カラマツ 97
カラモス 19
カリウム 80
カルシウム 80, 81, 88, 89
カロテノイド 13
柑橘類 148
甘草 19
関木通 97
カントリソウ 97
漢方降糖薬 159

き

キオン 97
キサンタンガン 145
キトサン 30
キナ 144
貴宝美健 159
ギムネマ茶 120
キラヤ 97
輝麗茶 159

く

クコ茶 13
楠木 145
駆虫草 97
熊笹 171, 172
クマザサ 32, 33
クランベリー 153
クルマバソウ 97
クレアチン 97
グレーターセランダイン 97
クレオソート 98
クレソン 97
クローブオイル 97
黒酢 54, 55, 122, 123
クロム 81, 96, 97

クロレラ 54, 55, 100, 101, 104, 128, 129, 153, 157
桑の葉 13

け

ケイガイ，荊芥 97
軽身美人 159
ケーラ 97
ケール 153
ケノポジ油 97
ケルセチン 97
ゲルマニウム 97
健康茶 46, 170, 171, 173
玄米酢 13

こ

ゴア・パウダー 97
コウキ茶，黄杞茶 172
康汝痩茶 159
高麗人参茶 172
コエンザイム Q10 30, 154
ゴールデンシール 19
コーンフラワー 144
コスタス 97
コノテガシワ 97
コラナッツ 20
コロシント 98
コンフリー 20, 98

さ

サイリウム 154
サッサフラス 20
サフラン 144
サルオガセ 98
サルサパリラ 98

し

シークヮーサー 114, 115
シジュウム茶 172
シナモン 20
シベリアニンジン 154
シモツケソウ 98
ジャーマンダー 20, 21, 98
ジュニパー 98
生姜 145
ショウガ 154
植物発酵食品−糖滋源 159
シロコヤマモモ 99

す

スイートクローバー 98

スイートジョーパイ 20
スイバ 98
スーパースレンダー45 68, 71
スカルキャップ 20
スギナ茶 172
スクワレン 62, 63
スティリンジア 20
ステビア 98
ステロイド 13
スハマソウ 99
スピルリナ 99
スピルリナ製品 116, 117
スリムデール・プロ 159

せ

セイヨウオトギリソウ 29, 154, 157
セイヨウキンバイ 98
セイヨウトチノキ 20, 98
セイヨウナツユキソウ 99
セイヨウフキ 98
西洋メギ 98
セージ 98
セネガ 20
セレン 98
穿心蓮 97
セント・ジョーンズ・ワート 13, 20, 29, 154, 157
センナ 20

そ

宋果 97
爽健美人 159
総合ビタミン剤 110
痩草茶 159
ソクハク 97

た

大印象減肥茶 159
ダイエットハーブ 159
大豆 72, 73
ダイフウシノキ 98
ダスティーミラー 98
ダミアナ 20
タンジー 20, 99
タンニン 13
タンニン酸 98

ち

チャイナバーク 97
茶素減肥 66, 67

茶葉 159
チャパラル 20, 22, 98
中国産健康食品「圣首牌莾芪胶囊」 162
中国産防已 86, 87
中国産木通 86, 87
中国産木香 86, 87
丁子油 97
朝鮮ニンジン 20
チョウセンニンジン 154

つ

ツボクサ 20, 98
ツリーモス 97
ツルドクダミ 20, 22
ツルニチニチソウ 98

て

ディアタング 98
テルペノイド 13
テレピン油 97, 98
天雁減肥茶 159
テンサイ 98
甜（テン）茶 172

と

唐辛子 98, 153
トウゴマ 98
ドクダミ 106, 107
ドクダミ茶 13, 171
ドコサヘキサエン酸 154
杜仲茶 171
ドリームシェイプ 159
トリプトファン 29
トルーバルサム 98
トンカ豆 98

な

ナイアシン 81
ナスタチウム 98
納豆 157
納豆菌 13
ナナカマド 98
ナラ 97
南天 13

に

苦瓜 GOLD 159
ニガリ 13
にがり青汁 76, 77
乳酸菌 13

健康食品別索引

ニュージーランド緑貝　98
ニンニク　155

ね

根昆布　80

の

ノコギリヤシ　13, 155
ノハラムラサキ　99
ノボロギク　98
ノラニンジン　20

は

ハーブ減肥茶　159
ハーブブレンド剤　108, 109
バーベリー　98
バイオジェニクス　13
バイカルスカルキャップ　98
バイケイソウ　144
パイルワート　20
バジル　98
パセリ　98
蜂花粉　98
白屈菜　97
はとむぎ　171, 173
バナジウム　168, 169　健康食品 98
ばなば茶　172
はぶ茶　171
バレリアン　155

ひ

ビート　98
ビーブレッド　99
ビール酵母　13, 155
美姿宝　159
ビターアプリコットカーネル　21, 22
ビターオレンジ　20, 22
ビターレタス　144
ビタミン B_{17}　21
ビタミン E　80, 99, 148, 149
ビタミン B_1　99
ビタミン A　96, 99, 152
ビタミン K　81, 153, 157
ビタミン C　29, 30, 31, 96, 99, 148, 153
ビタミン D　88, 89, 96, 99, 144, 153
ビタミン B_9　152
ビタミン B_6　96, 99, 152
ビタミン B_1　96, 145

美的身源　159
ビフィズス菌　13
ヒマ　98
ヒメシャクナゲ　99
ヒメリュウキンカ　98
白檀　98
ビャクダン　98
百歩蛇風湿丸　92, 93
ヒヨドリバナ　98
ビルベリー　155
びわ茶　171, 172, 173

ふ

プーアル茶　172
フィーバー・バーク　98
フィトケミカル　13
ブーケー　98
フキタンポポ　20
フジバカマ　20, 98
ブタクサ　98
葡萄　145
フラクトオリゴ糖　80
プラセンタエキス　124, 125, 126, 127
ブラックコホシュ　20, 22, 98
ブラックサイリウム　99
ブラックルート　99
フラボノイド　13
フラングラ　20
ブルーコホシュ　20
ブルーフラッグ　20
ブルーベリー　148
プレバイオティクス　13
プロバイオティクス　13
プロポリス　13, 46, 64, 65, 130, 131, 132, 133, 134, 135, 160, 161
芬美茶　159

へ

ベアベリー　97
ベイベリー　99
ベータカロチン　80, 110, 111
βカロテン　148
ペニーロイヤル　21
ペニーロイヤルオイル　99
紅麹　99
紅ハコベ　99
ヘンプ・アグリモニー　99
ヘンルーダ　99

ほ

ボウイ　86, 87
飽和脂肪酸　81
ホスピタルダイエット 3a5　159
ホスピタルダイエット用製品セット　159
ボッグビーン　21
ボディ シナジー ファット バーニング フォーミュラ　159
ポドフィルム　99
ボラージシードオイル　99
ポリコサトル　144
ボリジ　21
ボルド　21

ま

マーキュリーハーブ　99
マーシュティー　99
マイタケ　80
麻黄　96
マオウ　96
マグネシウム　80
マチン　99
マテ　21, 99
マヌカハニー　38, 39
マロニエ　98
マンサク　97

み

みかんの果皮　171
ミツバオウレン　97
ミネラルウオーター　168, 169
ミヤマカタバミ　97
ミルラ　99

め

メドウスイート　99

も

モクツウ　86, 87
モッコウ　86, 87
没薬　99
紅葉葉楓　97
モリンダ　99
モルモンティー　99

や

ヤギクカ　97
ヤドリギ　21
ヤマモモ　21

ゆ

ユリアザミ　99

よ

葉酸　99, 152
葉緑素　13
ヨード　144, 145
ヨヒンベ　21
ヨモギ　99
ヨモギギク　20, 99

ら

雷公藤　98
ライフパック®（ファーマネクス社）　112
ライフルート　21
ラシ・ル・ボウスーパーダイエッターズティー　159
藍藻　99

り

リアトリス　99
リヴァーウォート　99
リュウキンカ　98, 99
緑茶　172

る

ルイボス茶　172
ルバーブ　21
ルリジサ　21
ルリヂサ　99

れ

霊芝　145, 155
レジーナス　40, 43
レッドクローバー　21
レトリル　21
レバント　97
レモンバーベナ　99

ろ

ローズヒップ　99
ローズマリー　99
ローヤルゼリー　13
ロベリア　21

わ

ワイルドキャロット　99
ワスレナグサ　99

症状別索引

V

V-neck 106

あ

悪性貧血 99
アシドーシス 99
アトピー性皮膚炎 126, 127
アレルギー性鼻炎 144
アレルギー反応 29
暗色尿 22

い

意識障害 170
異所性石灰化 99
胃腸刺激 19, 20, 21
胃腸刺激性 19, 20, 21
胃腸障害 96
胃腸・目刺激性 20
遺伝毒性 20, 21
胃の不快感 19
易疲労感 54
易疲労性 148
インスリン自己免疫症候群 90, 91
咽喉頭異常感 145
咽頭炎 145

う

うっ血性心不全 34, 35

え

エストロゲン作用 21

お

黄疸 22, 58
嘔吐 20, 21, 23

か

下肢の冷感 32
過度の眠気 155
空咳 153
肝炎 21, 22, 23
肝機能異常 22
肝機能障害 56, 118
肝硬変 22
間質性肺炎 30, 108, 109
乾性咳嗽 38

乾燥感 136
冠動脈疾患 99
肝毒性 19, 20, 21, 22, 23
顔面の皮下出血 141

き

嗅覚障害 144
急性肝炎 22, 23
急性好酸球性肺炎 30
凝固能異常亢進 160
虚血性大腸炎 22
筋力低下 148

く

くしゃみ 144
クッシング症候群 23

け

痙攣, けいれん 19, 20, 170
劇症肝炎 22
血圧上昇 153, 155, 159
血圧低下作用 21
血圧の上昇 96
血液凝固障害 19
血糖降下作用増強 153, 154
血糖降下作用の増強 154, 155
血糖降下作用の増強または減弱 154
血糖値の上昇 148
下痢 19, 21, 22
倦怠感 34

こ

降圧作用の増強 153, 154, 155
高アンドロステロン症 19
高 K 血症 96
高 Ca 血症 96
高カルシウム血症 153
高血圧 153, 154, 155
交感神経興奮 19, 20, 22
抗凝固作用が減弱 154
高血圧の内服の効果を減少 148
構語障害 100
好酸球性肺炎 30
好酸球増多筋痛症候群 29
高シュウ酸血症 96, 99
甲状腺機能低下 148

口唇炎 136, 137
光線過敏症 106, 107
喉頭炎 145
光毒性 19, 20
光毒性皮膚炎 19
興奮過多 21
こきざみ歩行 100
呼吸困難 40, 43

さ

作用減弱 152, 153, 154, 155, 157
作用増強 153, 154, 157

し

シアン中毒 19
自家感作性皮膚炎 134
自覚症状なし 56
色素沈着 128, 129
刺激 19, 20, 21
刺激性 19, 20, 21
四肢筋力低下 168
四肢のしびれ 168
湿疹 104
湿疹型薬疹 114, 115
重度の胃炎 20
手掌, 足底の黄色変化 110
出血傾向 152, 153, 154, 155
食欲不振 34, 88
書字障害 100
心血管系有害事象 22
心血管障害 148
腎結石 96, 148
腎障害 96, 97
振戦 20, 21
腎毒性 19, 20, 21, 23
蕁麻疹 104
腎不全 86, 87

す

水疱 130
頭痛 19, 20, 152, 154, 159

せ

精神錯乱 19
接触皮膚炎 22, 124, 125
接触皮膚炎症候群 134, 135
遷延する臨床経過 116

症状別索引

全身倦怠　62
全身倦怠感　48, 50, 58, 64, 66, 72, 76, 88
全身性エリテマトーデス　19
全身性接触皮膚炎　134, 135
全身の瘙痒性皮疹　116
全身浮腫　34
前立腺癌のリスク増加　148

そ

労作時呼吸困難　38
そう痒　136

た

多飲　88
唾液腺腫脹　145
多型紅斑型中毒疹　122
立ちくらみ　154
胆汁うっ滞性肝炎　22

ち

チアノーゼ　32
膣出血　20

て

低血糖　90, 91, 162, 164
低血糖発作　82, 83

と

動悸　160
疼痛　32
毒性　19, 20, 21, 22, 23

に

乳房痛　20
尿毒症　99

ね

粘膜刺激　145

の

脳出血　148

は

肺癌のリスク上昇　148
吐き気　20, 21, 22
激しい頭痛　152
発汗　154
発ガン性　19, 20, 21
発疹　104
発熱　48, 116, 117, 118

鼻出血　144
鼻汁過多　144

ひ

ビール酵母の活性低下　155
光過敏症　154
皮疹　104, 105, 106, 107, 112, 113, 118, 119
鼻内乾燥　144
皮膚炎　19, 20, 22, 23
皮膚硬化　108
皮膚の黄変　148
貧血　99, 148

ふ

不安　20, 21, 23
ファンコニ症候群　86, 87
副腎皮質機能低下症　92, 93
腹痛　22
浮腫性紅斑　130
浮腫の増悪　96
不整脈　153, 154
不眠　20, 21, 23

へ

閉塞性細気管支炎　17, 30, 31
扁桃炎　145
扁平苔癬　120
扁平苔癬型薬疹　112, 113

ほ

膀胱癌　17, 86, 87
歩行困難　168
歩行障害　100

み

耳鳴　144, 145

む

無症状　68

め

めまい, 眩暈　144, 145
免疫抑制作用の減弱　153

や

薬剤の効果を減弱　29
薬剤の作用減弱　152, 153, 154, 155
薬剤の作用増強　153, 154
薬剤誘起性頭蓋内圧亢進　152

ろ

労作時息切れ　40
労作時呼吸困難　36

キーワード別索引

B
BO 40, 43
Bronchiolitis obliterans 40

C
CIDP 168, 169
C型慢性肝炎 54

D
D-LST 72, 73
DDW-J 2004 ワークショップ薬物性肝障害診断基準案 72, 73
DIHS 116, 117
DLST 38, 39, 48, 49, 56, 57, 58, 59, 60, 61, 118, 119

E
EGb 761 34, 35

H
HHV-6 116, 117

Q
QT延長 68, 71

T
TSH 62, 63

W
warfarin 32, 33

あ
アリストロキア酸の含有の可能性のある中国健康食品 86
アレルギー 136, 137

い
インスリン抗体 90, 91
インスリン自己免疫症候群 82, 85

か
拡張不全 34, 35
肝機能検査 50, 52, 54, 58
肝機能検査値 48, 56, 64
癌術後 50
肝障害 76, 77
肝生検 48, 49, 50, 56, 57, 64, 65, 66

き
気管支肺胞洗浄 38
胸部HRCT 40

け
劇症肝炎 58, 59, 61
血液透析 100, 101
血中カロチン値 110
健康食品 92, 93

こ
高カルシウム血症 88, 89
交叉感作 134, 135
抗酸化物質 110
甲状腺機能低下症 92, 93
光線テスト 106
拘束性換気障害 38

さ
サルコイドーシス 88, 89

し
自己免疫疾患 64
腎不全 88, 89
心房細動 32, 33

せ
煎じ液 136, 137
煎じ汁 106

そ
僧帽弁逆流 34, 35

た
ダイエット 120, 121, 122

ち
チトクロームP450遺伝子多型 76
チャレンジテスト 114, 115
長期飲用 106
長期内服 112
チラーヂンS 62

て
低ナトリウム血症 170, 171, 173

と
動脈塞栓症 32, 33
トロンボテスト値 160

に
II型糖尿病 162

は
肺換気血流シンチグラム 40
パッチテスト 118, 119, 128, 130, 132, 133, 134, 136
バナジウム 168, 169

ひ
光活性物質 106, 107
光パッチテスト 106, 107
皮膚生検 128, 129
肥満 68

ふ
腹腔鏡下肝生検 72, 73
部分生体肺移植 36, 37

へ
閉塞性細気管支炎 40, 43
閉塞性肺機能障害 36

ま
慢性炎症性脱髄性多発神経根炎 168
慢性腎不全 100

み
ミトコンドリア 110, 111
民間療法 126, 127

や
痩せ薬 68, 71

り
リンパ球刺激試験 76
リンパ球幼弱化試験 38, 48, 56, 58, 72

いわゆる健康食品・サプリメントによる健康被害症例集

2008年10月10日　第一版第1刷発行
2011年12月1日　第一版第2刷発行
監　修　日本医師会
発行者　宇野　文博
発行所　株式会社　同文書院
　　　　〒112-0002　東京都文京区小石川5-24-3
　　　　TEL 03-3812-7777　FAX 03-3812-7792
　　　　振替 00100-4-1316
印刷・製本
　　　　中央精版印刷株式会社

Printed in Japan ISBN978-4-8103-3156-1
●乱丁・落丁本はお取り替え致します

日本医師会地域医療第1課 行 FAX 03-3946-2140　　日医受付番号 ＿＿＿＿＿＿＿＿

健康食品安全情報システム 情報提供票　　平成　年　月　日

食品が原因の食中毒であることが明らかな場合には、食品衛生法に基づき、所管の保健所に食中毒の届出を行って下さい。

※ 患者さんの氏名等を特定できる情報は記入しないようお願いします。

１．必須記入項目（必ず記入してください）

（1）患者さんの性別・年齢・身長・体重等

性　別	年齢	身　　　長	体　　重	妊娠
男　女	歳	約　　　　cm.	約　　　　kg.	有　無

（2）患者さんの症状など（該当する□に✔を入れてください）

（書ききれない場合は別の紙を使用して下さい）

①発現日	年　　　月　　　日
②基礎疾患・既往症	□なし　　　　　　　　　　□不明 □あり（　　　　　　　　　　　　　　　　　　　　　　）
③服用している医薬品	
④今回の症状・異常所見・診断名等	
⑤－１．症状等と摂取健康食品との関連性	□健康食品の過剰摂取 □アレルギー（　　　　　　　　　　　　　　　　　　　　） □有害成分含有（　　　　　　　　　　　　　　　　　　　） □医薬品との相互作用（効果の減弱、症状の増悪など） （　　　　　　　　　　　　　　　　　　　　　　　　　） □健康食品への依存による治療・投薬の中断 □その他（　　　　　　　　　　　　　　　　　　　　　）
⑤－２．症状等と健康食品との関連性のエビデンス	□医学的検証済み　□医学的に推定　□医学的に疑い □不明　　　　　　□関連なし
⑥重篤度 （まず、実際に死亡等の状況が発生しているか、あるいはそのおそれがあるかをお答えください）	□実際に下記の状況発生　□下記の状況発生のおそれ □死亡　□重大な症状　□全身的症状　□局所的症状 □その他（軽症の場合のみ選択し、重症の場合は上記を選択） （　　　　　　　　　　　　　　　　　　　　　　　　）
⑦治療の経過、転帰	□回復　　　□軽快　　　□未回復　　　□死亡 □後遺症（　　　　　　　　　　　　　　　　　　　　　）

日本医師会地域医療第1課 行 FAX 03-3946-2140　　日医受付番号 ＿＿＿＿＿＿＿

（3）患者さんの摂取健康食品
（わかる範囲で記入。該当健康食品が複数ある場合は別の用紙でもかまいません）

①健康食品名（一般名）・メーカー名	できれば健康食品の説明書きや箱などもお送りください。
②主な成分・量	
③健康食品の摂取目的・動機	□ダイエット・美容　　□健康の保持・増進　　□疾病の予防　□治療（　　　　　　　）□その他（　　　　　　　　　　）
④健康食品の入手方法	□店頭購入　　　□（ネット）通販　　　□訪販　　□個人輸入　　□不明・その他（　　　　　　　　　　　）
⑤摂取状況	摂取期間：　　年　　月～　　年　　月、一日摂取量：

2．任意記入項目（差し支えがなければ記入してください）

（1）その患者さんは、自分をかかりつけ医にしている　　　□はい　　□いいえ

（2）患者さんがその健康食品を摂取していることを知ったきっかけ
　　　□患者が自発的に相談したので　　　□問診で　　　□患者の症状で
　　　□その他（　　　　　　　　　　　　　　　　　　　　　　　）

（3）患者さんは、その健康食品を摂取していることを伏せていた　　□はい　　□いいえ

（4）医師・医学博士や「医師」に類似した肩書きの持ち主が、その健康食品
　　　の販売者や推奨者になっている
　　　　　　　　　□はい　　　□いいえ

（5）その他、または本情報システムへの質問・意見・要望等

・・

貴院の名称・医師名	ご連絡先	患者さんの受診診療科
	TEL	

　ご協力ありがとうございました。**患者さんの健康食品の摂取前後の検査データ等もお送りいただければ幸いです。**お送りいただいた情報提供票は、日本医師会よりご所属の都道府県医師会に転送いたしますが、本事業の目的以外には使用いたしません。また今後、本会より、問い合わせをさせていただく場合があります。

※ 本会HPメンバーズルーム（http://www.med.or.jp/japanese/members/）（日本医師会員のID、パスワードが必要です）から情報提供をすることも可能です。